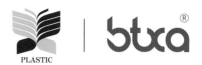

新面部密码
45种唇部美化注射技巧

The Lips
45 Injection Techniques
for Esthetic Lip Treatment

主编　（瑞士）瑞金·雷蒙德（Regine Reymond）
　　　（瑞士）克里斯汀·克勒（Christian Köhler）

主审　姜海燕　骆　叶

主译　张旭东　周　珺　王新宇

北方联合出版传媒（集团）股份有限公司
辽宁科学技术出版社

Die Lippe
45 Injektion stechniken zur ästhetischen Lippenbehandlung
ISBN 978-3-86867-402-6
By Reymond, Regine / Köhler, Christian
Copyright © 2020 by KVM – Der Medizinverlag Dr. Kolster Verlags-GmbH, Berlin,
Germany, ein Unternehmen der Quintessenz-Verlagsgruppe.
All Rights Reserved.

©2024，辽宁科学技术出版社。
著作权合同登记号：第06-2023-21号。

图书在版编目（CIP）数据

新面部密码：45种唇部美化注射技巧 /（瑞士）瑞金·雷蒙
德（Regine Reymond），（瑞士）克里斯汀·克勒（Christian
Köhler）主编；张旭东，周珺，王新宇主译. —沈阳：辽宁科
学技术出版社，2024.9
　　ISBN 978-7-5591-3295-6

　　Ⅰ. ①新… 　Ⅱ. ①瑞… ②克… ③张… ④周… ⑤王…
Ⅲ. ①唇—注射—整形外科手术 　Ⅳ. ①R622

　　中国国家版本馆CIP数据核字（2024）第005102号

出版发行：辽宁科学技术出版社
　　　　　（地址：沈阳市和平区十一纬路25号　邮编：110003）
印 刷 者：凸版艺彩（东莞）印刷有限公司
经 销 者：各地新华书店
幅面尺寸：210mm×285mm
印　　张：22.25
插　　页：4
字　　数：460千字
出版时间：2024年9月第1版
印刷时间：2024年9月第1次印刷
责任编辑：凌　敏　于　倩
封面设计：袁　舒
版式设计：袁　舒
责任校对：闻　洋

书　　号：ISBN 978-7-5591-3295-6
定　　价：298.00元

联系电话：024-23284356
邮购热线：024-23284502
E—mail：lingmin19@163.com
http://www.lnkj.com.cn

作者简介

Regine Reymond，医疗美容从业者、医药代表和"easinject"公司的合伙人，是透明质酸（填充剂）唇部美容治疗领域的专家。近20年来使用微创注射技术的专业知识进行操作，拥有丰富的相关临床经验。她完成了部分大学医学课程，曾在国际制药公司担任数年营销经理。从那时起，她组织或亲自领导了超过150场关于透明质酸填充技术主题的学习班、研讨会和专题讨论会。

Christian Köhler博士是美容手术、非手术与激光治疗方面的专家。十多年来，他一直在瑞士苏黎世、楚格和沙安的预防中心担任负责人。他涉及的专业领域包括隆胸、眼部紧致和面部提拉等手术领域。Köhler博士在普通外科、血管外科、重建外科和整形外科方面拥有超过18年的实践经验。迄今为止，他完成了50 000多次肉毒毒素和透明质酸填充剂的非手术治疗。

审译者信息

主　审

姜海燕　骆　叶

主　译

张旭东　周　珺　王新宇

副主译

司婷婷　陆海山　费杨虹虹　陈淑君　邢臣径

译者名单（按姓氏笔划排序）

王新宇　王儒杰　毛舒婷　司婷婷　邢臣径

吴近芳　张旭东　陆海山　陈　钊　陈淑君

范　浩　周　珺　周恒亮　姜海燕　洪旭东

费杨虹虹　骆　叶　郭　剑

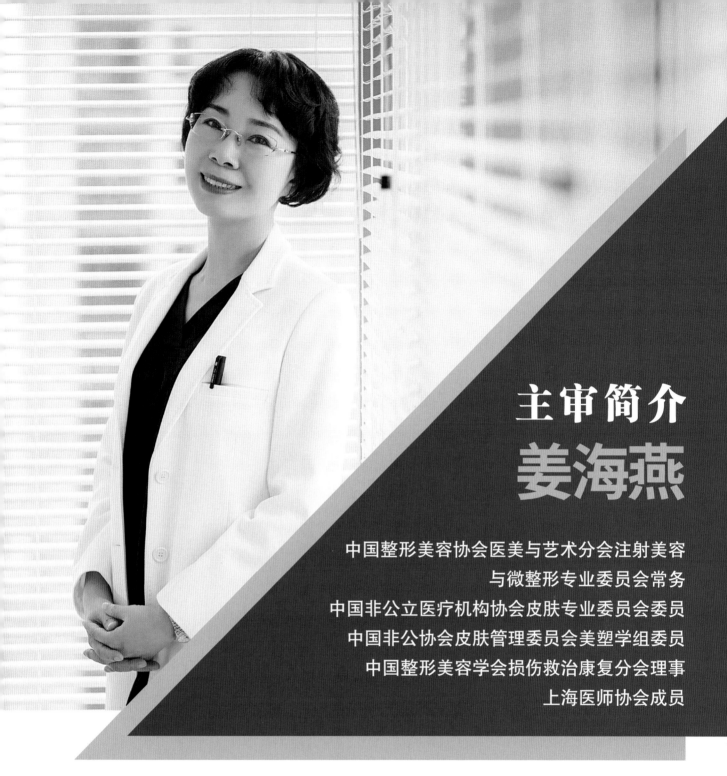

主审简介
姜海燕

中国整形美容协会医美与艺术分会注射美容
与微整形专业委员会常务
中国非公立医疗机构协会皮肤专业委员会委员
中国非公协会皮肤管理委员会美塑学组委员
中国整形美容学会损伤救治康复分会理事
上海医师协会成员

资深皮肤微整形注射专家，复旦大学医学院附属华山医院皮肤性病科临床技能型硕士研究生，拥有扎实过硬的专业背景和学习能力。

专攻于激光美容、肉毒毒素、透明质酸注射、埋线提升与埋线隆鼻20余年，凭借扎实的临床医学理论知识、时尚敏锐的审美，以及出色的临床诊治经验，成为亚太区知名的注射微整形领军人物之一。

代表中国与澳大利亚、德国、法国、美国、韩国等多个国家的著名注射大师切磋交流，无数次赴海外进行学术交流和演讲，行走于医美行业的最前沿。

主编及主审书籍：
1.《关于微整形，你想知道的都在这里》
2.《你素颜最好看　水光、果酸、水杨酸、微针中胚层美素疗法》
3.《光电抗衰消费者手册　皮秒、超声刀、热玛吉、Fotona 4D、酷塑一网打尽》
4.《新面部密码　肉毒毒素全方位注射攻略》
5.《新面部密码　皮肤填充剂注射全方位攻略》
6.《新面部密码　面部注射美学解剖要点》
7.《皮肤外科学》

btxa®

肉毒毒素btxa成立于2016年。**是专注于注射技术培训与患者教育的平台，**自2016年3月成功举办了首届中国肉毒毒素论坛后，取得了国内肉毒毒素领域的专家和广大医生的认可和关注。

肉毒毒素btxa致力于为中国的医疗工作者提供标准化的非手术注射教材与学术交流的平台。肉毒毒素btxa导师团汇集了国内外相关领域专家，融合线上+线下的传播模式提供形式多样、内容丰富的学术内容输出和前沿技术传播。

肉毒毒素btxa自主原创开发了线上线下的精品课程"庖丁解牛——肉毒毒素注射肌肉解剖"，该课程涵盖了肉毒毒素在全科的应用，共计108个标准化的教学模块。线上微课累计覆盖超过10万位注射医生。

肉毒毒素btxa携手多位专家，编撰多部学术书籍。自2017年2月发行系列丛书《面部密码——肉毒毒素注射手册》《身体密码——肉毒毒素注射手册》以来，共计出版13部肉毒毒素、填充剂注射技术相关书籍，发布肉毒毒素白皮书4版。

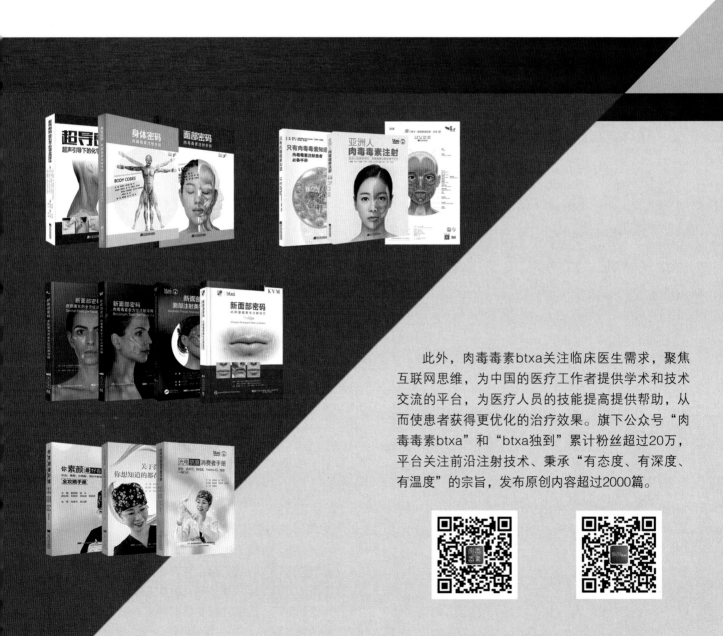

此外，肉毒毒素btxa关注临床医生需求，聚焦互联网思维，为中国的医疗工作者提供学术和技术交流的平台，为医疗人员的技能提高提供帮助，从而使患者获得更优化的治疗效果。旗下公众号"肉毒毒素btxa"和"btxa独到"累计粉丝超过20万，平台关注前沿注射技术、秉承"有态度、有深度、有温度"的宗旨，发布原创内容超过2000篇。

本书主审之一骆叶女士，为肉毒毒素btxa创始人兼主理人。

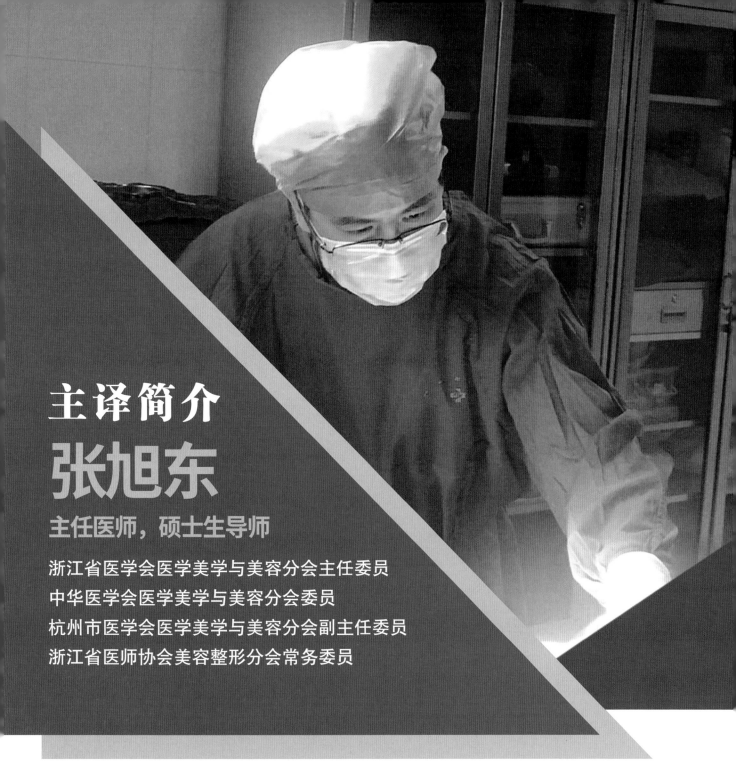

主译简介

张旭东

主任医师，硕士生导师

浙江省医学会医学美学与美容分会主任委员
中华医学会医学美学与美容分会委员
杭州市医学会医学美学与美容分会副主任委员
浙江省医师协会美容整形分会常务委员

从事整形及医学美容外科专业近30年，
擅长眼、鼻、下颏、乳房等部位美容整形和面部年轻化的综合治疗及二期修复，
在慢性溃疡、疑难创面、各种先天性畸形和瘢痕、各种美容失败病例等修复和整形方面有丰富的经验。
在注射美容等微创治疗方面有独到的见解。
发表论文40余篇，副主编专著2部，主译专著4部。
主持及参与多项国家和省部级自然科学基金项目。
获军队科技进步奖和一、二、三等奖共4项，
其中异体颜面移植作为国内首例，世界第二例，获得军队科技进步一等奖。

主译简介
周 珺

复旦大学临床医学硕士研究生、行政管理学学士
和睦家医疗上海地区皮肤医美中心主任
参与翻译第十七版《默克诊疗手册》、第四版《儿童皮肤病学》等图书
参与编写《名医与您谈疾病丛书——银屑病》《美容皮肤病学》等图书
独立完成由皮肤科世界报告出版的《SkinScape 敏感皮肤版》一书
多次为《皮肤科世界报告》美容护肤栏目撰写文章。

社会组织或机构任职：
中国整形美容协会牙颌颜面医疗美容分会理事，
中国整形美容协会微创与皮肤整形美容分会微创生物动能疗法亚专业委员会秘书长，
中国整形美容协会医美与艺术分会注射美容与微整形艺术专业委员会委员，
中国非公立医疗机构协会皮肤专业委员会痤疮学组委员，
中国非公立医疗机构协会皮肤专业委员会美塑疗法学组委员。
获中国非公立医疗机构协会皮肤专业委员会与修丽可颁发的"皮肤科医生专业精神奖"。
热玛吉、乔雅登、保妥适、瑞蓝、科医人、赛诺龙、半岛等公司认证医师。

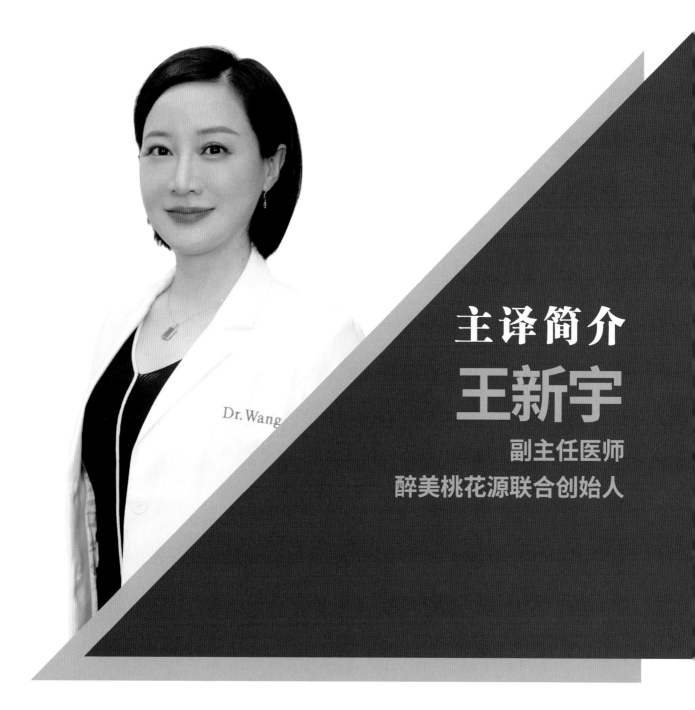

主译简介
王新宇
副主任医师
醉美桃花源联合创始人

伊妍仕/乔雅登/艾维岚/高德美注射培训导师，
热玛吉/超声炮实操培训导师。
曾就职于杭州市第三人民医院皮肤科。
中国整形美容协会医美与艺术分会理事，
中国抗衰促进会医学美容专业委员会常委，
中国整形美容协会损伤救治康复分会委员，
中国非公立医疗机构协会皮肤专委会皮肤年轻化学组副组长，
CDA非公立医疗机构工作委员会常委，
中国整形美容协会形塑与综合技术转化分会常务理事。

推荐序

在医学美容的殿堂中，唇部注射技术宛如清泉，为面容增添光彩。唇部不仅是审美需求的体现，更是语言与情感的传递者，面部最具表现力的部位之一。

唇部因其独特的位置与功能，在面部美学中占有重要地位。其微妙的形态与线条变化，能在瞬间吸引目光，传递个性与魅力。在不同文化中，唇部形态常与美丽、性感等正面形象相关联。

随着时代的进步，唇部之美从自然形态转变为艺术塑造。唇部注射技术从简单填充发展为精细化、个性化定制，专业的医美专家能根据个人特征打造独特的唇部造型。

唇部注射作为一种非手术美容手段，因其快速、安全、效果显著而受到广泛关注。它不仅是填充与塑形，更是一门融合美学、解剖学与心理学的高级艺术。《新面部密码 45种唇部美化注射技巧》不仅是唇部美学的探索，也是面部美学的实践指南。

本书由唇部美容治疗领域的专家Regine Reymond和Christian Köhler博士共同编撰，经国内资深医美专家团队共同努力对整书进行翻译，将完整的中文版本呈现给大家，内容涵盖唇部注射的多个方面，强调个性化设计，确保每位求美者获得最适合自己的唇部美化方案。书中结合理论与实践，提供临床案例与步骤图解，强调安全注射，并对风险和并发症进行全面讲解。

本书汇聚了45种前沿的唇部美化注射技巧，为医美从业者和求美者提供全面的唇部美化解决方案。从唇线描绘到唇形塑造，从唇色调整到唇部整体和谐，本书将引领读者深入探索唇部美化的奥秘。

本书不仅是一本技术手册，更是一本关于美的哲学书。通过学习，读者不仅能掌握技术要领，更能理解美的本质，学会将技术与美学结合，创造出既符合个体特征又充满艺术感的唇部形态。

让我们共同探索唇部美化的无限可能，见证每一个微笑背后的美丽故事。

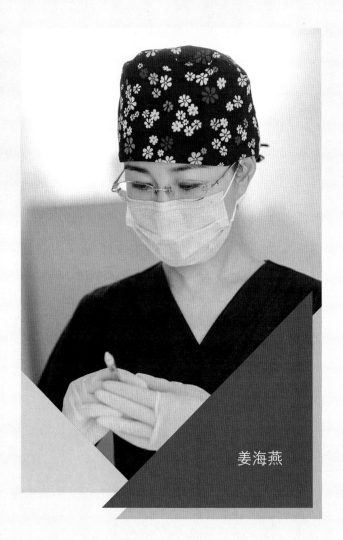

姜海燕

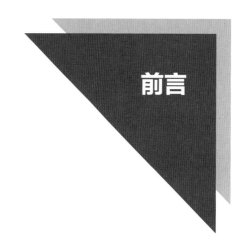

形状优美、柔软丰盈、健康红润的完美嘴唇确实存在，那就是孩子的嘴。微微上翘的幼态嘴唇对人有直接的、超越心防的吸引力，足以激发人的保护本能。在成年人的脸上，这种类型的唇极性感，也是我们使用微创术进行唇部治疗所期望达到的理想效果。

美丽的唇部具有相当神奇的特质。即使面部比例并不完全和谐，它也可以对个人的外表和魅力产生积极影响。每张嘴唇都有它的自然形状，并且这种形状受到高度个性化表情活动的影响。随着年龄的增长，唇部活动不仅影响口周区域的表情，而且会影响整个面部的表情，因此我们可以从一个人的脸上读出他一生的心迹。

由于唇部处于持续的运动中，其形状也会随之变化，从而影响整体面部表情。因此，通过注射填充剂来塑形或丰唇，是一个巨大的挑战。注射过程中可

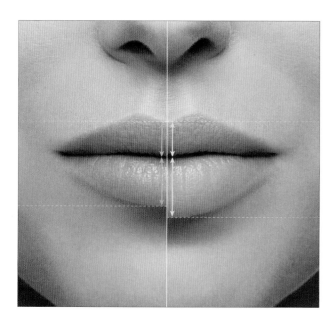

能会有失误操作，即便只是极微小的偏差或不对称，也会非常明显。重塑唇部需要不止一种注射技术。即使我们可以准确地说出需要在唇部的特定位置填充多少特定材料，同一位置填充相同剂量的材料对不同的人也会产生不同的结果，并且没有一种通用的治疗方案。然而，我们可以结合多种技术，在使用它们之前需要深入地分析并与患者进行良好的沟通。这些因素相互结合得越好，就越能获得满意的效果。

2001年，在笔者从事美容医学职业生涯的早期，通常使用两种技术注射唇部：先处理整体轮廓，再从嘴角开始进行细微的线状填充。当时还没流行丰满的嘴唇，也并未强调必须纠正原生嘴唇的微小瑕疵。谁曾想到如今口唇区域的注射技术发展得如此迅速，且人们对口唇周会产生如此巨大的医美需求。然而，这也印证了美学工作的重要和审美不断变化的本质，并提醒每一位敬业且经验丰富的治疗师，永远不要停止创新与学习，要不断进行新技术的完善和改进。

即使对于经验丰富的治疗师来说，唇部注射也是一个挑战，因为该处容错率低。由于唇部血供很好会迅速肿胀，这可能会导致并发症。患者的审美需求与意向是唇部治疗的另一个挑战，且绝不能低估这一挑战。不幸的是，患者的审美倾向往往是不切实际的，抑或是被极端时尚趋势塑造的。治疗师最终可能会因此遇到医患矛盾，降低治疗师从工作中获得的成就感。

大约2年前，笔者萌生了记录过去20年在研讨会、国际培训活动、会议和在线专业发展课程中积累的知识的想法，目的是与我的同道们分享这些知识。多次与注射治疗知名权威人士的对话、广泛的研究、朋友

和家人的积极支持，以及出版社提供的协助，都鼓励笔者将想法转化为行动。这里介绍的技术并非笔者发明或改变，这些知识来自美容医学领域的多位培训师、教育者、演讲者和医生，他们展示了多种方法和点位。笔者收集并分类了本书中介绍的所有技术的效果和可行性，并优化了其中一部分，目的是编撰一本唇部区域注射技术的实用手册，以供同道们根据需要或者偏好选择使用，感谢笔者的合著者Christian Köhler博士，在我们持续沟通与合作下完成了本书。

针对各种问题的注射方法构成了本书的重点，我们根据临床工作经验，努力优化了一些注射时的细节。在这里，我们建立了一个模板，可用作美容实践中最常见的适应证与推荐技术相匹配的指南。这并不意味着治疗师们会将他们所使用的技能局限于此，相反，这里展示的许多方法可以由治疗师在工作中不断扩大自己的适用范围、阐述治疗细节，甚至可能会因此发展更新的技术。本书中关于注射量的建议，是基于中欧地区日常实践所给出的均值，根据不同地区的审美偏好或趋势，会有所不同。

总体来说，我们会谨慎使用注射前后的对比图，因为这很容易导致来诊者产生与个体实际情况不相符的过高的期望值。

Christian Köhler博士录制了在模型上操作的注射技术演示视频，您可以扫描书中二维码获取，这是对各种注射技术文本描述的补充。笔者在此对Köhler博士和他的团队表示由衷的感谢，感谢他们精彩、高度积极的合作，以及品质卓越的视频拍摄技术。

本书介绍的45种填充剂注射技术的详细说明，构成了本书的核心。对于这些技术中的每一种，唇部治疗过程的图像和视频都补充了技术细节、进针方向、注射层次、填充剂的选择与注射剂量分布、注射针头的类型和麻醉方案。所有这些细节都符合我们的建议和基于经验产生的注射习惯，但不应将它们视为一成不变的公式标准。此外，每种技术都包括一个"注射方案和计划"，其中包含该技术的"治疗流程一览表"和一个"重要说明"框，这两个文本框有部分文字内容重复，目的是对唇部治疗的每种技术，都在关键方面提供有用的提示。其中还列出了每种治疗技术可能产生的并发症。这些并发症可能在大多数唇部注射时有不同程度的发生，须谨记：唇部注射的主要并发症有不对称、炎症、血肿、结节、坏死、发红、疼痛、肿胀和过度矫正。

本书面向具有填充剂注射治疗经验的医生和执业治疗师。所展示技术的具体使用方案取决于进行治疗的治疗师本身。重要的是要记住，每张嘴唇都是独一无二的，不存在一成不变的公式。在使用任何技术进行注射之前，必须先评估来诊者的实际情况与需求，治疗师的决策需要与来诊者达成一致。

许多人以研究和出版物的形式为笔者提供了直接或间接的支持。在这方面，要特别感谢Tom van Eijk博士、Daniel Brusco博士、NiklasIblher博士、Vincenzo Penna博士、Bjorn G. Stark教授、Petra Becker-Wegerich博士、Philippe Snozzi博士、James Bouzoukis博士、Phillip Chang博士、Anil Raqjani博士、Polsak Worakrai博士和Zita Hesse。笔者也由衷地感谢所有授权我们发布他们图片的人。

需要特别感谢本书中的图表图示制作者。来自KVM的David Kuhn以令人钦佩的耐心，对每一个细节都提供了出色的描述，清晰明确地展现了书中描述的各个注射要点。Martin Frick的摄影服务和Andreas Grabherr的拍摄也为文本中的描述提供了生动的可视化资料，弥补了书面材料的不足。笔者对他们的付出表示最诚挚的感谢。

最后但同样重要的是，笔者要感谢我亲爱的丈夫Jean Francois Reymond博士，他是一位严格但极有影响力的导师，凭借他清晰的头脑和建设性的意见，帮助笔者完善书中的注射流程，使经验不足的治疗师也能理解。

笔者希望读者不仅能得到专业和实践方面的收获，也能享受阅读本书的乐趣。此外，希望它能激发您对常规注射方案的质疑，并尝试新的方法，进而促进专业的持续发展。在这样做的过程中，您可能和笔者有同样的经历及感受，在本书的出版截止日期之后发现了另外3种相关的技术。如果您知道任何获得认可但未在本书中进行描述的技术，我期待您的反馈并且很乐意在下一版书中增添这些经过尝试和测试的技术。

Regine Reymond

目录

缩写

医学缩写

🔽	锐针
⬜	钝针
▲	大分子（透明质酸）
●	小分子（透明质酸）
Ala	鼻翼缘
AN	鼻尖
B'	颏唇沟最深点
BDDE	丁二醇缩水甘油醚
C	颏颈部连接点
Cm	鼻小柱
CPM	内聚多密度技术
DCLT	动态交联技术
GI	眉间
HA	透明质酸
Li	下唇缘
LL	下唇
Ls	上唇缘
Me'	颏下点
N'	鼻根
NASHA	非动物源性稳定性透明质酸
Or'	眶下点
Pg'	颏前点
Ph	人中
PL	下唇唇周
Pn	鼻突点
Por	外耳道上缘中点
PU	上唇唇周
SMART	超级单相和网状技术
SMAS	面部表浅肌肉腱膜系统
Sn	鼻下点
St	口点
Trg	耳屏
Tri	发际线中点
TWN	薄壁针头
UL	上唇
UTWN	超薄壁针头

编辑缩写

c.	大约
cf.	比较
e.g.	举例
et al.	等
etc.	等等，诸如此类
i.e.	那就是
f.	下一页
ff.	以下几页
Fig.	图
max.	最大
n.d.	未注明日期
No.	编号
p/pp	页
Syn.	同义词
Tab.	表格

计量单位

%	百分比
°	度
G	口径
g	克
L	大分子玻尿酸
M	中分子玻尿酸
mg	毫克
mL	毫升
S	小分子玻尿酸
XL	超大分子玻尿酸
XS	超小分子玻尿酸

1 唇部

1 唇部

1.1 美学

任何时代或文化背景下，唇部始终为重要的美学亚单位。饱满、嫩滑、湿润的红唇与年轻、健康、性感，以及随之而来的性吸引力相关。自古以来，丰满的唇部通常被视为理想美，并吸引人们的注意力。

这就引出了一个不基于流行趋势的、对唇部美学的中立评价的问题。由Natalie Popenko医生（加州大学欧文分校）领导的外科团队在《JAMA面部整形外科》杂志报告了一项相关调查，其中美国研究人员向580名受试者展示了白人女性的肖像。在这些肖像中，唇形、上唇与下唇的比例（UL∶LL），以及唇部下面部比例皆不尽相同。其中，1∶2的上下唇比例被评估为最具吸引力唇部，其"最具吸引力"排名的平均值和比例最高，而2∶1的上下唇比例则被认为最不具吸引力唇部。

然而，尤其是在当前的自拍时代，数百万人将突出的噘嘴拍照张贴在Instagram上，使得极端的丰唇变得越来越普遍——无论这种唇形是否与脸部整体和谐。

在过去的2年里，名人和"网红"也改变了唇部美容的传统特征，以至于现在人们认为不成比例地扩大和改变形状的上唇很有吸引力。这通常会导致不自然的唇部外观：在某些圈子里，拥有厚厚的"蜂蜇"（或"小艇"）唇相当于穿着某些设计师品牌服装。

唇部的对称性或其与面部其他部位之间的平衡被忽略，导致和谐的面部特征被明显破坏：人造嘴唇像艺术品一样被呈现在面部。

另一个受到讨论的话题是唇形和性格之间的关联性。尽管此主题有许多争议的科普解释，但这个主题的研究仍然较少（Bunte.de Redaktion杂志网站2018），例如：

- 比例协调的双唇传达平静和宁静的内心。
- 薄唇代表严肃，缺乏激情、专一与毅力。
- 厚的下唇代表性格冲动。
- 不对称的嘴唇代表着亲切、值得信赖的天性。

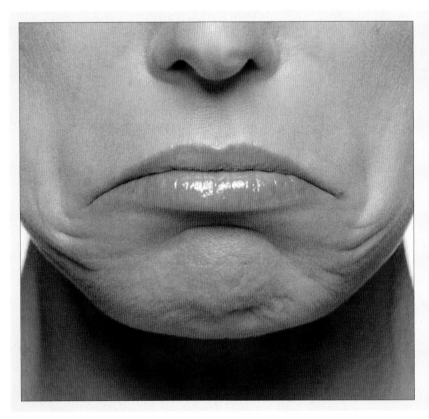

图1.1　通过面部表情表达感受并改变嘴唇的形态，从而产生视觉上可识别的情绪。下垂的嘴角表达悲伤或厌恶的情绪

然而，说话和吃饭时的动作、唇部的肌肉张力，以及面部表情肌引起的唇部形态变化（图1.1），皆可使唇部变得美丽或特别，也可以表达一种消极的态度，它们都是除解剖结构和基因以外影响唇部形态的因素。这些动作本身可能是对称而协调的，也可能是不对称和歪斜的，从而增添了整体的个人色彩。放松时的唇部形态可使嘴唇看起来性感、有魅力，或者苦恼、傲慢、猥琐。个人的性格也可以通过唇部的形态表达来推断：这个人善变、聪明、愚蠢、好斗等。

1.2　功能

唇部的重要功能为摄取食物，其作用远超出了它们作为美学的特征。唇部的肌肉组织具有灵活性，将食物放入口中，闭上嘴唇会形成封闭状态，将食物和唾液含在嘴里，将不需要的东西拒之口外。此外，在说话、唱歌、吹口哨或演奏管乐器发出声音（图1.2）时，嘴唇闭合和嘴唇形状也非常重要。

由于唇部有许多神经末梢，它们是身体最敏感的区域之一。唇部皮肤薄，对温度、触觉和疼痛等外部刺激非常敏感。嘴唇是婴儿的触觉器官，也是成人性行为的高度敏感区域，例如接吻。因此，美丽的嘴唇可以增加一个人的性吸引力。

1.3　解剖学

唇部是在面部前下部形成的软组织褶皱，它们将口腔与外界隔离。它们有固有的活动性，并且与颊部一起形成口腔前庭（vestibulum oris）。嘴唇位于口腔和下巴之间的区域，并形成其中心（DocCheck Flexikon 2019）。在本书中，我们主要关注该区域，省去对鼻唇沟区域的治疗，因为任何对该区域的完整治疗方式都会影响面部上半部的治疗。我们必须在这里划清一条界线。我们还在解剖学描述中采取了选择性描述的方法，避免描述与唇部区域注射治疗无关的区域，例如上颌骨，即使这些结构对面部老化过程中发生的外观变化起重要作用。

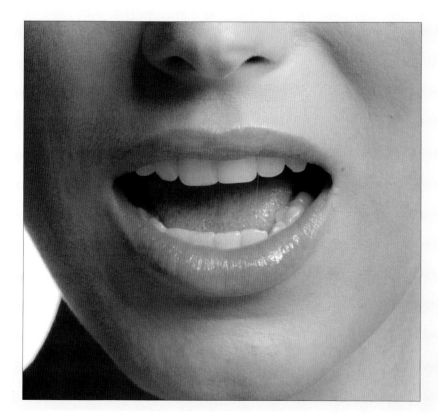

图1.2　唱歌时的唇部形态示例

1.3.1 口腔区域

　　口腔的外部，即口外区域，与口腔不同。红唇的上半部分称为上唇，而从口到颏唇沟的区域则称为口部。红唇只是嘴唇的一部分。

口腔区域的拓扑解剖学（图1.3～图1.18）

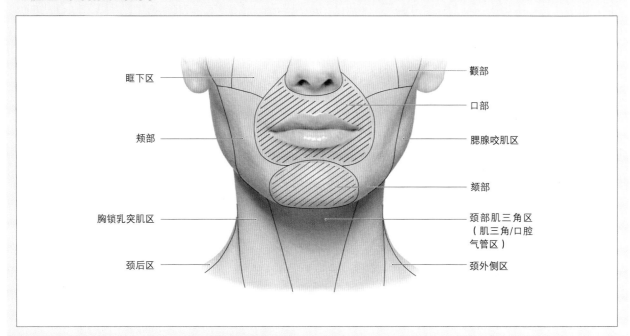

图1.3　口腔区域（口部、颏部）正视图（红色阴影区域）

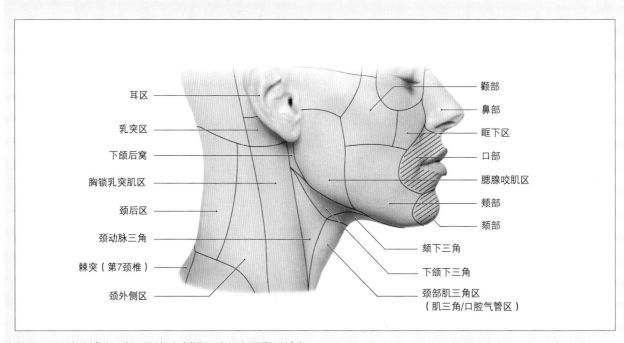

图1.4　口腔区域（口部、颏部）侧视图（红色阴影区域）

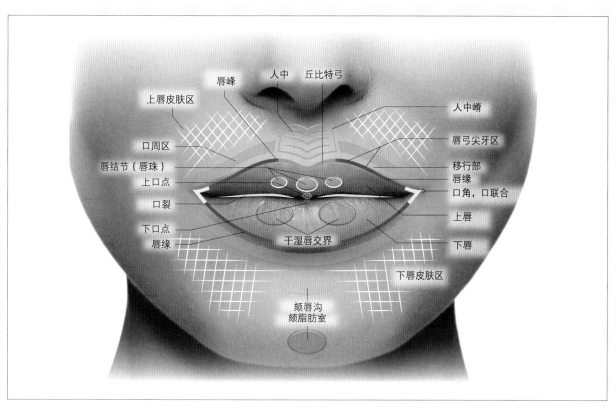

图1.5　唇外侧区域的解剖学标志

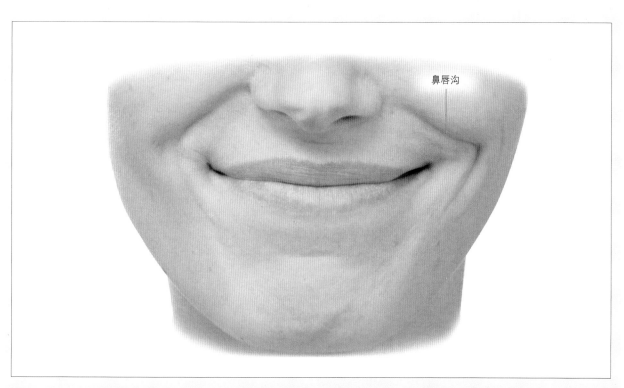

图1.6　口腔区域的两侧以鼻唇沟为界。儿童和青少年在面部呈静息状态时，这种沟壑可能会消失。但是，当一个人微笑时，鼻唇沟总是可见的。它会随着年龄的增长而成为永久性的；它的突出程度取决于颊脂肪的体积

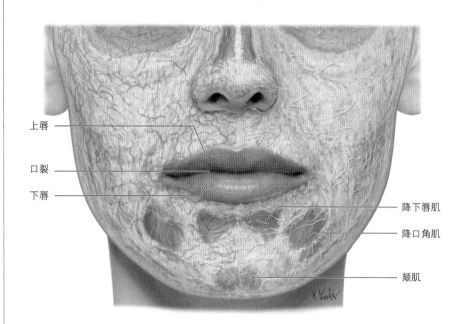

图1.7 口腔区域的皮下脂肪分布（广泛的黄白色结构）。唇部皮下脂肪层比较薄

上唇
口裂
下唇
降下唇肌
降口角肌
颏肌

口腔区域的皮下脂肪分布

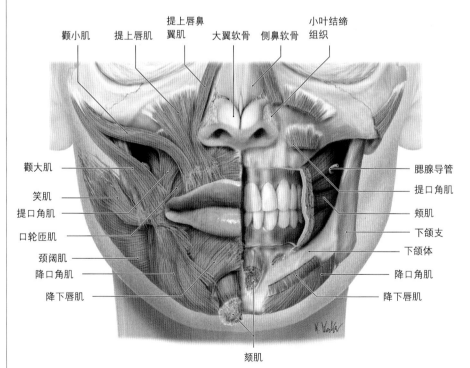

颧小肌　提上唇肌　提上唇鼻翼肌　大翼软骨　侧鼻软骨　小叶结缔组织

颧大肌
笑肌
提口角肌
口轮匝肌
颈阔肌
降口角肌
降下唇肌

腮腺导管
提口角肌
颊肌
下颌支
下颌体
降口角肌
降下唇肌

颏肌

口腔区域的肌肉组织，暴露深层部位和肌肉止点（图片的右半部分）

图1.8 口腔被颊肌外侧包围，后者向前融入口轮匝肌。由鼻侧向唇部延伸的各个肌肉可在多个方向抬起上唇，具体方向取决于插入的角度，它们起源于颧弓，呈斜向走行。笑肌和颈阔肌呈水平向走行。下唇也能被各向走行的肌肉拉动。肌肉组织的这种放射状排列是嘴部灵活运动的关键。口角肌肉的交界处称为蜗轴。在这里，纤维组织将各种肌肉纤维固定在一起

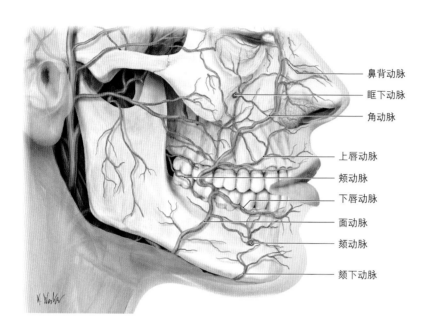

鼻背动脉
眶下动脉
角动脉

上唇动脉
颊动脉
下唇动脉
面动脉
颏动脉
颏下动脉

口腔区域的动脉供应，侧视图

图1.9　口腔区域由2支颈外动脉和1支颈内动脉供血：面动脉源自颈外动脉，沿下颌骨下缘走行至口角处。在这里，它发出2个分支，即下唇动脉和上唇动脉。

沿鼻继续走行后，与鼻背动脉吻合，鼻背动脉源自眼动脉，来自颈内动脉。眶下动脉源自颈外动脉，经上颌动脉，不仅与面动脉吻合，而且独立供应面颊和唇部区域血液。

另一个源自上颌动脉，因此也是源自颈外动脉的血管，是下牙槽动脉的颏支，它在下颌骨下方延伸并供应下唇和下颏血液。同时，颏部也由面动脉的直接分支供血，即颏下动脉

1

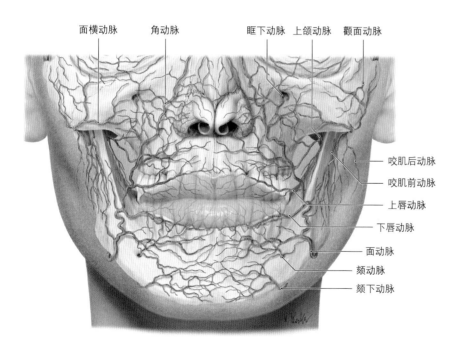

面横动脉　　角动脉　　　　眶下动脉　上颌动脉　颧面动脉

咬肌后动脉
咬肌前动脉
上唇动脉
下唇动脉
面动脉
颏动脉
颏下动脉

口腔区域的动脉供应，正视图

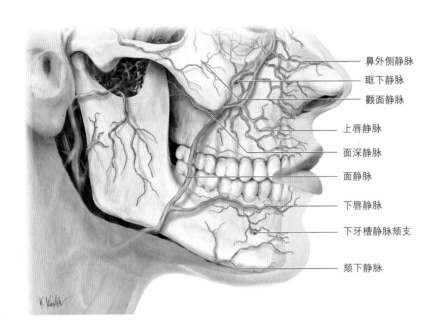

鼻外侧静脉
眶下静脉
颧面静脉
上唇静脉
面深静脉
面静脉
下唇静脉
下牙槽静脉颏支
颏下静脉

图1.10　颊部和唇部区域的静脉主要通过面静脉回流，从而进入颈内静脉。

然而，静脉血也通过颏孔流入下牙槽静脉，后者流入翼静脉丛，眶下静脉也汇入翼静脉丛

口腔区域的静脉供应，侧视图

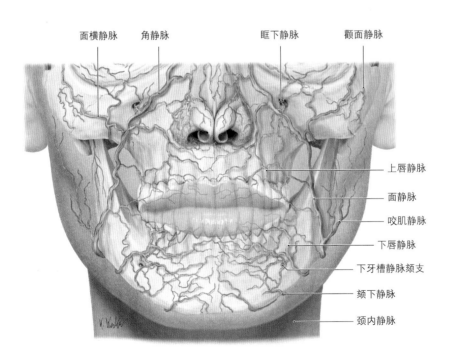

面横静脉　角静脉　眶下静脉　颧面静脉

上唇静脉
面静脉
咬肌静脉
下唇静脉
下牙槽静脉颏支
颏下静脉
颈内静脉

口腔区域的静脉供应，正视图

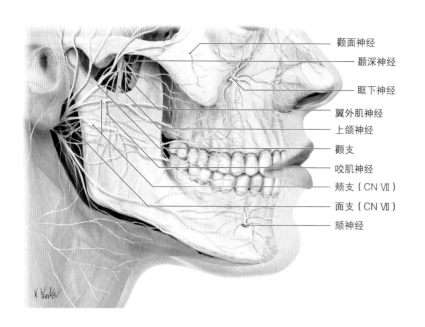

颞面神经
颞深神经
眶下神经
翼外肌神经
上颌神经
颧支
咬肌神经
颊支（CN Ⅶ）
面支（CN Ⅶ）
颏神经

口腔区域的神经支配，侧视图

图1.11 口腔区域的感觉支配由眶下神经和下颌神经提供。面部所有表情肌的运动支配由面神经支配。咀嚼肌由下颌神经的运动支支配

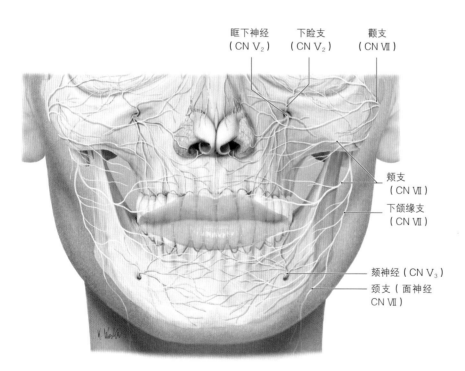

眶下神经（CN V₂）　下睑支（CN V₂）　颧支（CN Ⅶ）
颊支（CN Ⅶ）
下颌缘支（CN Ⅶ）
颏神经（CN V₃）
颈支（面神经 CN Ⅶ）

口腔区域的神经支配，正视图

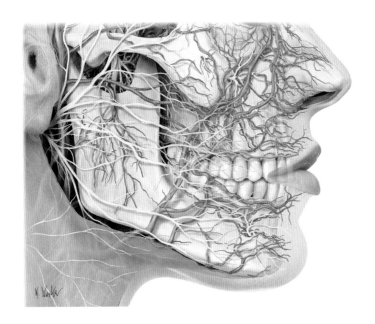

图1.12　图中描绘了口腔区域复杂的血流灌注和神经支配

口腔区域的血管和神经网，侧视图

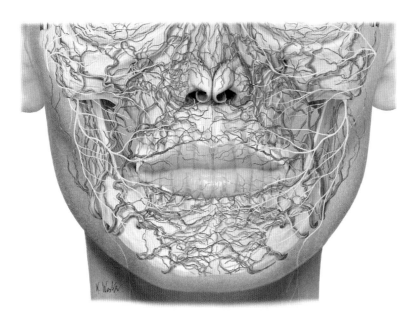

口腔区域的血管和神经网，正视图

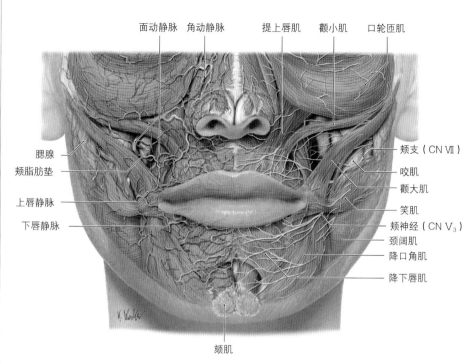

图1.13 面部表情肌肉环绕在口周,从各个方向向唇部延伸。嘴唇的中央部分由口轮匝肌组成（图1.15）。位于肌肉浅层的动脉来自面动脉分支,向鼻部、颊部和上下唇发出分支。下唇区域也由颏支供血（图1.15）,它源自牙槽动脉并通过颏孔出颅。口腔浅层区域的静脉通过面静脉回流,而面部所有表情肌均由面神经的分支支配。咀嚼肌的运动由三叉神经的运动根支配,它通过下颌神经分布到目标区域（图1.11）。口腔区域的感觉由三叉神经支配

1

图中标注：面动静脉、角动静脉、提上唇肌、颧小肌、口轮匝肌、腮腺、颊脂肪垫、上唇静脉、下唇静脉、颏肌、颊支（CN Ⅶ）、咬肌、颧大肌、笑肌、颏神经（CN V₃）、颈阔肌、降口角肌、降下唇肌

口腔区域的肌肉、血管（左）和神经（右）,浅层视图

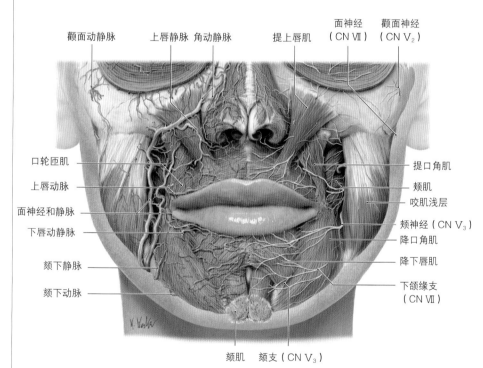

图1.14 去除颧大肌/颧小肌、笑肌和颈阔肌后,暴露出提上唇肌、咬肌浅层和提口角肌的全层,可见起点和止点。颊肌部分可见

图中标注：颧面动静脉、上唇静脉、角动静脉、提上唇肌、面神经（CN Ⅶ）、颧面神经（CN V₂）、口轮匝肌、上唇动脉、面神经和静脉、下唇动静脉、颏下静脉、颏下动脉、颏肌、颏支（CN V₃）、提口角肌、颊肌、咬肌浅层、颏神经（CN V₃）、降口角肌、降下唇肌、下颌缘支（CN Ⅶ）

口腔区域的肌肉、血管（左）和神经（右）,去除了颧大肌/颧小肌、笑肌和颈阔肌

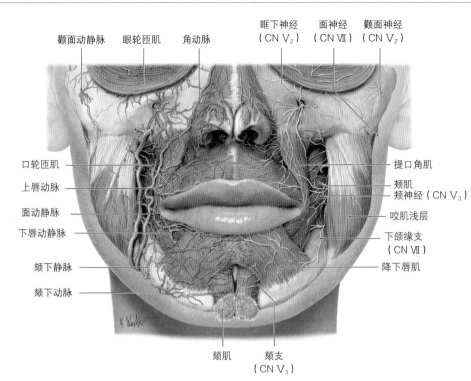

颧面动静脉　眼轮匝肌　角动脉　眶下神经（CN V₂）　面神经（CN Ⅶ）　颧面神经（CN V₂）

口轮匝肌
上唇动脉
面动静脉
下唇动静脉
颏下静脉
颏下动脉

提口角肌
颊肌
颊神经（CN V₃）
咬肌浅层
下颌缘支（CN Ⅶ）
降下唇肌

颏肌　颏支（CN V₃）

口腔区域的肌肉、血管（左）和神经（右），去除了浅层表情肌

图1.15　面动脉源自颈外动脉，并以其下颌支到达面部区域。以对角线穿过脸颊并沿着鼻侧走行（称为角动脉）后，它与鼻背动脉吻合，鼻背动脉是眼动脉的末端分支，而后者又源自颈内动脉。角静脉穿过提上唇肌并在其上方走行，而角动脉在提上唇肌下方走行。面动脉在脸颊区域具有高度曲折的走行路线，并在嘴巴张开时被拉伸。面静脉在该区域走行显示出较少曲折。当嘴巴张开时，它会相应地延伸

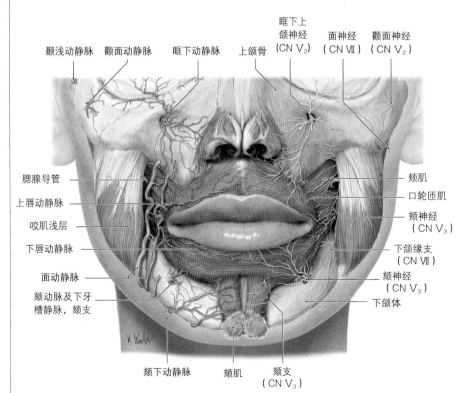

颞浅动静脉　颧面动静脉　眶下动静脉　上颌骨　眶下上颌神经（CN V₂）　面神经（CN Ⅶ）　颧面神经（CN V₂）

腮腺导管
上唇动静脉
咬肌浅层
下唇动静脉
面动静脉
颏动脉及下牙槽静脉，颏支

颊肌
口轮匝肌
颊神经（CN V₃）
下颌缘支（CN Ⅶ）
颏神经（CN V₃）
下颌体

颏下动静脉　颏肌　颏支（CN V₃）

口腔区域的肌肉、血管（左）和神经（右），去除了提口角肌和提上唇肌，暴露出口轮匝肌

图1.16　去除提上唇肌和提口角肌，暴露眶下管。穿过眶下管后，眶下动静脉分别向内走行并浅出，与角动静脉形成广泛吻合。眶下神经也在此处离开眶下管。颊部和唇部由上颌发出的眶下动静脉的分支，以及下颌发出的下牙槽动脉和静脉的颏支提供营养。大量分支血管也源自面动脉或流入面静脉。相应地，其感觉神经支配由眶下神经和颏神经提供。颊神经为脸颊提供感觉神经支配

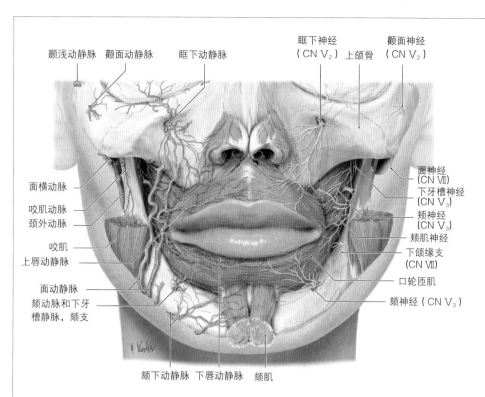

颞浅动静脉　颧面动静脉　　眶下动静脉

眶下神经（CN V₂）　上颌骨　颧面神经（CN V₂）

面横动脉
咬肌动脉
颈外动脉
咬肌
上唇动静脉
面动静脉
颏动脉和下牙槽静脉，颏支

面神经（CN Ⅶ）
下牙槽神经（CN V₃）
颊神经（CN V₃）
颊肌神经
下颌缘支（CN Ⅶ）
口轮匝肌
颏神经（CN V₃）

颏下动静脉　下唇动静脉　颏肌

口腔区域的肌肉、血管（左）和神经（右），去除了咬肌，暴露出口轮匝肌

图1.17 口腔外壁主要由口轮匝肌和颊肌共同构成。成对的颊肌和口轮匝肌在一起很容易被视为一个连续的肌肉系统，即使它们是相对独立的肌肉。这个肌肉系统通常与舌保持平衡，并决定了牙弓的空间

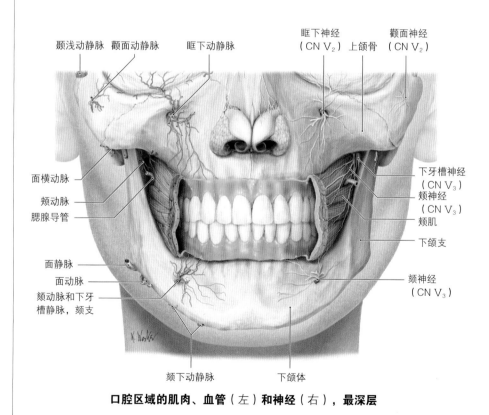

颞浅动静脉　颧面动静脉　　眶下动静脉

眶下神经（CN V₂）　上颌骨　颧面神经（CN V₂）

面横动脉
颊动脉
腮腺导管
面静脉
面动脉
颏动脉和下牙槽静脉，颏支

下牙槽神经（CN V₃）
颊神经（CN V₃）
颊肌
下颌支
颏神经（CN V₃）

颏下动静脉　下颌体

口腔区域的肌肉、血管（左）和神经（右），最深层

图1.18 颊部和唇部的前庭口腔黏膜由上颌发出的眶下动静脉分支和下颌发出的颏动静脉分支供血，其感觉神经支配由眶下神经和颏神经提供。颊部的感觉神经支配由颊神经提供

1.3.2 嘴唇、牙齿、牙周组织和牙槽骨

■ 前口区域（图1.19）

牙槽骨和牙齿从内部由舌头包围，从外部由嘴唇包围（然后从侧面由脸颊包围）。正确的自然排列需要上切牙的切缘与下切牙的切缘重叠（覆咬合）。理想的生物力学是下切牙的切缘在上切牙的腭凹面和其结节的凸面之间的拐点处紧靠上切牙。因此，上切牙的切缘略微位于下切牙唇面的前方（覆盖）。牙轴的位置受到舌和唇施加力的显著影响，然而，在这方面，吞咽和说话的影响比舌和唇的持续推动和压力要小。

■ 上唇和下唇（图1.20）

嘴唇的表层拥有典型的表皮带毛皮肤。它下面是结缔组织丰富的真皮层，内有汗腺、毛囊和皮脂腺。

中间区域，通常称为唇红，是表层和内部结构之间的过渡区域。它是指上下唇表层皮肤和口腔黏膜之间的区域。该区域被一层薄的、多层的、半透明的鳞状上皮包裹，是弱角质化和无色素的，并含有孤立的皮脂腺。其上皮的乳头层特别薄且无毛。由于唇红缺乏唾液腺，因此需要经常用唾液润湿。这主要通过说话或进食时形成的唾液膜产生湿润作用。由于其固有层的松散结缔组织（薄的上皮下结缔组织层）被毛细血管环穿过，使唇呈现出明显的颜色。

唇的口内侧，称为黏膜区（黏膜侧），其特征是唇黏膜衬里具有未角化的相对较厚的上皮细胞。固有层很薄，含有由弹性纤维穿过的疏松结缔组织。黏膜下层含有脂肪沉积物，以及许多单独的唾液腺，统称为唇腺。血管和神经也穿过这个区域，其分支延伸到固有层。游离的神经末梢也延伸到上皮组织中。肌肉层（也称为肌膜）由横纹肌组织组成（DocCheck Flexikon 2019）。

■ 牙周组织和周围区域（图1.21）

嘴唇和牙槽骨之间的空间称为口腔前庭。静息状态下，它缩小为一个狭窄的间隙，嘴唇的软组织紧紧地贴在这个区域的牙齿和牙龈上。

口腔区域及下唇侧矢状面视图

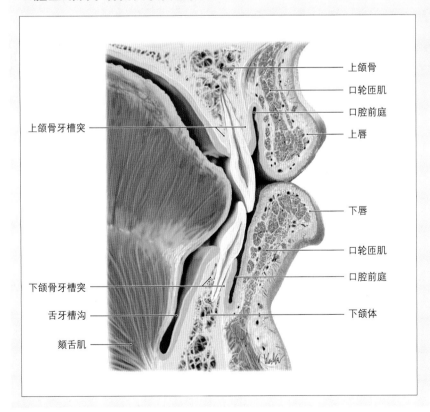

图1.19 通过口腔前部区域的矢状切面（从中心稍微偏向侧面拍摄）

上颌骨牙槽突 / 下颌骨牙槽突 / 舌牙槽沟 / 颏舌肌 / 上颌骨 / 口轮匝肌 / 口腔前庭 / 上唇 / 下唇 / 下颌体

口腔区域及下唇侧矢状面视图（续）

图1.20 通过下唇的矢状切面

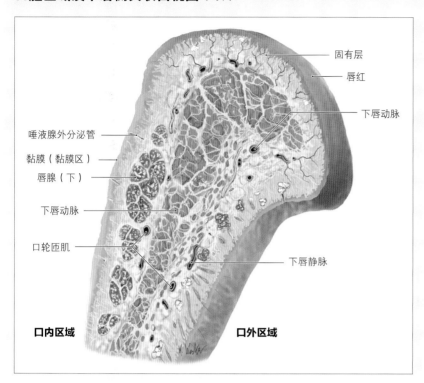

固有层
唇红
下唇动脉
唾液腺外分泌管
黏膜（黏膜区）
唇腺（下）
下唇动脉
口轮匝肌
下唇静脉
口内区域
口外区域

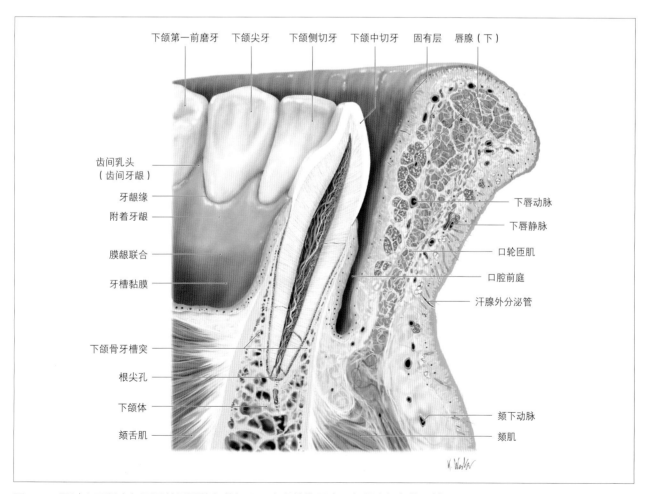

下颌第一前磨牙　下颌尖牙　下颌侧切牙　下颌中切牙　固有层　唇腺（下）

齿间乳头
（齿间牙龈）
牙龈缘
附着牙龈
膜龈联合
牙槽黏膜
下颌骨牙槽突
根尖孔
下颌体
颏舌肌

下唇动脉
下唇静脉
口轮匝肌
口腔前庭
汗腺外分泌管
颏下动脉
颏肌

图1.21 通过左下颌中切牙及其周围的矢状切面。大血管位于皮下与肌肉相邻的区域

1.3.3　前庭（图1.22）

前庭内衬有移动性较大的黏膜。牙槽骨被牙槽黏膜覆盖，其固有层被胶原纤维和弹性纤维网络贯穿。因此，黏膜具有较大的移动性。由于弹性纤维网附着终止于邻接的牙龈，其连接处作为清晰可见的形态特征。

下颌的黏膜与上颌前庭的黏膜没有区别。颏肌源自两侧下颌骨的内侧并向下巴皮肤延伸。当它收缩时，下巴皮肤会呈现鹅卵石样外观。降下唇肌源自下颌骨边缘，颏孔尾端。在下颌区域，前庭牙龈、牙槽黏膜和口腔前庭黏膜由颏孔穿出的血管和神经提供营养和支配，同时也包括唇部：当在颏孔进行下颌神经阻滞麻醉时，唇部会感到麻木。在大多数情况下，颏孔位于第一和第二前磨牙根尖之间的区域。如果牙弓在下颌体的前方更远位置，颏孔将更靠近第一磨牙，这种情况门牙表现出明显的前倾，该特征在非裔或亚裔患者中经常遇到。

前庭

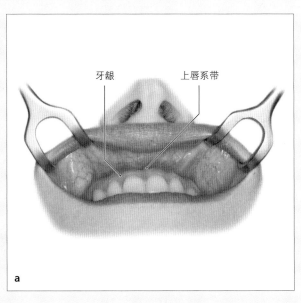

图1.22　a. 上颌前庭（前视和45° 仰视图）。b. 下颌区域的下颌前庭（前视和45° 俯视图，左侧视图）。c. 下颌区域的下颌前庭（暴露骨骼）

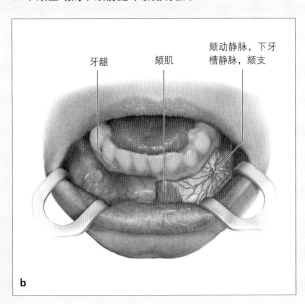

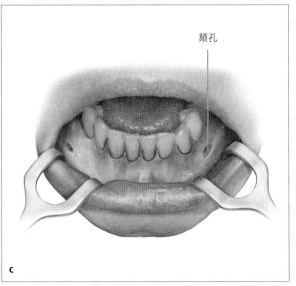

1.3.4 皮肤

■ 结构与功能

皮肤是人体最大的器官。它的主要功能是为身体的其他部分提供屏障和保护。它被称为外部覆盖物（integumentum commune），即外部皮肤。除了作为纯粹的机械屏障和提供直接的紫外线防护外，皮肤在体温调节和体内水分平衡方面也起着重要作用。另外，这种屏障功能也需要一种与外界沟通的可靠方式。皮肤具有多种刺激传递功能，使我们随时了解环境状态。此外，皮肤保护我们免受有害影响。因此，它行使感觉、接触和保护功能。细胞和非细胞成分的不同结构也是这一复杂功能范围的基础（图1.23）。

皮肤的上层，称为表皮，源自外胚层，而真皮源自中胚层。基底膜是这两层之间的联系枢纽，也称为连接区或界面。真皮下方的皮下组织是一个由脂肪组织组成的缓冲层。

表皮通过角质层发挥其屏障功能，并由结缔组织锚定，由血管和神经供养。指甲、毛发、皮脂腺和汗腺形成完整的皮肤附属物。

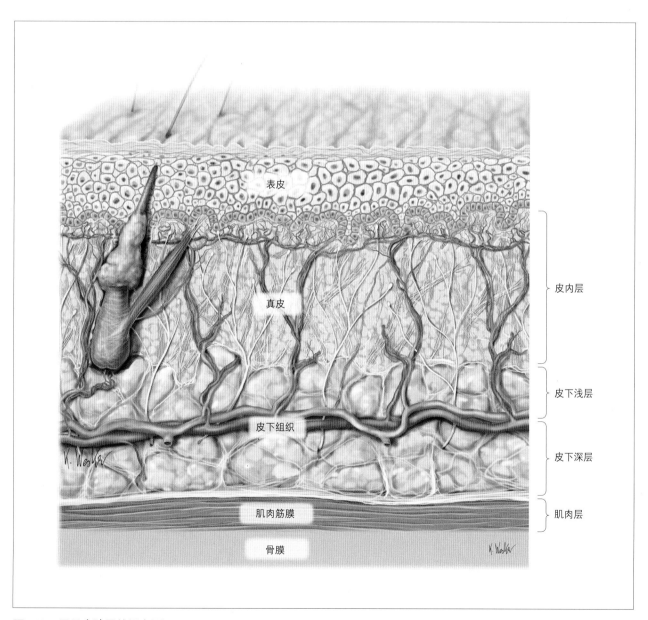

表皮

真皮

皮下组织

肌肉筋膜

骨膜

皮内层

皮下浅层

皮下深层

肌肉层

图1.23 显示皮肤层的示意图

■ 唇部皮肤

唇红部皮肤非常薄，无毛。冷、热和风是健康唇部最大的威胁。液体摄入不足也会迅速反映在唇部，导致出现小裂缝、皱纹和干点。当从这层薄薄的皮肤中抽走大量水分时，部分上皮会脱落成鳞屑，这会导致轻微的溃疡、皲裂和炎症的产生。

■ 皮肤质地

尽管人类皮肤的主要结构是相同的，但面部皮肤的表皮结构在不同性别和不同种族之间存在显著差异，表现为毛孔的数量和大小、含水量和弹性。

皮肤质地的差异不仅仅是由种族、文化和遗传因素造成的，还有外在和内在的因素，正常的老化过程也会对皮肤质地的差异造成影响。所有这些影响都体现在皮肤的外观上（图1.24）。

1

皮肤一致性

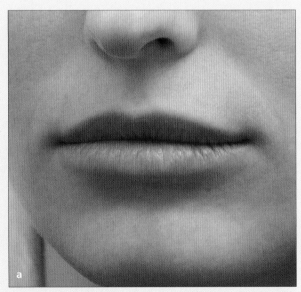

图1.24　具有不同皮肤质地的年轻女性：a. 皮肤非常细腻，毛孔小。b. 皮肤有些不规则褶皱，有轻微的皮肤杂质和较大的毛孔。c. 皮肤颜色非常不均匀，毛孔较大，嘴唇极度干燥

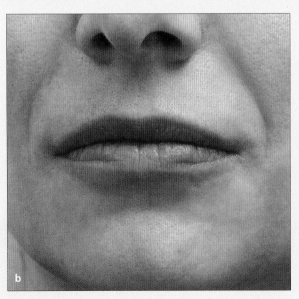

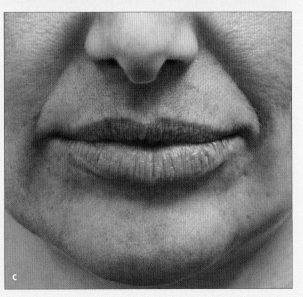

1.4　唇部区域老化过程

因衰老而变化的唇部对治疗师来说是一个挑战。重塑和改变唇部结构会影响其及周围结构的形态。意识到这些变化并考虑到这些是选择适当治疗技术的两个先决条件，目的是获得自然和谐的效果。

唇部区域的老化过程受以下结构改变因素的影响：

- 皮肤及其饱满程度的变化。
- 脂肪组织的变化。
- 肌肉组织的变化。
- 固定韧带的变化。
- 颌骨和牙齿的变化。

除了遗传对唇部衰老的影响（占20%~30%）外，还受到外在关键因素（如紫外线辐射、吸烟及负面环境）和内在因素（如激素变化、营养因素、代谢紊乱和其他疾病的副作用等）的影响。

1.4.1　皮肤及其饱满程度的变化

皮肤的老化过程受种族差异的影响，不能一概而论。然而，可以说唇部区域的皮肤随着年龄的增长而变化，具有以下特征：

- 真皮萎缩、干燥、变薄，形成垂直老化纹。皮肤也容易出现口部区域的微裂纹，表现为口角出现较深的裂纹和唇红出现皱纹。
- 真皮表现出逐渐丧失的弹性。由于重力作用形成多余的组织，导致嘴角下垂，嘴唇的轮廓被拉长，并形成口周纹和木偶纹。
- 随着时间的推移，口周纹会变深达到皮下层，上皮的角质化进一步导致褶皱加深。这使得该区域的治疗更加困难，如果要获得令人满意的结果，需要进行连续几次的治疗。
- 唇部皮肤失去弹性也会导致嘴唇形状发生变化，而

唇红缘的缺失会使嘴唇轮廓变得模糊。这样的结果可能是注射的真皮填充剂不能在所需方向上膨胀。

- 口角联合变细、变长，缝隙变宽，口角下垂，使人看起来很悲伤（在男性中，唇部皮肤失去弹性的影响较小，因为胡须的根部会使皮肤变厚）。
- 皮肤纹理变粗，毛孔变大，长出更多的斑和疣。

1.4.2　脂肪组织的变化

皮下脂肪和浅表肌肉腱膜系统（SMAS）的衰老迹象与脂肪的分布和厚度，以及个体差异密切相关。作为天然填充剂，发育良好的皮下脂肪层（在超重个体中通常是这种情况）可以抵消口周纹的形成。

在口腔区域，深层的脂肪室位于降口角肌附近，它们的萎缩伴随着体积的相应减小，加剧了衰老的出现，表现为木偶纹和细纹。

1.4.3　肌肉组织的变化

随着年龄的增长，肌肉组织的体积会减小，张力会下降，肌肉会变长。对于口周区域，这意味着口轮匝肌变薄、变长，使嘴唇也变得更薄，同时降低的张力加剧口周纹的形成。

1.4.4　固定韧带的变化

真假支持韧带由于体积逐渐减小而失去张力；结果是下面部由重力引起的皮肤和软组织下垂导致木偶纹形成（Sattler & Sommer 2015）。

1.4.5　颌骨和牙齿的变化

口腔区域的软组织，尤其是嘴唇，是由牙列和颌骨结构支撑的，其对口腔区域的审美特征有相当大的影响。

正如D. Brusco的文章中所描述："上颌骨、下颌骨和颏部的位置，彼此相对的位置及相对于面部平面的位置，以及相应的上、下颌骨内的牙弓和牙槽骨的位置和形状，会对上述软组织产生重要的影响。"

1

1.4.6　与年龄相关的口腔骨骼变化（图1.25）

　　一旦发育完成，面部颅骨会不断进行骨骼重塑，这受到多种因素（遗传、代谢、激素平衡）的影响，因此，随着年龄的增长，也会导致某些相关的变化，对口周区域进行填充剂治疗时，请注意这些变化。

　　当然，与年龄相关的牙本质骨骼变化很少单独表现出来，而是结合在一起并以不同程度表现出来。这些变化很容易通过容量补充来改善，并且可以在一定时间内抵消其影响。但是，如果超过一定程度，填充剂治疗就会达到极限，如果要获得自然和谐的面部美学外观，则应考虑其他相应的治疗方法。

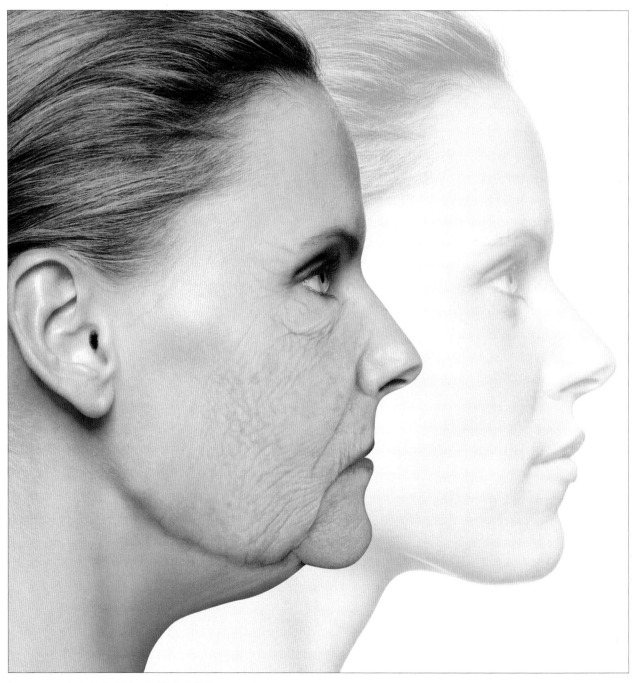

图1.25　因衰老而改变的面部轮廓（摘自Brusco）

■ 上颌骨

随着年龄的增长，即使牙列完全被保留，上颌骨也会失去其突出程度：这在中面部甚至眶周区域表现得更为明显，从而减弱了它对软组织的支撑。眶腔下缘（眶下缘）向后向下移位，面颊骨的颧骨突出也明显缩小。我们应该记住，上颌骨的前壁也是大部分面部表情肌肉的附着点，并为中面部的各种脂肪室提供支撑。因此，骨骼老化会进一步加剧软组织的下垂和体积损失。在上唇区域尤其如此，如果前磨牙或前磨牙区域的单颗牙齿也缺失，那么将导致牙槽骨额外缺失，有时甚至完全缺失，使整个上颌骨向后移位。

■ 下颌骨

上颌骨经常出现前牙重叠增加（重度牙列拥挤），导致形成牙齿深咬合，因此也降低了垂直体量并减少了对唇部的支撑。再加上不可避免的张力下降和上唇拉长，导致上颌前牙在休息和微笑时不太明显，而下颌骨越来越显眼，代表了另一个明显的老龄化特征。

■ 牙齿

当牙齿过度磨损、牙齿磨削等导致侧牙尖变平和前牙切缘减少时，也会产生相同的效果。再加上侧面区域的牙齿缺失，导致整个下颌骨向前倾斜，使颏部更加突出，形成典型的老年面部外观。

1.4.7　老化唇部的分类

如果将上述所有老化因素都考虑在内，就会发生"时间流逝"事件，其特点是各种过程都是伴随发生的。Penna等（2015）关于均匀、对称嘴唇的研究证实，"使用分类的方法有助于为每位患者量身定制适当的治疗，从而实现自然的年轻化效果"。研究中描述了口周老化的两个相互依赖的参数：口周唇形和口周唇表面。这些因素影响了与嘴唇老化相关的口周变化，并需要使用不同的治疗方法，其中上唇比下唇发挥着更重要的作用。老化唇部的形状变化分为3个阶段，基于嘴唇略微分开的正视图和侧视图见图1.26。相应的照片和治疗建议展示了三阶段模型的临床表现（图1.27～图1.29）。

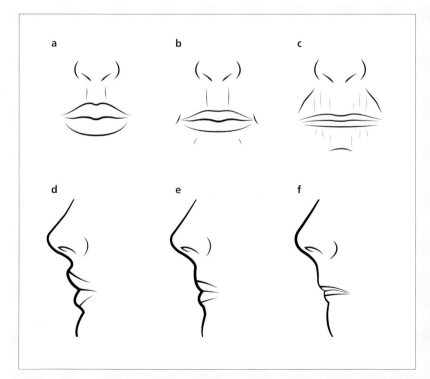

图1.26　唇部老化的分类（modified from Penna et al. 2015）

a~c. 基于唇形变化的口周老化：上唇皮肤在水平方向逐渐变长，呈凸形；上颌切牙被唇覆盖，唇红倒置

d~f. 基于唇面变化的口周老化：人中、丘比特弓和唇形（移行部）越来越扁平，形成静态和动态的口周纹

根据三阶段模型的唇部老化

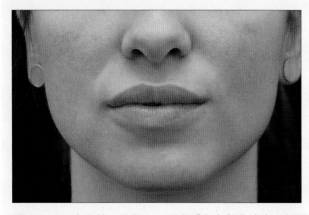 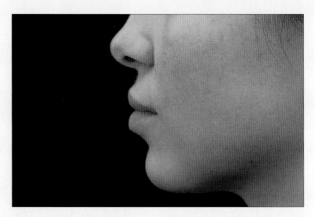

图1.27　28岁女性。阶段1A：无须进行年轻化治疗。仅需采取如下美化措施：容量补充、消除不对称、改善轮廓、嘴角提升、改变形状、改善皮肤纹理

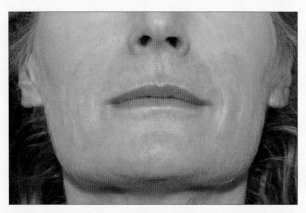 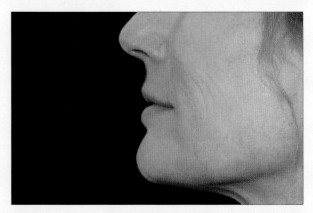

图1.28　40岁女性。阶段2B：需要进行年轻化和美化治疗。在这种情况下，如果要获得自然和谐的外观，则需要根据患者的意愿和可用治疗方案的限制进行彻底的沟通和确认。丰唇应该巧妙地进行，因为如果上唇太长，看起来不自然。用透明质酸（HA）改善轮廓和人中，可以改善"唇部结构的初期扁平化"

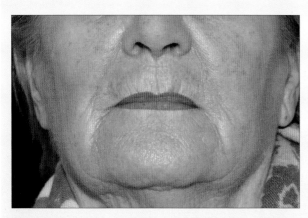 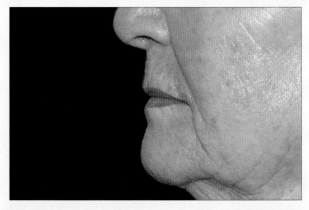

图1.29　68岁女性。阶段3C：需要进行治疗的是上唇的口周纹、颏唇沟加深、唇红倒置和拉长的上唇。在唇部老化的阶段，通过增加体积来美化会导致形成不自然的外观。如图所示，患者可以通过改善结构（丘比特弓、人中、轮廓）抚平口周皱纹，通过使用活肤产品改善皮肤纹理，以及治疗嘴角下垂和木偶纹

不同的唇部老化分类涉及不同的治疗理念：

- 口周年轻化的目的是扭转这一特定美学的衰老过程。
- 口周美化的目的是增强年轻唇部的美感（Penna等2015）。
- 在治疗老化的唇部时需要考虑影响唇部形态的各种个体畸形和解剖环境（上述研究选择了平均对称的嘴唇）。

1.5　唇形与唇部表情

唇形对面部有决定性的影响。如果由于治疗失误或患者不切实际的愿望而无意中改变了唇部的自然形态，面部表情也会随之改变。如果对老年患者萎缩的唇部注射过量的填充剂，情况也是如此：导致唇部看起来不自然，与面部的其他部位不协调。面部协调的改善通常是在尽可能多的注射量和尽可能少的注射量之间取得平衡。

图1.30～图1.41显示了改变同一张脸的嘴唇如何反映出其个性、情绪和外在。这些示例还说明了如果忽略面部的自然形态会产生什么问题。出于这个原因，如果患者的愿望是基于时尚趋势，则需要由治疗师评估这些潜在影响，并与患者详细探讨可能出现的问题。

此处给出的示例是假设牙齿处于正常位置。在每种情况下都只改变嘴巴形状。令人惊奇的是，当改变嘴唇形状时，眼部也会随之发生变化。

唇形及它如何定义面部

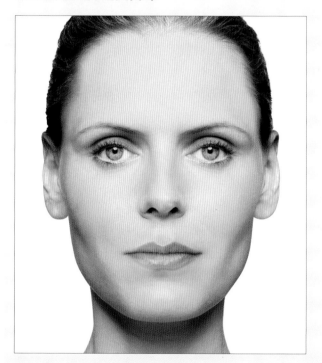

图1.30　明显的丘比特弓和清晰的人中

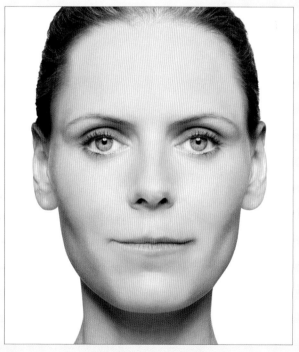

图1.31　薄的上唇、模糊的轮廓和干燥的嘴唇

唇形及它如何定义面部（续）

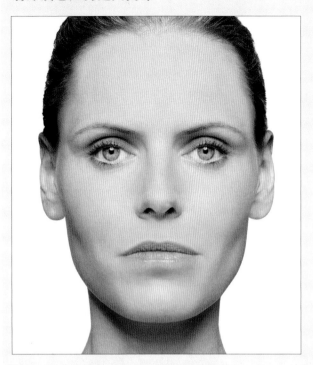

图1.32 嘴角微微下垂，丘比特弓是扁平的

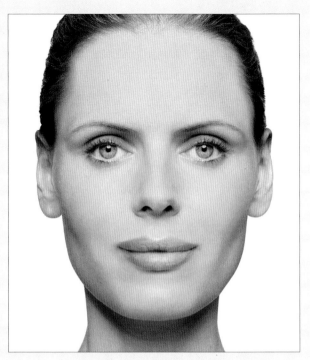

图1.33 饱满的唇部，上唇比下唇宽，外侧结节较大，中央沟自然。嘴唇的体积略微向前下降，侧向不足

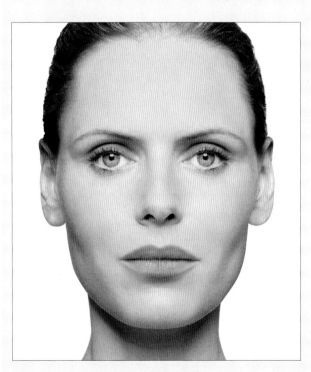

图1.34 在这张图片中，上唇与下唇的比例为1：1，使下唇显得更窄

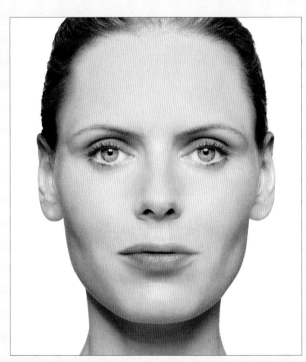

图1.35 薄而伸展的上唇，不清晰的丘比特弓。下唇略窄而大

唇形及它如何定义面部（续）

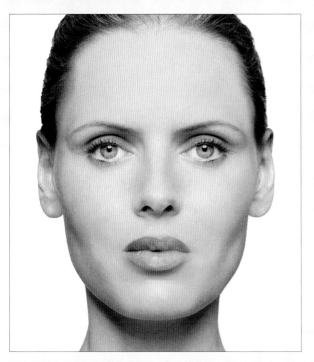

图1.36 小而圆的嘴唇形状，不清晰的丘比特弓，中央凹槽和干燥的嘴唇

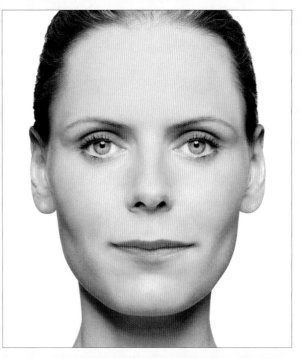

图1.37 略微不对称的嘴巴，上唇中央结节前倾。薄的下唇有一个尖的前部区域，并轻轻向后倾斜。嘴角微微上扬

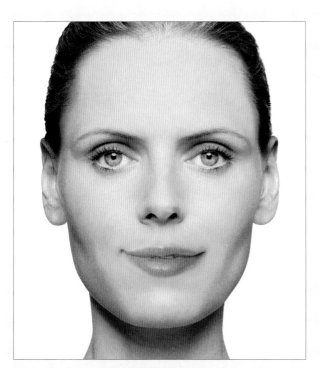

图1.38 轮廓不清、不对称的上唇，下唇中央凸起，向嘴角处延伸变薄

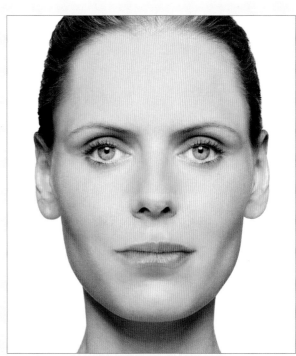

图1.39 带有明显丘比特弓的下唇

唇形及它如何定义面部（续）

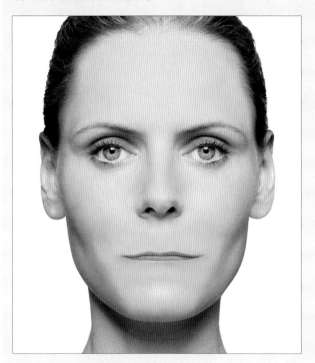

图1.40　极薄的嘴唇，没有可见的唇红

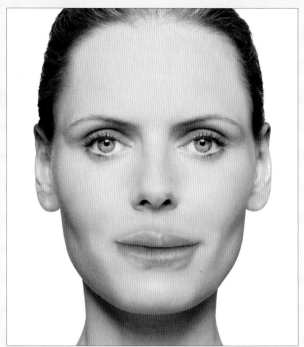

图1.41　被过度矫正的嘴唇。该填充剂已下垂到下唇轮廓以下

1

1.6　唇部区域分析

对唇部区域的分析是成功治疗的基础，在切合实际的治疗目标下，一旦考虑了所有决定因素和技术诀窍，就可以实施治疗。正是在这一步骤，治疗师经常遇到可能的限制。

在第一次观察患者时，有经验的治疗师能够很快确定嘴唇是薄还是丰满、不对称还是对称；嘴角是否下垂；是否存在口周纹或容量缺失；是否有过任何不正确的先前治疗等。

在进行第一次观察后，对患者嘴唇进行精细分析以确定涉及哪种问题及采取何种治疗方式。各种方面和相关程序可用于这种精细分析（下文详细描述）。分析指南包括需要采取的方法及各个步骤。

分析是从形态学的角度进行的，并且总是假设一个理想的状态。治疗师可以自由决定分析的范围和使用的分析方法。

这里介绍以下4种主要分析程序：

（1）检查。

（2）测量。

（3）面部表情和动作分析。

（4）触诊。

1.6.1　检查

检查是评估嘴唇的比例、厚度、曲线、大小、对称性、年龄和颜色的一种手段。在进行检查时，需要考虑的因素有骨骼结构、脂肪隔室、韧带、SMAS与全脸周围肌肉的关系（Becker-Wegerich 2016）。具体来说，唇部检查是从正面和侧面进行的，考虑以下几个方面：

- **形状**：尺寸（UL/LL）、宽度、体积（UL/LL）、轮廓、嘴角是否下垂、是否不对称、是否减脂、是否协调（UL/LL）、患者年龄、牙齿位置、嘴唇周围区域。

- **唇色**（作为某些潜在疾病的指标）：

- 红色变色：可能是炎症反应、高血压、酗酒、过敏或疾病等影响皮肤表面（Sattler & Sommer 2015）。
- 黄色变色：某些代谢或肝脏方面的疾病影响皮肤表面。
- 红唇：表明血液循环良好。
- 蓝唇：可能表明血液氧合减少或患有肺和心脏疾病（Sattler & Sommer 2015）。
- 色素和斑：晒伤、新陈代谢异常或某些疾病导致色素和斑形成。

- **皮肤问题**：痣、角化、疣、瘢痕、皮疹和毛细血管扩张区域伴随着某些代谢、病理或衰老过程。这些应该在任何治疗开始之前进行调查。

- **质地**：评估口周皮肤、嘴唇皮肤和黏膜。皮肤质地是由基因决定的，并会受到外在和内在因素的影响。生活方式、暴露在阳光下、心理因素和不正确的个人护理会导致嘴唇干燥、松弛、毛孔粗大、光

化损伤、弹性增生、嘴唇和口周区域起皱，以及口周阴影的出现。

- **照明和照片记录**：治疗前目标区域的照明和照片记录是用于准确检测细节的非常简单的工具。当光线从一个方向（从上方、侧面或下方）射入时，皮损被照亮，小的阴影和不规则部分变得可见（图1.42）。

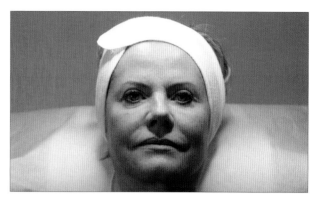

图1.42 皮肤问题被照亮：光线从上方直射。可见小的不规则、线条和阴影

图1.43 唇部分段

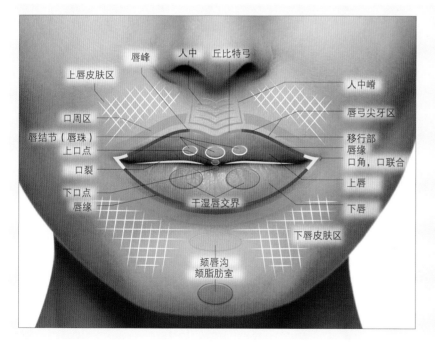

唇峰　人中　丘比特弓
上唇皮肤区
人中嵴
口周区
唇弓尖牙区
唇结节（唇珠）
移行部
上口点
唇缘
口角，口联合
口裂
上唇
下口点
下唇
唇缘
干湿唇交界
下唇皮肤区
颏唇沟
颏脂肪室

1.6.2 测量*

■ **解剖学和三维分类**（图1.43、图1.44）

唇部被分成不同的解剖学单元，作为对所治疗区域进行明确描述的基础。通过从侧面、上方和下方观

察嘴唇，治疗师可以更好地了解嘴唇的三维形状。这些轮廓形成唇部的框架。

在其内侧区域，上唇有3个结节，可以呈现出不同程度的突出。有些人内侧结节更明显并略微向下；有些人外侧结节比内侧结节更明显。有时，要么只有2个结节，要么结节太扁平，以至于不再明

显。此特征有许多不同的变化，赋予嘴唇独有的特征（Rejuvent, Medical Spa & Surgery 2017）。

上唇的外侧2/3部分由一个平坦的倒置部分组成，在一些患者中显示出明显的向内扁平状态，以至于不可见唇红。在这种情况下，如果要改变唇形以达到协调的效果，则需要一定技巧。

下唇有2个结节，通常比上唇大。在距中心2/3处，下唇向口角变平。如果此处不呈现这种扁平化，则会产生不自然的外观。

人中被认为具有性吸引力，并强化上唇的轮廓。它是在任何治疗中都必须包含的部分（Rejuvent, Medical Spa & Surgery 2017）。

■ 网格

分段描绘（图1.45）

可以使用网格在正面视图中记录长度和比例，从而可以描绘不对称、体积不足和比例失调。注射填充剂会改变唇部的形状、体积和凸度。

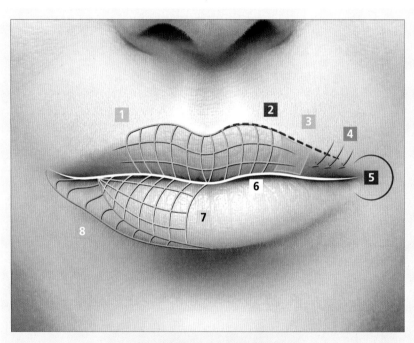

图1.44　这种唇部凸起的三维形状有助于分析唇部体积（Rejuvent, Medical Spa & Surgery 2017）

1. 隆起、凸起、饱满
2. 锋利的边缘
3. 扁平部分
4. 内卷（倒置）部分
5. 角
6. 口裂
7. 隆起（凸起）
8. 脊

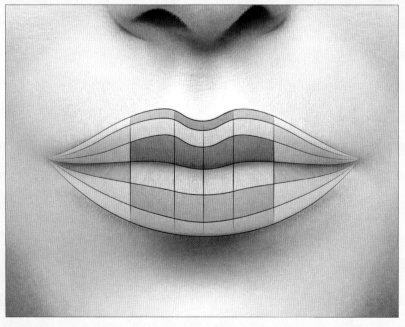

图1.45　该网格允许在两侧准确均匀地绘制唇部体积分布，这有助于治疗师，特别是没有经验的治疗师进行对称注射

---

* 本节中的一系列段落经许可取自D. Brusco尚未发表的作品，题为"牙骨骼对唇部美学的影响"。

象限（图1.46）

唇部分为水平和垂直的4个象限。这种划分双唇的方法是分段方法的简化。

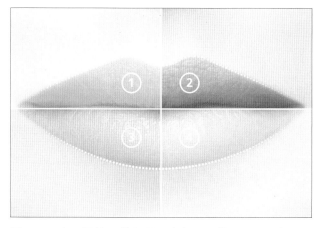

图1.46 象限网格：①上唇，右象限；②上唇，左象限；③下唇，右象限；④下唇，左象限

■ **比例**

使用比例进行描绘（图1.47、图1.48）

考虑面部比例具有重要意义，因为了解这些比例及其相较于彼此的差异对成功治疗的实施具有关键影响。

面部的正面和侧面测量有多种方法。在这里，我们考虑到实际原因从这两个角度决定使用最常用的描绘形式。通过界标对各个区域进行量化，然后使用界标来确定特定比例和角度之间的关系。

描绘和标志

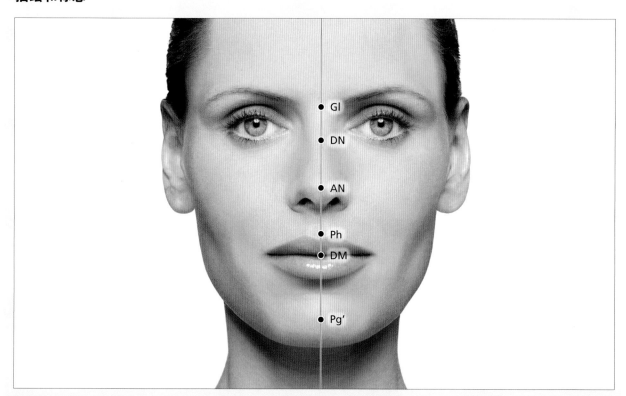

图1.47 眉间（GI）、鼻背（dorsum nasi, DN）、鼻尖（apex nasi, AN）、人中（Ph）和颏前点（Pg'）形成面部中线。牙齿中线（DM）也包括在此线中

描绘和标志

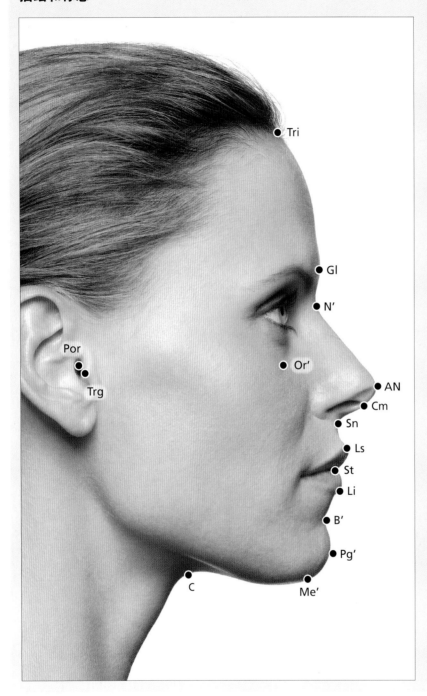

图1.48　侧视图中最常用的面部标志

Tri. 发际线中点

Gl. 眉间

N'. 鼻根（鼻根最深点）

Or'. 眶下点（眶缘曲面的最下点）

AN. 鼻尖

Cm. 鼻小柱

Sn. 鼻下点

Ls. 上唇缘

St. 口点

Li. 下唇缘

B'. 颏唇沟最深点

Pg'. 颏前点

Me'. 颏下点

C. 颈点（颏颈部连接点）

Por. 外耳道上缘中点

Trg. 耳屏（耳屏的上缘顶端被称为
　　　耳屏点，被用于某些测量）

黄金比例（根据A. Swift博士的说法）——根据"黄金分割"的比例（图1.49～图1.53）

　　另一种面部测量方法遵循黄金分割的比例，它是"描述一条线段的分割比例，其中整体与其较长部分的比例等于较长部分与较短部分的比例"（引自

Becker-Wegerich 2016）。

　　这形成了比例为1∶1.6的原则。所有符合这个比例的物体都被认为是协调的或美丽的。无论在中世纪还是现代，艺术品、自然、建筑都应用了1∶1.6的黄金比例。

　　在中欧美容医学中，此比例适用于面部的所有比例，包括嘴唇。在这里，"美学代码"对应于黄金比例，但这个代码在其他文化中可能完全不同，例如，非白人文化中美的代码定义了理想的UL：LL为1：1。这个比例使得嘴巴具有明显的唇部体积，几乎是圆形的，这通常不会出现在皮肤白皙的高加索人中。在考虑选择美容治疗（"整容手术"）时，采用一种在自己的文化圈中并不普遍的美容方案，可能会导致比例不和谐，这将使治疗结果非常突兀，但这是一些患者明确要求的选择。

　　根据黄金分割比例绘制嘴唇是在垂直和水平方向上完成的。两种方法之间的偏差非常小。根据Swift和Remington（2011）的说法，为了呈现完美的唇部比例，人中嵴应该与丘比特弓形峰的中心完全对齐。鼻

宽度应等于眼角内侧的距离。从这些线中，我们可以推导出下唇的内侧部分占整个下唇的2/3，因此是其最大的部分。

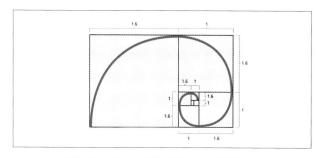

图1.49　根据黄金分割比例绘制蜗牛壳螺旋，产生所谓的黄金或斐波那契螺旋。整体与其较大部分之比等于较大部分与较小部分之比

口腔区域的黄金分割

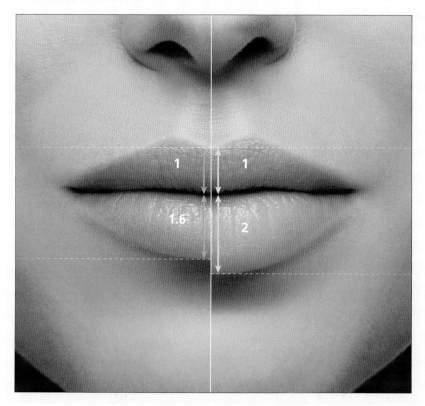

图1.50　丘比特弓，根据黄金分割（1：1.6）比例或1：2的比例绘制唇部

口腔区域的黄金分割（续）

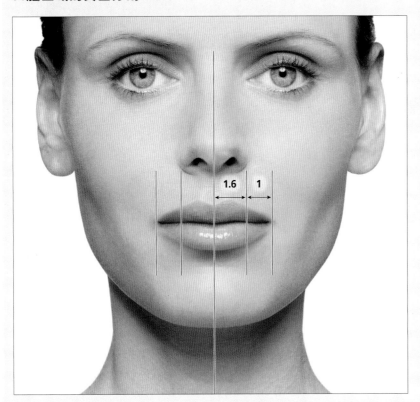

图1.51 根据黄金分割法绘制唇部区域的垂直线（1：1.6）

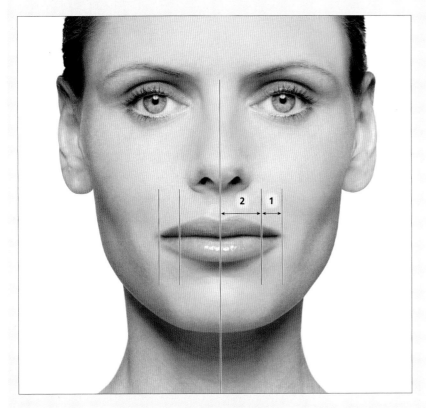

图1.52 根据2：1的比例绘制唇部区域的垂直线

口腔区域的黄金分割（续）

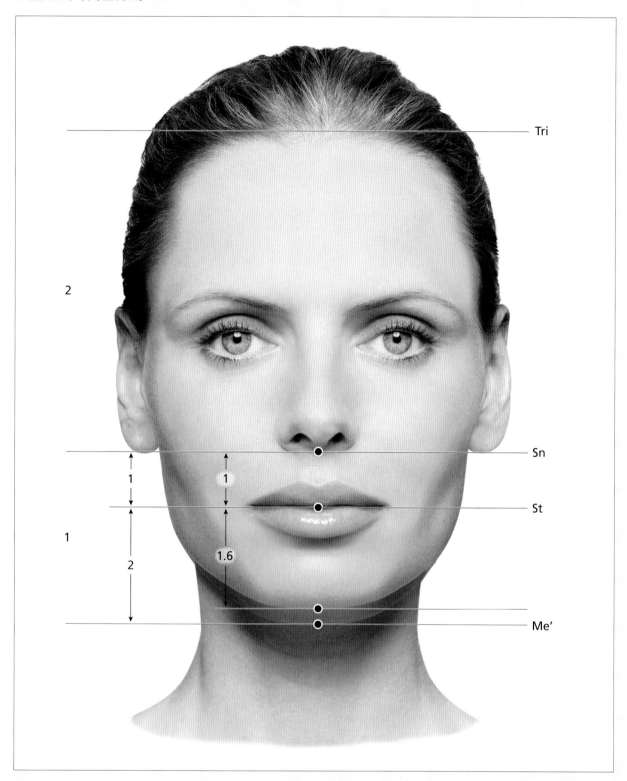

图1.53 根据黄金分割（1∶1.6）比例和1∶2的比例绘制唇部区域的水平线（Tri. 发迹线中点；Sn. 鼻下点；St. 口点；Me'. 颏下点）

用于衡量黄金分割的工具

治疗师可以使用卡尺来评估嘴唇比例（图1.54）。从而确定偏离理想比例的程度，以及可以用HA修饰哪些区域以均衡比例（图1.55~图1.58）。

卡尺的工作方式类似于计算尺：使用卡尺较小的一端测量长度（例如上唇=1）；较大的一端相应地张开，从而使小端开口和大端开口比为1：1.6。然后将该开口保持在其对应物上（下唇=1.6）。通过这样做，您可以立即看到下唇和上唇是否处于基于黄金分割的理想比例。该仪器还非常适合测量面部的其他区域。

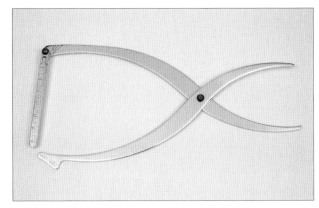

图1.54　用于根据A. Swift测量比例的卡尺：1：1.6或1.6：1

使用卡尺测量比例

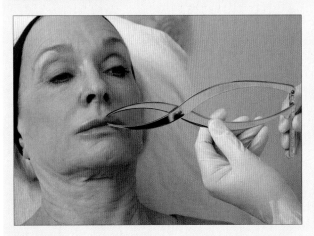

图1.55　用卡尺的小端进行固定，上半部分靠在唇红的上缘，下半部分靠在嘴唇的开口处

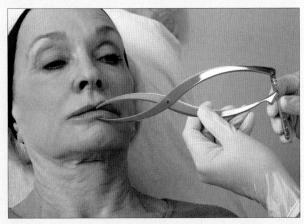

图1.56　下唇采用了类似测量上唇的程序。根据1：1.6的比例，可以在卡尺大端的量规上读取所需的下唇尺寸。这样可以准确地识别和消除差异

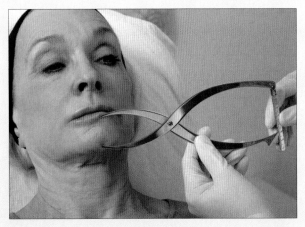

图1.57　这种方法也可以用来测量和评估整个唇部区域的比例。如图，下巴长度为4.8cm

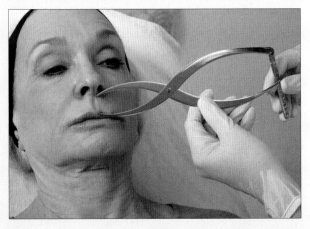

图1.58　结论：该患者的上颌骨与下颌骨的比例符合黄金分割标准

1.6.3 Daniel Brusco标记（图1.59）

为了提供更完整的视角，我们还纳入了瑞士苏黎世的颌面外科医生Daniel Brusco的理想轮廓比例方法，他很乐意与我们分享他的发现。

■ **理想轮廓**

侧视图

当以严格的侧视图进行拍摄时，如果上唇（上唇缘，Ls）、下唇（下唇缘，Li）和下巴（颏前点，Pg'）的最前点位于上方，我们会认为轮廓是协调的。从鼻尖（鼻突点，Pn）和鼻翼缘（alare，Ala）之间的中点至颏前点截取的一条线，与鼻尖形成82°~86°的角（在男性中，角度可能为90°）。在这种情况下，双唇应该闭合且完全放松，同时唇颏足够柔软（没有锐线或真正的皱纹）。

正视图

在正视图中，如果满足三分法则，则被认为符合面部前部高度美学。根据这个原则：

当嘴唇闭合时，鼻中隔附着点（鼻下点，Sn）和口裂（口点，St）之间的距离为从口裂（嘴唇闭合）到颏下点距离的一半（软组织颏，Gn'）。双唇微微张开时，前牙切缘仍应清晰可见（2~4mm），而牙龈边缘应仅在双唇全开大笑时才可见（1~2mm）。在进行复杂的上颌和整形外科手术时，需考虑到这些要点，以获得自然且美观的面部外观。

■ **与理想轮廓的偏差**

要记住，口周区域的软组织是由下面的牙齿骨骼结构支撑的，这些结构的形状因人而异，口周软组织的外观也会发生相应的变化。在决定采取哪种治疗策略时需要对这些差异具备了解和正确认识。

在某些解剖条件下，使用真皮填充剂治疗不足以达到协调的效果（作者的治疗建议）（图1.60~图1.64）。

1

根据Brusco的理想轮廓比例

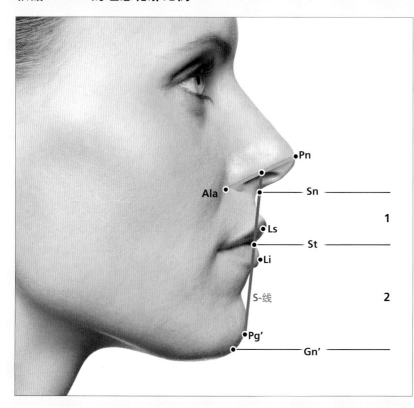

图1.59 最常用的标志和描绘线（图1.48），仅限于嘴巴区域，另外有两条线可以更好地表示与唇部和颏部标准的偏差（modified from Brusco et al. 2013）

Pn. 鼻突点
Ala. 鼻翼缘
Sn. 鼻下点
Ls. 上唇缘
St. 口点
Li. 下唇缘
Pg'. 颏前点
Gn'. 软组织颏

牙齿骨骼及口周软组织的变化

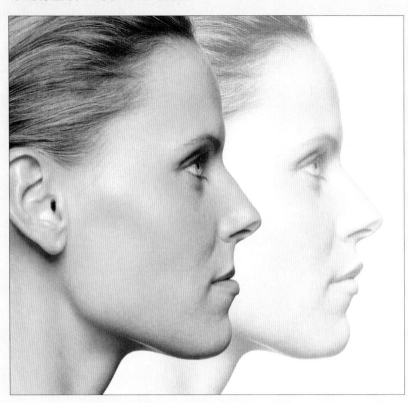

上颌后缩

图1.60　例如，如果上颌骨相对于下颌骨或面部平面太靠后，这会导致整体上唇"下垂"甚至倒置，鼻唇角变宽，唇形变差，唇红外翻不足。在前视图中，上唇薄，丘比特弓支撑不足，人中较窄或较不明显。鼻旁区域扁平，鼻唇沟普遍存在，即使患者年轻时也是如此。该情况也可能由垂直的（或在极端情况下，甚至是向舌侧倾斜或后倾的）上颌前牙引起，这种类型的上颌前牙常需要进行正畸治疗，通过拔除两颗前磨牙调整牙列过度拥挤的情况

→如图患者，可以在上唇和上唇皮肤部分使用真皮填充剂来进行改善。如果原因是牙齿移位/对齐不良，则可以通过纠正这种移位的措施来进行改善

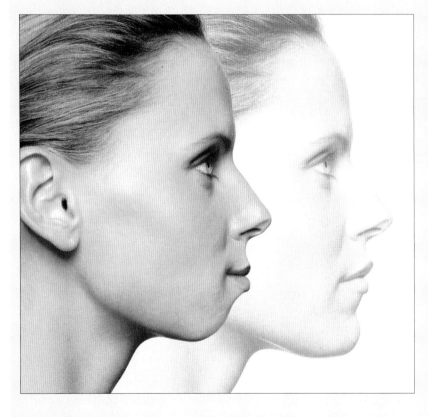

下颌后缩，下唇外翻

图1.61　如果下颌骨太靠后，下巴后缩使下唇过度外翻，产生负唇形，而颏唇沟往往更深，甚至形成纹路。如果下颌前牙与上颌牙没有接触，或者产生下唇回缩的间隙，也会造成这种情况

在正视图中，嘴唇的松弛闭合通常是不可能的，在患者用力时伴随着相应的唇缘起皱（口轮匝肌的激活）和颏部皮肤回缩，称为鹅卵石样下颏（颏肌过度活跃）

→在这里进行上唇区域的轻微改善是可行的。鼻子和嘴唇之间的曲线可以通过增加鼻下容量来稍微拉直。使用填充剂无法协调后缩的颏部

牙齿骨骼及口周软组织的变化（续）

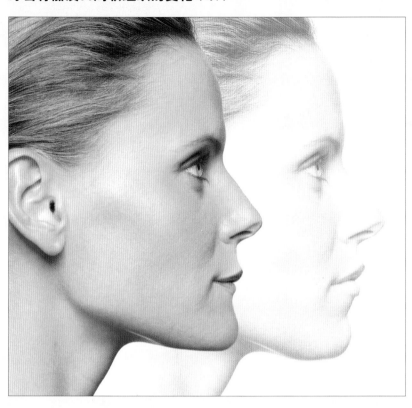

下颌前突

图1.62 下颌的过分前突，会给人以上唇较薄、颏唇沟平坦甚至消失的印象，有时，颏部会明显突出

一般来说，下颌切牙为了尽可能地与上颌保持咬合而导致其在牙槽突内向后倾斜，从而不能为下唇提供足够的支撑

→可按适当比例调整上/下唇的容积，并少量填充颏唇沟，以在视觉上减轻颏部突出的现象

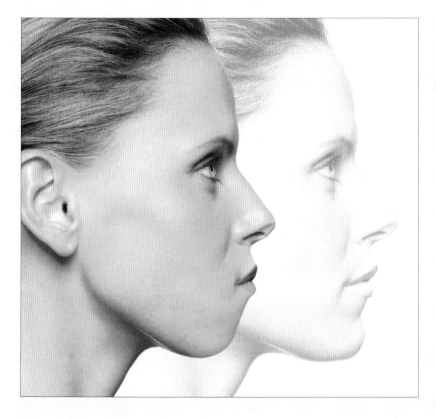

面中部高度过高

图1.63 如果现有的软组织容量相对于深层的骨骼不足，面中部高度过高就会导致唇部被迫闭合和上面描述的症状。下颌缘走行较陡峭且变得不清晰

从正面观，经常会出现"露龈笑"（微笑时甚至静息时牙龈过分暴露）

→在这种情况下，唇部填充的效果就不甚理想，因为颏部后缩过于严重，只能通过填充使上唇微微前突来改善

牙齿骨骼及口周软组织的变化（续）

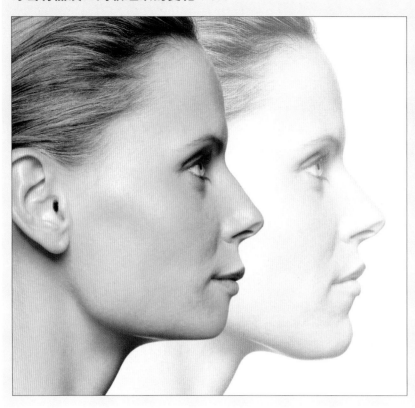

垂直尺寸缺失

图1.64　相反，垂直尺寸的缺失会导致软组织受压，并趋向于"鸭嘴"样。在这种情况下，遵循三分法则要困难得多。下颌骨边缘趋于突出，导致面部短胖

→使用真皮填充剂只能进行有限的改善。即使行人中或上唇的皮肤部分填充，也无法获得满意的结果

1.6.4　面部表情和动作分析

　　唇部的形态因面部表情所涉及的肌肉运动而改变。动态评估揭示了嘴唇在运动过程中的表现：例如，微笑时嘴唇的运动可能会暴露牙龈（露齿微笑）或遮住牙齿（不露齿微笑）——这取决于衰老程度、口腔和解剖结构条件。治疗后，建议通过做面部表情检查材料在唇部的表现。在这种情况下，我们建议保留照片记录。

　　在丰唇注射后，由于唇部血管受损，常常会出现不规则的形态，因此，让患者微笑并说"茄子"，以检查不规则是由于外伤性肿胀引起的还是由于填充剂不均匀引起的，后者会在做面部表情拉伸嘴唇时表现为一个小的、凸起的团块。

　　厚度和可塑性可以通过涉及唇部的各种表情来分析（图1.65～图1.71）。在患者首次就诊时，使用完整的照片记录（见第3.2节）获得治疗前状态的可靠证据。任何特定的唇部特征，例如色素紊乱、疱疹、瘢痕、唇部漂色或文身也应该在特写照片中清楚地被记录下来。下图展示了一些可用于分析的示例。

提示

分析中包含的面部表情越多，就能越好地识别与分析及治疗相关的细节。但是，必须注意确保在随后的每次随访中以相同的顺序拍摄相同的细节照片。

富有表现力的唇形

■ 微笑

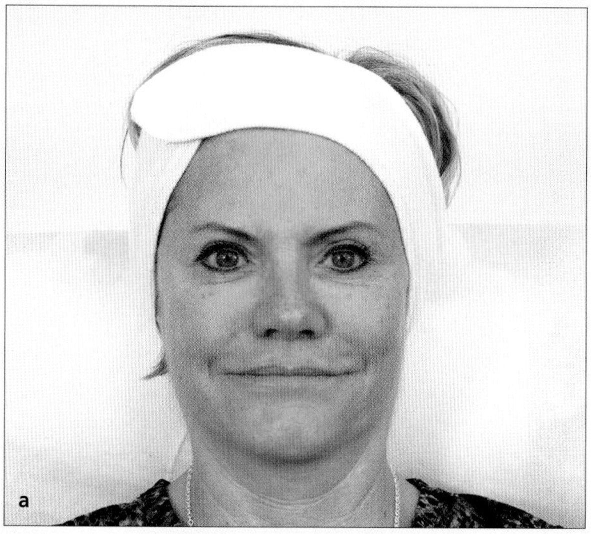

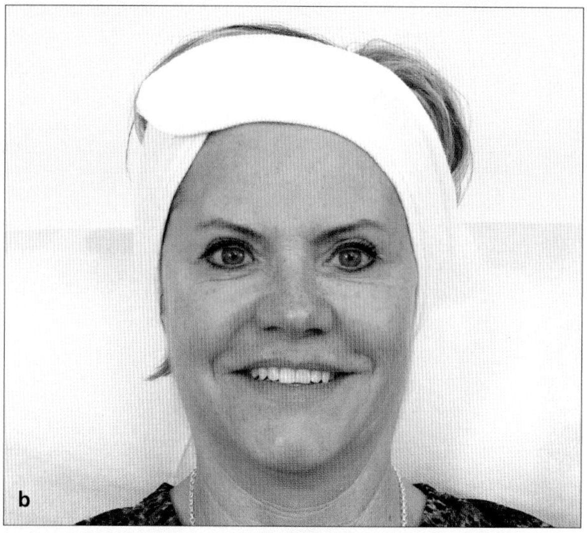

图1.65 a. 闭着嘴微笑会使嘴唇变薄，而使嘴角处的线条变得明显。b. 张开嘴微笑会使嘴唇变得更薄，并露出牙齿

当一个人微笑时，嘴巴会变大，由于口轮匝肌的拉伸导致嘴唇变薄，嘴角上扬。牙齿和牙龈的可见程度、嘴唇的宽度，以及上下唇比例（UL：LL）都是在进行任何治疗之前需要特别考虑的方面。在这方面，尊重和协调所涉及的各种比例也很重要。在将HA注射到患者嘴唇后，微笑时会立即显现出不对称的注射物，而任何由受损血管引起的轻微内部出血都会变平。通过要求患者微笑，治疗师可以检查不对称情况是由于材料不均匀引起的还是由于血肿引起的肿胀造成的

■ 下拉嘴角

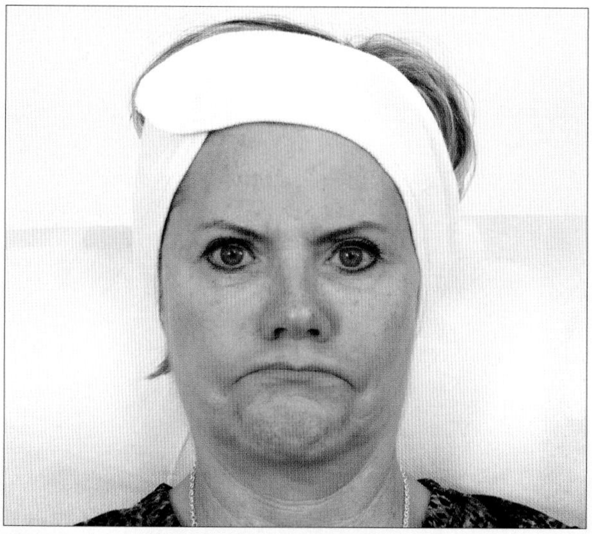

图1.66 要求患者下拉嘴角可以评估降口角肌的活动。在老年患者中，这会显示出口周阴影、下垂的口角和颏部的皱纹

■ 下巴呈鹅卵石样外观

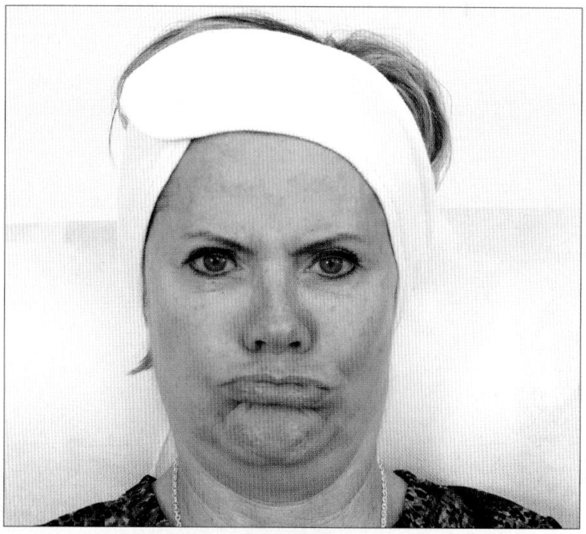

图1.67 要求患者做出噘嘴动作并拉紧下颏会紧张颏肌，使颏部褶皱更加明显。鹅卵石样下颏更常见于亚洲患者。在这种情况下，肉毒毒素治疗比HA治疗更可取，因为它可以放松并因此“拉长”下颏

1

富有表现力的唇形（续）

■ 放松唇部

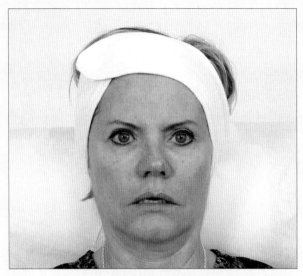

图1.68 患者张开且放松的唇部正视图清楚地显示了嘴唇的特殊特征，例如色素紊乱、疱疹、瘢痕和文身，然后可以使用特写照片记录这些内容。当张开和放松嘴巴时，嘴角下垂可能是负面情绪的表达。由于脸颊脂肪过多或皮肤失去弹性，老年患者尤其会出现嘴角下垂的情况

■ 说话

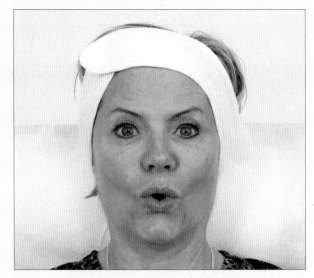

图1.69 当患者说话、唱歌或打哈欠时，嘴唇张开，比微笑时更放松。说话时会出现口周线条和阴影。治疗后嘴唇运动的方式也可以通过要求患者说话来评估

■ 说"茄子"

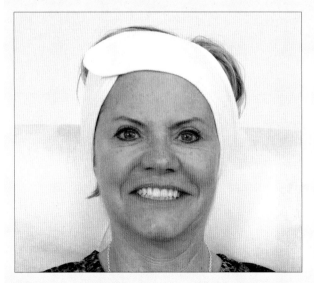

图1.70 当要求患者说"茄子"时，嘴唇会收紧并变薄。这是检查治疗后材料是否分布均匀，或是否产生任何不对称或结节的非常好的方法

■ 噘起嘴唇

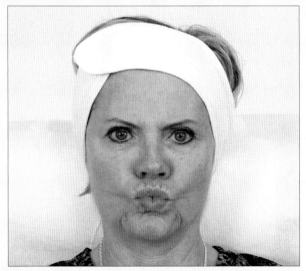

图1.71 当要求患者噘起嘴唇时，口轮匝肌收缩，将嘴唇拉到一起。由此产生的口周细纹和皱纹的可见性清楚地揭示了衰老过程的进展程度。在细小的口周"涟漪"和围绕下唇的明显阴影之间有许多可能的中间阶段

1.6.5 触诊

通过触诊嘴唇（图1.72、图1.73），治疗师可以感觉到嘴唇的状况并评估以下特征：

- 温度。
- 湿度。
- 表面一致性。
- 肿胀度。

- 瘢痕。
- 疼痛。
- 容量。
- 节点、硬结。

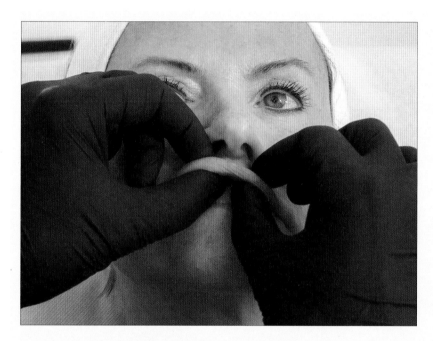

图1.72 在规划最佳唇部治疗时，通过触诊上下唇进行分析很重要。例如，任何结节和瘢痕都是先前治疗和受伤的指标，这可能会使治疗复杂化

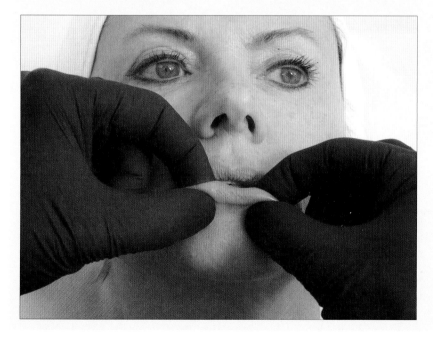

图1.73 年轻、紧实、光滑的嘴唇比皮肤松弛、脆弱、开裂或起皱的嘴唇更容易进行治疗

1.7 Merz量表

这些图片（经法兰克福Merz Pharmaceuticals GmbH许可转载）展示了嘴唇的各个方面。每个五点量表显示5个程度的变化。量表有助于治疗师评估基线状态及各种潜在的治疗方案。1分代表完整的唇部状态，通常只需要进行预防性治疗。然后，该量表展示2～5分的唇部状态，其中5分代表变化最严重的状态。

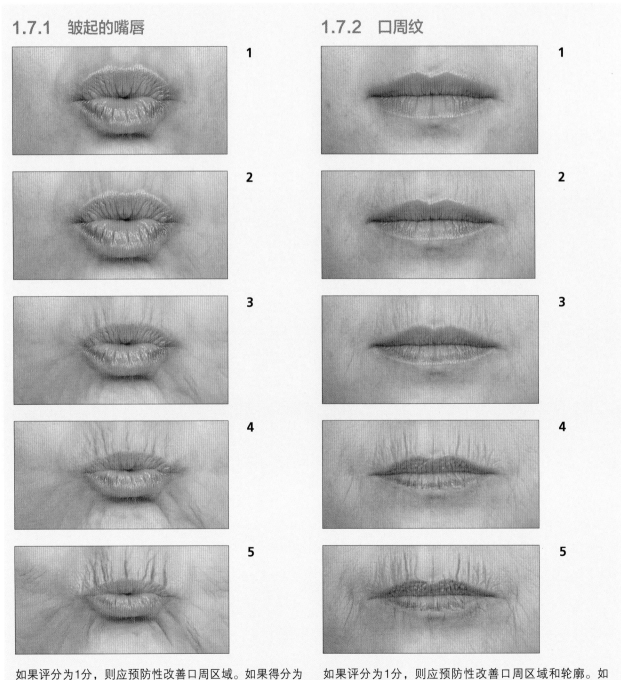

1.7.1 皱起的嘴唇

1.7.2 口周纹

如果评分为1分，则应预防性改善口周区域。如果得分为2分或3分，则有望获得良好的治疗效果：嘴唇下方的口周阴影应该通过增加容量来进行治疗。如果得分为4分或5分，则通常需要进行多次连续的治疗，尽管治疗可能不会100%成功。

如果评分为1分，则应预防性改善口周区域和轮廓。如果得分为2分或3分，则可预期良好的治疗结果。然而，如果得分为4分或5分，则通常需要进行多次连续的治疗，尽管治疗可能不会100%成功。

1.7.3　口角

1.7.4　鼻唇沟

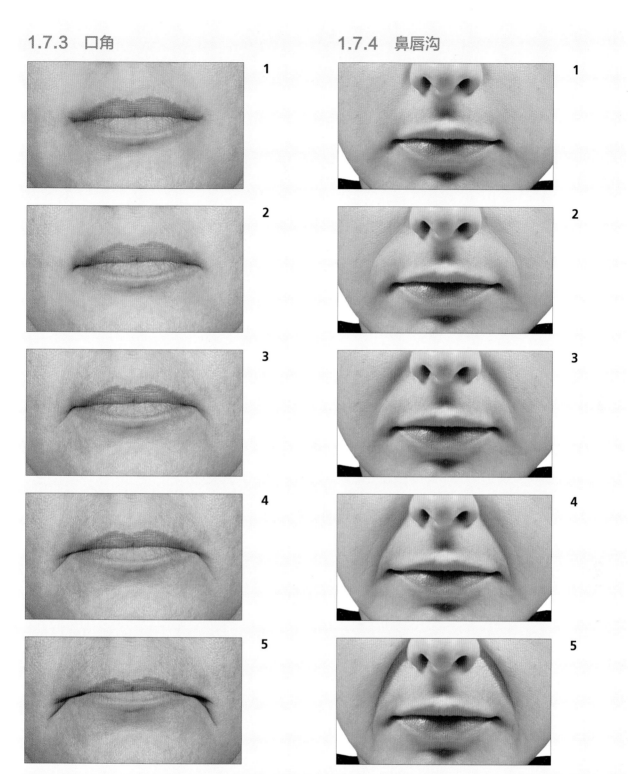

如果得分为2~3分，则治疗后可能会有很大程度的改善。如果得分为5分，则需要采取更具挑战性的治疗技术。在这个阶段，可能不会完全纠正下垂的口角。

由于鼻唇沟始终是口部整体的一部分，因此将它们包括在任何唇部治疗中都很重要。如果评分为2~4分，则使用锐针或钝针进行治疗都可以获得非常好的治疗效果。但是，如果得分为5分，则应结合使用几种治疗技术。此外，如果基线评分为4分或5分，则不太可能完全矫正鼻唇沟。

1.7.5　木偶纹

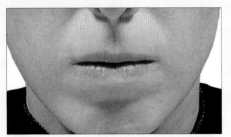 1

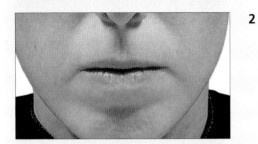 2

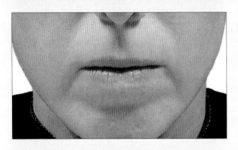 3

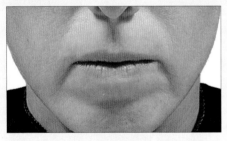 4

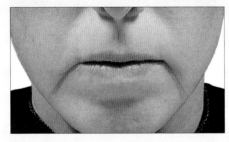 5

1.7.6　唇部容量

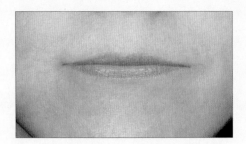 1

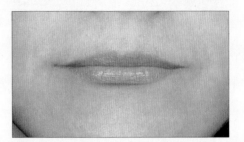 2

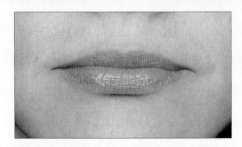 3

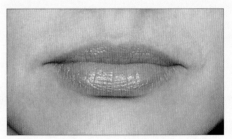 4

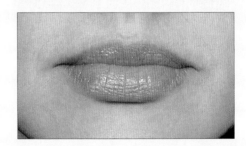 5

如果得分为2～3分，则治疗后可能会有很大程度的改善。但如果得分为5分，则需要采取更具挑战性的治疗技术。在这个阶段，可能不会完全纠正木偶纹。

对于年轻的唇部，治疗目标将比萎缩的、衰老的唇部更容易实现。治疗的主要目的是通过改变形状和增加容量来美化唇部。治疗应参考唇部原始形态，治疗结果应使唇部和谐地融入面部。

2 咨询

2 咨询

咨询有一个开头和一个目标。"自然美是终极目标"（Swift 2017）。达到这个目标需要系统性方法。本章介绍了咨询中涉及的各个步骤，虽然可能有一些细微的变化。

与所有的医疗咨询一样，病史在任何填充治疗中都占据最重要的位置。然而，与标准的医疗方案不同，患者要求治疗的动机不受美容治疗目标的影响。因此，对治疗能力的要求较少，而对治疗师的咨询、技术和审美能力的要求更高。目的是使患者的期望与治疗的可行性保持一致，并与患者进行充分的沟通，探讨治疗细节的可能性与局限性。

我们建议在咨询中包括以下方面：

（1）患者的期望。
（2）患者的病史和检查。
（3）禁忌证。
（4）分析。
（5）检查结果。
（6）建档。
（7）咨询和信息会议。
（8）预算。
（9）治疗计划。

2.1 治疗计划

2.1.1 动机

一个人对改变外表的渴望通常与内心的情感事件有关。所有踏上美容之旅的患者都有一个共同点：他们想要改变困扰自己的一个方面。然而，不同患者之间的需求范围是很宽泛的。有的患者期望轻微改变，也有的患者渴望成为另外一个人，痴迷于不断美化自己的外表，并且期望每个阶段都有变化。

在询问患者的期望时，了解他们的需求和动机非常重要。尽管网上的照片可以帮助他们确认大致的方向，但不应该把照片当作复制的模型。询问患者的种族和文化理念也很重要，比如，在俄罗斯理想的上唇与下唇比例（UL∶LL）是1∶1；而在南美洲，流行的比例是2/3∶1/3；而在欧洲则相反，适用的比例是1/3∶2/3。

如果患者的美容目的是替代一些缺点，那么满足患者期望是非常困难的。也可能向治疗成瘾（美容神经症）趋势发展。

人们最普遍的动机是对自己的外表不满意。这种不满意可能是他们不喜欢自己的外表，也可能是由于年龄增长或者时尚潮流的影响。与几年前相比，如今的患者更清楚自己想要改变的内容。患者接受唇部年轻化和美化的医学治疗以达到自然美观的效果。然而，这种期望往往会不切实际，有时由于患者的年龄或唇形等因素影响而无法实现（见第1.6.3节）。

提示

术语躯体变形障碍或**身体变形**（也称为躯体畸形恐惧症）描述了一种具有多种心理原因的自我感知受损状态。患有躯体变形障碍的人经常将自己与网络或媒体上的人进行比较。他们对丑的恐惧和错觉，加上对美的高度敏感和期望（Thess 2010），使得他们对治疗效果始终不满意，不断更换治疗师。治疗师收集的患者信息越准确，患者治疗的动机就越清晰。

此外，保留详细的记录很重要，包括术前术后对比照片，以证明治疗后发生的变化（Thess 2020）。

注意事项

填充剂引起的解剖结构变化：基线解剖参数会限制治疗空间（Tejuvent, Medical Spa & Srugery 2017）。为达到自然的效果，并非总是把薄嘴唇变成丰满的嘴唇（图2.1）。若没有足够的空间给到填充剂，会导致嘴唇向外凸起，产生"鸭嘴"样外观。

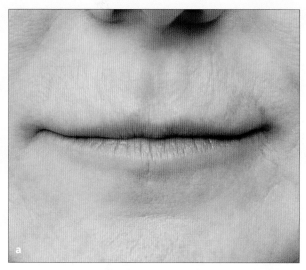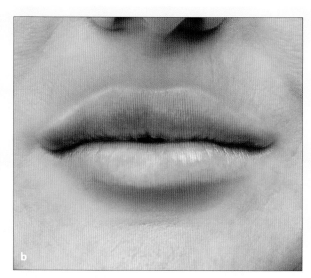

图2.1 同一女性患者的嘴唇。a. 薄唇。b. 丰满的嘴唇

2.1.2 时尚和趋势

在2020年时，我们不断被社交媒体图像、广告或模特等名人形式的美化或自我优化形式冲击。很多人受到潮流趋势的影响，希望改变他们嘴唇的外观。

例如，在欧洲的年轻女性中很流行极度丰满的"蜂蜇"唇，有时也被称为"橡皮唇"（图2.2）。而在亚洲，患者趋向于使用手术联合填充增容的方法将嘴唇改变成心形（图2.3 with the kind permission of Dr. Apple, Thailand, @www.doctorappleclinic.com）。

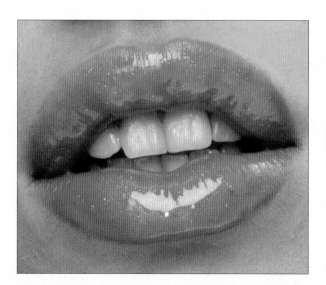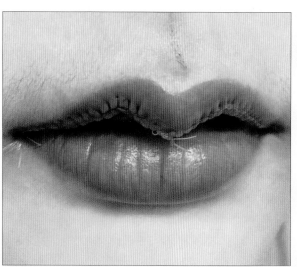

图2.2 时尚流行的"蜂蜇"唇（有时也称为"橡皮唇"）

图2.3 时尚流行的心形唇（@www.doctorappleclinic.com）

2.1.3 年轻化

在老年患者中，经常会发生达不到期望效果的情况。这时给患者一面镜子，探讨治疗细节的可能性和局限性，证明治疗的可行性与患者从中期望获得效果的差异。

2.1.4　注射量和预算

　　一些以前未曾治疗过的患者将需要多次治疗和更大量的注射。在大多数的情况下，单独治疗嘴唇不足以优化整体外观。例如，有针对性的丰唇往往与唇周区域治疗相结合。

　　患者的经济条件常常限制达到最佳治疗效果。如果患者的预算不能够完成最佳治疗，治疗师应限定一个期望的治疗区域，使用可用量的透明质酸（HA）做治疗。这样治疗后，患者会看到明显的治疗效果，如果治疗师将可用的透明质酸进行多个区域分散铺开，患者就看不到明显的治疗效果。

2.2　病史与检查

　　询问患者病史并在唇部治疗前进行检查，内容应包括评估患者皮肤完整性，以及患者的审美、基础状况和生活习惯。还应包括患者特定种族、文化和性别特征。在确定HA治疗的适应证和禁忌证时，询问病史是必不可少的。应在调查问卷中调查和记录以下几点：

- 与年龄相关的变化。
- 皮肤结构。
- 既往医疗美容治疗。
- 外科手术史。
- 用药史。
- 既往感染。
- 伤口延迟愈合。
- 瘢痕疙瘩。
- 不耐受和过敏。
- 自身免疫性疾病。
- 代谢紊乱。
- 甲状腺疾病。
- 凝血功能异常（出血倾向）。
- 妊娠。
- 生活习惯。

2.3　禁忌证

2.3.1　复杂的基础情况

　　以下代表基础状态中的复杂因素：

- 嘴唇老化。
- 嘴唇不对称。
- 嘴唇干燥。
- 有治疗史的嘴唇。
- 瘢痕嘴唇（长时间化妆、疱疹）。

2.3.2　相对禁忌证

　　如果有如下诊断或情况，则任何注射治疗都应由治疗师决定：

- 免疫抑制患者。
- 18岁以下的儿童和青少年（仅在特殊情况下）。
- 瘢痕疙瘩的处理。
- 使用非甾体类抗炎药物。
- 结缔组织疾病。
- 薄且萎缩的皮肤。
- 结节病。
- 抗凝药物（确保在治疗前准确定时停药）和/或凝血功能障碍。
- 现有的自身免疫性疾病（应根据具体情况做出决定，见第2.3.4节，需要特殊监测）。
- 肉芽肿性炎症。
- 近期有过磨削、激光治疗或化学剥脱治疗史。
- 患有链球菌引起的疾病（例如复发性扁桃体炎）。

2.3.3　一般禁忌证

　　治疗师应仔细阅读真皮填充剂的产品说明书，以便熟悉特定产品适用的禁忌证。一般而言，以下情况禁止使用任何HA真皮填充剂进行治疗：

- 既往注射非吸收性材料或来源不明的材料。
- 既往注射填充剂出现并发症。
- 口角皲裂、裂口、伤口或炎症。
- 妊娠期。

- 6个月内有过面部手术史。
- 瘢痕增生。
- 急性感染。
- 唇部发炎和裂开。
- 口周痤疮。
- 急性疱疹感染。
- 出血。

2.3.4 疾病相关禁忌证

以下自身免疫性疾病患者需要进行唇部治疗的案例分析决定，如进行此类治疗，则需要进行医学观察和检测：

- 大疱性类天疱疮。
- Churg–Strauss综合征。
- 溃疡性结肠炎。
- 疱疹样皮炎（杜林病）。
- 皮肌萎缩症。
- 大疱性表皮松解症。
- 特发性血小板减少性紫癜。
- 红斑狼疮。
- 克罗恩病。
- 红斑天疱疮。
- 天疱疮。
- 寻常型天疱疮。
- 复发性多软骨炎。
- 银屑病。
- 过敏性紫癜。
- 风湿热。
- 类风湿性关节炎。
- 巨细胞动脉炎。

知识点

- 填充剂在体内保持时间更长与甲状腺功能减退症有关。
- 填充剂在体内保持时间较短与甲状腺功能亢进有关。
- 外源性激素对HA分解的影响尚不清楚。

2.4 分析与发现

使用多种分析技术（见第1.6节）来准确记录治疗唇部的状态和产生的精确结果。分析越到位，检查结果和预期治疗效果就越可靠和清晰。在此基础上，并参考病史记录中的信息，治疗师判断是否有阻碍HA治疗的情况。这些数据构成患者文档资料记录的一部分。

2.5 文档

完整的患者文档资料包括记录的病史、照片、患者信息表、知情同意书和治疗表（见第3.1节）。提供全面的信息，说明治疗风险、替代方案及任何初始治疗和后续治疗，这些信息需要由患者确认并签名，否则有可能构成人身伤害。

2.6 咨询、信息交流

治疗师不仅要为患者提供咨询和信息，而且有义务这么做。为确保提供良好的治疗方案，考虑到尽可能多的上述因素，需要制定一个基线参数，并在信息交流时尽可能详细地向患者传达所有信息。

如果要进行唇部注射治疗，建议向患者索取其早些年拍摄的照片。一旦评估了患者的要求和治疗目标的可行性，客观地记录基线结果，并在治疗本上记录唇部的状态，包括所有参数，治疗目标达成一致后就应以书面形式记录下来。

在咨询过程中与患者探讨主观因素影响，在此基础上达成治疗目标。应明确告知患者需求与治疗目标之间的差距。

特别是如果患者的审美偏激且受时尚驱动，那么治疗师往往需要将患者的期望拉回到实际治疗效果中来。需要用一种循序渐进的、温和的方法跟患者达成共识，使患者尽可能接受看起来自然的治疗效果。

初次治疗过程总是非常耗时的，因为初始分析、记录、咨询和治疗计划比任何后续治疗所涉及的准备工作都需要花更多的时间。此外，患者第一次治疗时更加焦虑，这就需要使用一种共情的、缓和的沟通模式。

2.7　预算

明确治疗费用预算是获得最佳治疗效果的关键先决条件。例如，如果患者无法支付第一阶段的治疗费用，治疗师将通过提出分阶段治疗的计划来建立信任，让患者有时间和信心将所需的治疗费用分成几个部分支付。另一方面提高了患者的忠诚度。此外，如果需要大面积的填充，通过逐渐增容可以达到更好的治疗效果。

在计算治疗费用时需要考虑多种影响因素。国家经济状况是决定性因素：如果一个人在瑞士这样的国家生活和工作，当地生产的商品和提供的服务成本很高，反之则生活成本更低。其他因素包括地区情况（人口流动性、所在地区人均收入）、成交价格和竞争报价，以及治疗师的特定因素（技能和经验/地位、动机、公司理念、独特的卖点、业务目标）。这些因素都直接影响治疗费用预算，在确定价格之前应进行彻底分析。

另一个关键点是治疗师的动机：是对美学的热情，是为了让患者快乐促使治疗师无压力地满足其任何需求，还是更关注经济方面，例如"赚快钱"？请记住，一方面不一定排除另一方面。上述所有因素都应考虑在内，一旦制定了计划，治疗师应结合这些因素完成特定的治疗目标。

一种简单的方法是在互联网上搜索可以识别的各种竞争产品的价格，然后将自己的成本考虑在内，设定一个保证利润的基本价格，允许有一定上下调动的空间。

建议提前准备一份价目表，该价目表向患者传递一种透明度，并以此作为治疗方案的依据。定价时应考虑一定的余地，例如，提供一个超过2.0mL HA使用量时的优惠价格。

2.8　治疗计划

治疗计划应包括技术和产品的精确细节，以及使用多少剂量。

治疗计划不只是包括一次治疗，因为对于HA填充治疗的患者需要反复多次填充以获得长期的良好效果。对于有多个治疗部位的患者，不应一次性完成全部的治疗，而应通过连续的分次治疗，减少不适症状。

一个治疗计划就确定了多长时间应进行维持治疗，延迟或分阶段改善口周区域，以防止产生与年龄相关的老化。为此，应制订行动计划、时间表和具有预期效果的成本计划。时间可能会延长1~2年。

对于患者而言，治疗计划的优势在于他们可以准确地了解治疗目标、所涉及的治疗费用，以及治疗所需的时间。这让患者知道他们正得到可控的照顾，并指向更长期的治疗目标。

在治疗计划过程中应明确以下几点（Sattler & Sommer 2015）：

- 预期效果是什么？
- 多久能看见效果？
- 有哪些经济手段？
- 效果维持多久？
- 患者有哪种不适症状和不便之处？

2.8.1　使用案例展示唇部治疗计划

在案例中（图2.4~图2.13），我们展示了建立在多个连续治疗基础上的最佳治疗方案。请记住，这是专门为这位女性患者量身定制的治疗方案，而不是应用于任何患者的公式模式。先决条件是有足够的预算和患者配合治疗的意愿。

在这种情况下，我们只关注唇部区域，尽管通常情况并非如此。

用于唇部区域的治疗流程总结如下：

- 病史和检查。
- 是否是第一次治疗。
- 治疗期望，例如，年轻化和美化。
- 有限/充足的预算。
- 治疗计划：
  - 在第一次交流讨论时熟悉。
  - 首先考虑年轻化。
  - 唇部区域逐渐构建。
  - 设定治疗周期。

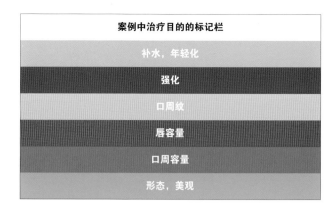

案例中治疗目的的标记栏
补水，年轻化
强化
口周纹
唇容量
口周容量
形态，美观

为期9个月的治疗计划

广泛而持久的治疗需要精确的分析和详细的照片记录。

分析

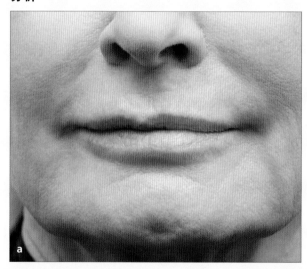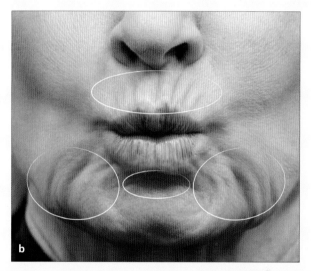

图2.4 一位60岁女性患者的基础情况。a. 口唇放松时，她已经注射过几次填充剂。b. 嘴巴收紧时，口周的肌肉使嘴唇起皱，这会暴露出因为容量缺失而导致的口周阴影

- 轻度萎缩，老年唇
- 唇部不对称
- 嘴唇轮廓不规则
- 下巴明显皱褶
- 人中平坦
- 皮肤干燥（嘴唇和口周区）
- 羊腮下垂
- 嘴角略微下垂

唇部分段映射分析

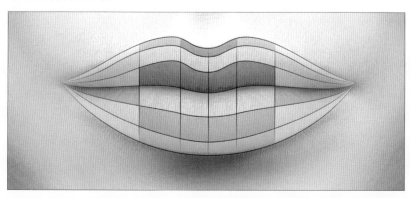

图2.5 使用各种网格线对唇部分段映射有助于确定不规则、不对称或缺陷。网格可以放在患者照片的唇部，揭示问题区域及需要的潜在治疗。网格提供的参考，允许根据患者意见确定任何嘴唇美容或改变

2

使用象限进行分析

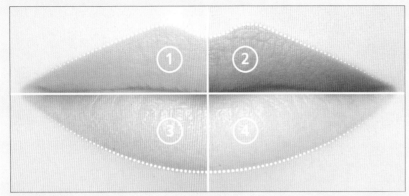

图2.6 象限分区使治疗师确定嘴唇4个部分的比例，即确定这些比例是否正确

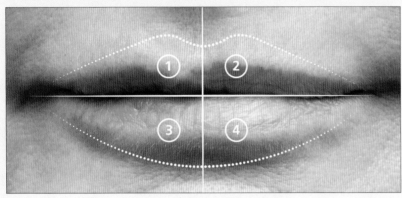

图2.7 使用这种分析可以显示嘴唇的不对称性及丘比特弓右移（从患者的角度）。右上唇更小、更薄，中间更倒置。结节不在中心，而是向右偏移。两个人中嵴被压平，更多地向右侧倾。右侧人中嵴上靠近唇缘还有一个小瘢痕。右下唇比左下唇更不前倾：它扁平、更薄且短。下唇的中央部与丘比特弓的中心平行

治疗计划

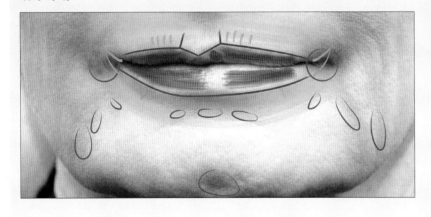

图2.8 嘴唇和口周区域标记了以下适应证的治疗部位：

- 口周区域补水和年轻化
- 对模糊轮廓的重塑和加强
- 平衡不对称
- 增加容量
- 去除下巴的阴影和线条
- 提升嘴角
- 丰唇
- 减少或消除口周纹

对于上唇的不对称，可以通过锐针注射人中来改善。为此，将靠近自然人中右侧的人中嵴内移1.0mm，以实现人中居中的视觉感受。唇珠应在左侧略微突出（0.02mL HA）。平衡之后，右上唇可以与左上唇对称。右下唇可以用0.5mL透明质酸从侧面扩容，方法见第9.6.6节。对于右下唇的容量不足情况，将通过与左下唇对称来调整。嘴唇作为一个整体可以经过多次治疗，以达到对称性的改善。需要至少3次治疗才能达到年轻化改变，第一阶段的治疗为后续治疗提供基础。

第一阶段：第1个月月初

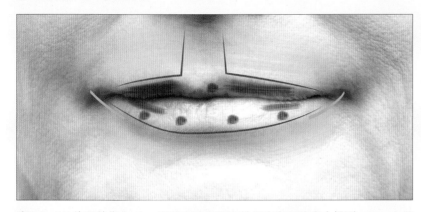

图2.9

– 口周区域年轻化和补水
– 轮廓加强
– 人中形态平衡
– 容量填充
– 口角微提升
– 唇部加宽

表2.1 HA体积单位为mL。所用产品名称和批号在实际治疗中提到。UL. 上唇；LL. 下唇；PU. 上唇唇周；PL. 下唇唇周

治疗	HA产品	UL	LL	PU	PL
轮廓	M	0.3	0.35	—	—
人中	M	0.2	—	—	—
口角	M	—	0.4	—	—
容量	M	0.3	0.3	—	—
唇珠		0.05	—	—	—
年轻化	XS	—	—	0.5	0.5
HA填充剂量（mL）		2.9			

第二阶段：第2个月月初

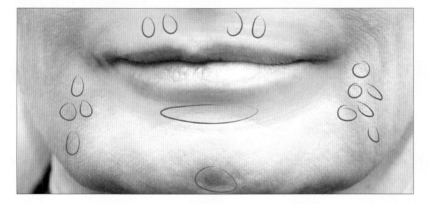

图2.10

– 第二次口周年轻化，补水
– 口周阴影填充（垂直进针）
– 颏部凹槽填充
– 唇周皱褶填充

→第二次年轻化和口周容量增加计划会在第二阶段进行

表2.2 HA体积单位为mL。所用产品的名称和批号会在实际治疗计划中提到。UL. 上唇；LL. 下唇；PU. 上唇唇周；PL. 下唇唇周

治疗	HA产品	UL	LL	PU	PL
年轻化	XS	—	—	0.5	0.5
唇周阴影	M	—	—	0.4	—
木偶纹	M	—	—	0.4	—
丰下巴	M	—	—	0.2	—
HA填充剂量（mL）		2.0			

第三阶段：第3个月中旬（6周后）

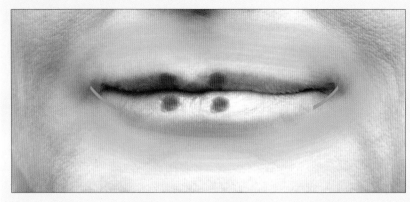

图2.11

- 第三次口周年轻化和补水
- 唇红部增容治疗
- 口角轻微提升

→ **在第三阶段，完成年轻化和强化**

表2.3 HA体积单位为mL。所用产品的名称和批号会在实际治疗计划中提到。UL. 上唇；LL. 下唇；PU. 上唇唇周；PL. 下唇唇周

治疗	HA产品	UL	LL	PU	PL
年轻化	XS	—	—	0.5	0.5
容量	M	0.2	0.2	—	—
口角		—	0.2	—	—
HA填充剂量（mL）		1.6			

第四阶段：第6个月月末

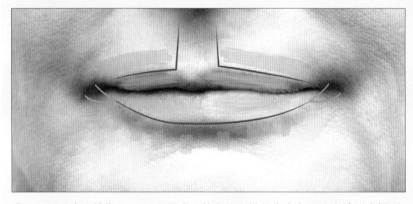

图2.12

- 轮廓和人中的修饰
- 口周纹注射填充剂
- 整个唇红部重塑
- 口角提升

→ **在第四阶段，通过口周有针对性地注射修饰来进一步强化轮廓，干唇部分也进行补水**

表2.4 HA体积单位为mL。所用产品的名称和批号会在实际治疗计划中提到。UL. 上唇；LL. 下唇；PU. 上唇唇周；PL. 下唇唇周

治疗	HA产品	UL	LL	PU	PL
口周纹	XS	0.1	0.1	—	—
人中	M	0.2	—	—	—
轮廓	M	0.4	0.4	—	—
口角	M	—	0.4	—	—
年轻化	XS	0.2	0.2	—	—
HA填充剂量（mL）		2.0			

第五（最后）阶段：第9个月月末/第10个月月初

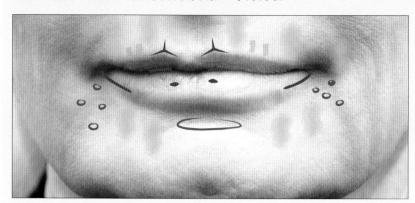

图2.13

- 强化轮廓、人中、干湿唇交界
- 改善放射纹
- 改善木偶纹
- 改善下巴区域
- 口周阴影注射
- 特别部位重塑，口周补水

→ 在第五阶段，需要微小的矫正和
　重塑以完成治疗

2

表2.5 HA体积单位为mL。所用产品的名称和批号会在实际治疗计划中提到。UL. 上唇；LL. 下唇；PU. 上唇唇周；PL. 下唇唇周

治疗	HA产品	UL	LL	PU	PL
口周补水	XS	—	—	0.3	0.3
口周纹	XS	—	—	0.2	0.2
轮廓、人中	M	0.05	0.15	—	—
干湿唇	M	—	—	—	0.2
口周阴影	M	—	—	—	0.4
下巴凹槽	M	—	—	—	0.1
木偶纹	M	—	—	—	0.1
HA剂量（mL）		2.0			

3 文档资料

3　文档资料

3.1　患者资料

在每次治疗之前，治疗师应该与患者进行一次信息交流，期间记录一些基础条件的参数。应说明风险和不良反应，并探讨治疗的可能性与局限性。一旦采集了患者详细的病史，就要记录体格检查结果，并解释讨论治疗程序。所有信息都应以书面形式记录下来，包括问卷、信息表和患者文档资料，并由患者在知情同意书（右侧二维码）中签名。

在每次治疗前后应有治疗师记录治疗过程，并记录产品、编码、适应证、注意事项和任何后续治疗可能出现的不良反应。产品的批号为赔偿保险提供重要证据，表明治疗师没有使用任何违规的产品。这些资料还有预防作用，可在患者产生争议时提供证据。这些争议通常是基于患者对治疗成功的误解。

术前、术后的照片文档提供了患者的基础状态和多次治疗后发生的改变。此外，照片文档可在发生争议时提供保障，例如，患者经常声称注射无效或HA吸收过快。这种说法可以得到澄清，如有必要，可以用照片资料进行反驳。

> **提示**
>
> 文档记录是展示治疗过程的重要辅助手段，从而为治疗师提供法律保障。

Teoxane公司向我们提供了相关文件表格的模板，可以通过此二维码访问，也可以从其他材料制造商处订购。

3.2　照片资料

清晰的含有信息的照片是记录治疗效果的重要方法。首先，这些照片可以用作向患者介绍进一步治疗的一种方式。其次，它们可以在发生纠纷时用作保障

措施。拍摄嘴唇照片时需要确保以下因素：

- 嘴唇没有化妆。
- 患者皮肤干燥清洁。
- 面部放松，表情自然。

第一张照片用作所有后续拍摄的参考图像。因此，拍照时需要非常小心和精确，因为它记录了患者的基础情况。这张参考照片应始终用于治疗过程中的任何后续记录资料。这些照片在照明、裁剪、透视和质量方面应具有可比性，这需要建立一个标准化程序。照片的数据需要通过相机设定好，且不得使用图像处理软件进行更改。为此，应始终以相同的方式设置以下因素：

- 在相机（焦距和照明）、智能手机或平板电脑上设置。
- 照明和光源。
- 患者的坐姿与定位。
- 相机的角度和距离。

3.2.1　相机及设备

可以使用小型相机或反射相机来拍摄照片。我们在这里没有给出任何建议，因为技术在不断变化，以飞快的速度在发展。

需要一个三脚架以确保所有照片都是在同一角度拍摄的。理想情况下，相机应与拍摄物平行对齐。如果从上方或下方进行拍摄，则图像比例会失真。如果不能使用三脚架进行拍摄，相机必须保持静止，要么靠在摄影师身上，要么放在桌子上。基本设备有：

- 三脚架。
- 灰色或蓝色图像背景。
- 照明、闪光灯或准用闪光灯装置。
- 相机。
- 高度可调节的椅子或凳子。

这些拍摄物应始终位于同一个方位。可以在地板或墙壁上做标记来固定这些方位。

最好通过反复调试找到上述参数的最佳设置。应尝试测试相机设置、曝光时间、角度和与面部的距离，以针对个人情况找到最佳设置。这些参数应记录在清单中，并在需要时进行相应调整。许多相机允许将一组特定的设置保存为"自定义设置"（用户设置C1、C2、C3）。如果同一台相机再次用于拍摄照片资料，则只需选择适当的用户设置即可。

3.2.2 使用智能手机和平板电脑拍摄的照片

使用具有高像素的智能手机或者平板电脑可以拍摄非常好的照片。使用这些设备拍照的好处是更容易委托给助手，因为他们通过日常使用可能熟悉这些设备。但是，在使用中仍然需要确保遵循上述标准。目前，使用相机仍然是一种更安全、更可靠的长期制作标准摄影资料的方法。

3.2.3 光照和光源（图3.1~图3.4）

建议选择非阳光直射的房间进行标准化照明。选择朝北的房间，可以遮光的房间最好。每张照片和灯光的设置应该相同。为此，建议使用人工光源。

主光源应从上方或右上方以45°角照射（图3.1~图3.4）。以这种从上方照亮主体的方式能够规避皮肤不规则、线条或阴影。如果用闪光灯或人造光从正面照亮脸部，则图像看起来不立体，皮肤结构不清晰。

此外，不同的灯光设置可以展示不同的阴影；如果强光仅从正面照射面部，则不会产生阴影。例如，在皱纹填充治疗后，把光源打在面部周围，可以让治疗师检查是否已经纠正不规则、线条或阴影。专业摄影资料记录应使用专用闪光灯装置或永久发光二极管（LED）光源。

灯光效果

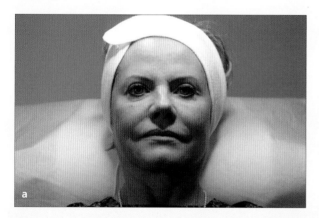 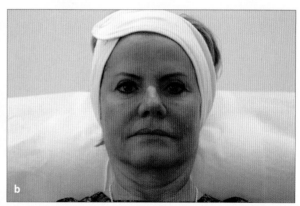

图3.1 光线入射角：与上方成45°角，漫反射天花板的光线入射在识别阴影和雕塑方面起重要作用。在这两种情况下，光线都从上方照射。a. 面部由上方的移动灯光直接照亮，因此主要阴影被照亮了。b. 斜射光从固定的顶灯照射到脸部，这样阴影和皮肤雕塑不容易识别，并且变得模糊

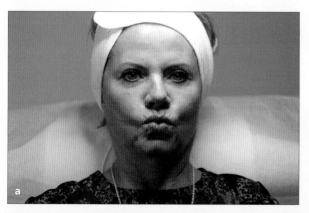 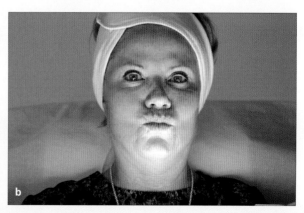

图3.2 a. 来自上方的直射光。b. 来自下方的直射光。不同的照明设置会显示不同的阴影，用强光从正面直接照亮脸部是不会有阴影的

灯光效果（续）

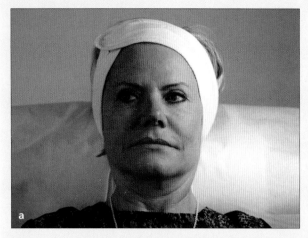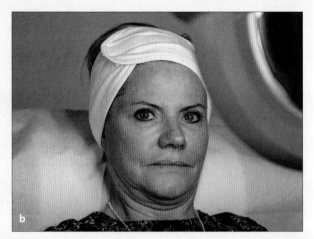

图3.3　a. 当光线从右侧或左侧照亮面部时，阴影会向侧面倾斜，显示垂直方向的投影。b. 当光线直接从前方入射时，很难识别轮廓线、阴影和不规则

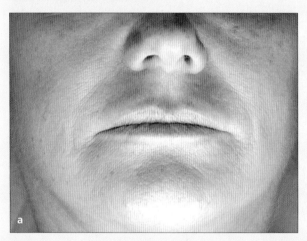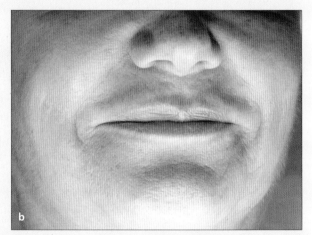

图3.4　a. 如果光线从上方照亮松弛的嘴唇，则可以清楚地显示嘴唇是否均匀注射了填充剂，没有任何凸起或突起。b. 面部表情可以帮助治疗师检查阴影的表现，以及是否出现任何不规则

3.2.4　坐姿与定位

　　患者应端正地坐在椅子上，头正直，下巴不能过于前伸。座椅高度应根据墙上的标记调整，以确保始终在同一高度拍摄头部照片。如果使用照相机，则应将相机置于固定位置的三脚架上，镜头高度与患者视线高度保持一致。如果使用智能手机拍摄，则镜头与患者面部之间的距离应在15～20cm之间（图3.5），一旦确定了这个距离，它应该始终保持不变。应保持拍摄整个头部的图像作为唇部的照片资料，如下所示：

- 头部直立。
- 表情自然。
- 嘴唇闭合。

3.2.5　唇部照片

　　患者拍摄的第一张照片（图3.6～图3.16）是参考图像，用作与后续拍摄记录的治疗效果照片进行比较对照。因此，认真仔细地拍摄这些照片很重要。

　　由各种面部情绪表达产生的唇形也应该记录下来，以获得可用于分析的综合材料（见第1.6.4节）。当然，这一系列图像可以持续使用，面部记录拍摄的照片越多，就越能记录与治疗前后分析相关的细节。但是，如果要进行有意义的比较，确保在每个后续治疗中以相同的顺序拍摄相同的特写照片非常重要。

治疗资料的参考拍照——面部多角度观察

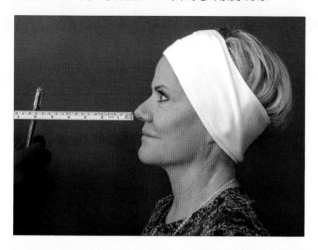

图3.5 患者侧面观：正对镜头，与眼睛平齐（使用手机）进行拍摄

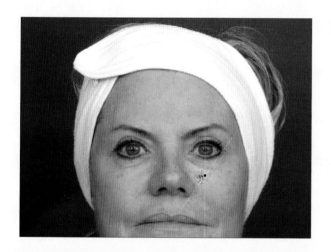

图3.6 患者正面观

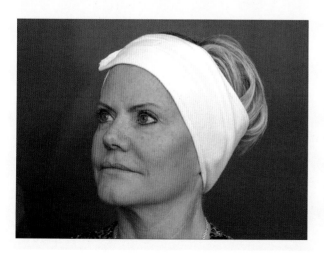

图3.7 患者半侧面观，也称45° 侧脸照片（这种类型的照片需要从两侧进行拍摄）

治疗资料的参考拍照——面部运动时唇部的形态（见第1.6.4节）

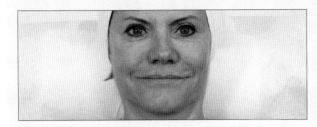

图3.8　患者闭嘴微笑时嘴唇形态

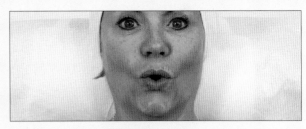

图3.13　患者演讲时嘴唇形态

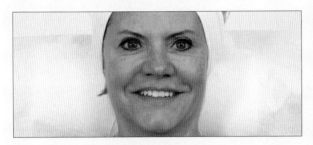

图3.9　患者张嘴微笑时嘴唇形态

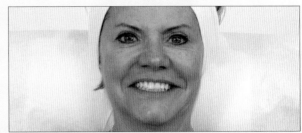

图3.14　患者说"茄子"并收紧嘴唇时形态

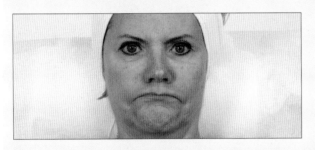

图3.10　患者嘴角下降时嘴唇形态

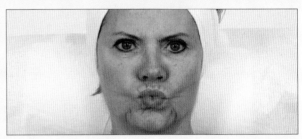

图3.15　患者噘嘴时嘴唇形态

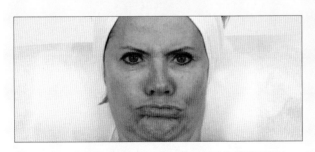

图3.11　患者颏肌活动（下巴呈鹅卵石样）时嘴唇形态

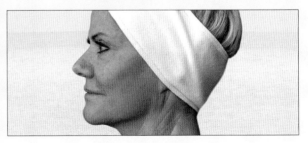

图3.16　患者上唇和下唇与下巴的比例分析

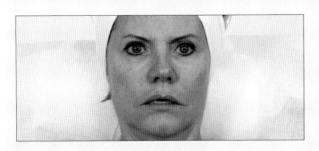

图3.12　患者嘴巴微张放松时嘴唇状态

4 真皮填充剂透明质酸

4 真皮填充剂透明质酸

透明质酸（HA）在1996年首次用于美容治疗（如瑞蓝）中，是一种可吸收的天然凝胶，由长聚丙烯酸酯链组成，在人体中自然存在。它是在非动物基础上合成制造的，几乎不会引起免疫反应。由于其作为填充剂的特性，再加上它的水合能力，透明质酸非常适合作为美容的皮肤填充剂，使面部外观年轻化。HA通过水合作用使皮肤恢复活力，通过治疗皱纹和面部扩容使外观年轻化。目前有大量不同的HA产品可供选择：在这个不断增长的市场有超过200种HA产品，这使得治疗师很难为有适应证者选择正确的填充剂。至于填充剂，这里我们仅指唇部填充剂。为了给治疗师提供一个概述，我们将限制在目前市场上的少量产品，参考Sattler & Sommer（2015）表格，制作了唇部专用的填充剂导航表（见第4.9节）。

4.1 唇部治疗对HA的要求

HA用于丰唇治疗的最重要的凝胶性质是它的黏弹性，即软硬状态之间的转化。因此，它可以动态地调整唇部的运动，也有一个提升能力。此外，HA不会引起任何肿胀的发生。

固体凝胶具有良好的提升能力，用于改善轮廓、人中嵴或木偶纹。固态的、小颗粒的HA产品用于注射到口周区域进行塑形，而液态的、易流动的HA产品用于口周区域进行补水（Becker-Wegerich 2016）。

一般来说，一个理想的填充剂具有以下特性（Sattler & Sornmer 2015）。

- 可降解。
- 根据组织黏稠度调整。
- 并发症发生率低。
- 无免疫反应。
- 无菌。
- 良好价值。
- 容易注射。
- 生物相容性。
- 与其他材料兼容。

- 无痛。
- 不形成结节。
- 尽可能自然以确保与组织相融。
- 体内存留时间长。
- 对适应指征有好的提升能力。
- 对适应指征有好的弹性。

4.2 填充剂属性

HA填充材料因流变性不同而不同，流变性由以下因素组成，决定了它们的凝胶特性：

- **粒径**：产品粒径越小，注射层次越浅，降解越快；粒径越大，注射层次越深，降解越慢。
- **浓度**：产品中HA含量决定了注射期间和注射后填充材料的关键性能。
- **交联度**：黏度随着交联度增加而增加（Sattler & Sommer 2015）。例如，低交联度的小粒径填充材料更柔软，可快速降解。高交联度会产生更硬的凝胶。凝胶越硬，其提升能力越好。
- **修饰**：由交联类型和程度决定的HA产物的修饰在决定生物相容性方面起着重要作用。一个产品经过修饰越少，它的耐受性越好。

产品的弹性和黏度对应提升性能和效果维持时间，取决于上面列出的4个特性。总的来说，交联度、HA浓度和粒径决定了一个HA填充材料的载水量、降解性、弹性和黏度。

黏度描述了凝胶的流动性能和厚度（Galderma, n.d.）。如果想成功治疗唇部，了解产品的黏度是至关重要的，使用正确的产品注射到正确的层次非常重要。

- 低黏度产品主要用于皮下层HA分布（Sattler & Sommer 2015）。
- 中等黏度产品是全能型产品，可用于多种适应证。在保持良好可塑性的同时还具有提升能力。

- 高黏度产品具有最佳的提升能力和强大的抗变形能力。在唇部区域，它们主要用于加强和提升组织。它们没有可塑性。

在本文中的**弹性**是指凝胶在变形后"回弹"到原始形态的能力（Galderma, n.d.）。

真皮填充剂的新交联技术

新交联技术已导致双相凝胶的例子包括Q-Med Galderma的最佳平衡技术和Allergan的Vycross技术，这使得填充材料的使用寿命特别长。然而，基于与此相反的临床经验，笔者不同意制造商认为的这些填充材料的低水合能力可以防止肿胀。

另一方面，Merz公司的CPM技术和Teoxane公司的RHA技术允许制造无颗粒的单相填充材料。当注射时，这些物质会在没有辅助的情况下分布到组织间隙中，被治疗组织和邻近区域之间会产生平滑过渡。

由于所使用的交联剂产生不同毒性，也有可能产生副作用。

（引自Sattler & Sommer 2015）

4.3 真皮填充产品

本章介绍了一些填充材料及其特性的选择。这些填充材料的描述和关于注射针的建议来自制造商提供的相关产品信息文本。由于填充剂市场规模经历了巨幅的增长，随着来自亚洲的产品数量增加以及仿制品的推出，这都不在本书的讨论范围内。这里展示的品牌产品提供了不同的流变特性、黏度和交联度的选择。表格为各种适应证提供了一个清晰的填充材料

选择的思路，不仅口唇周围区域需要，整个面部也都需要。在唇部注射技巧方面，我们使用了Sattler & Sommer（2015）的表格作为基础。为了简化整个过程，我们的"填充剂导航表"根据临床特性对产品进行了分类，而不考虑品牌名称，并根据制造商列出了它们。

用于唇部治疗的产品有广泛的用途，从不同深度的口周纹到唇形轮廓的治疗，一直到填充嘴唇和面部的唇周部位。

3个因素是成功丰唇的关键：

- 对产品有深刻的了解。
- 治疗师的技术和解剖学知识。
- 患者的皮肤和衰老状况。

填充表和填充剂导航表中使用的分类和符号

填充材料有各种不同的颗粒尺寸和交叉程度。填充材料用符号XS到XL分为不同的颗粒尺寸。然而，有些填充材料不能精确分类，因此由制造商使用不同的类别提供。

颗粒大小

XS 代表一种薄薄的材料，没有提升能力，只适用于恢复皮肤活力和补水。

S 代表提升能力低的小颗粒材料，适用于细纹和皱纹填充。

M 代表一种中等厚度的材料，适用于中等深度的皱纹填充。

L 代表较厚的材料，具有提升能力，适用于中等深度的皱纹填充。

XL 代表一种非常厚的材料，具有提升能力，适用于深度的皱纹填充和扩容治疗。

交联度

●**软的、低交联度**代表一种软的、弱交联凝胶，用来替代失去的组织和脂肪。

▲**强的、高交联度**代表一种强交联凝胶，具有良好的提升能力，用于塑形、提升和加强骨膜。

添加止痛剂：几乎所有产品都添加了利多卡因。

在所有情况下，你都可以从制造商那里找到关于产品的最新的、详细的信息（见制造商的互联网链接）。最适合治疗嘴唇的填充剂列在一个单独的表格中。我们推荐硬度更高、交联度更高、提升能力更好的凝胶，标记为"▲"，用于塑造轮廓和嘴唇。较软、交联度较低的凝胶标记为"●"，用于唇部填充和加强。

4.4 用于治疗唇部和口周区域的填充剂产品

HA填充剂用于治疗唇部和口周（作者推荐）						
产品名称	供应商	适应证	注射层次	HA交联度	锐针/钝针规格	材料的特性
BELOTERO Soft●	Merz Aesthetics	• 矫正浅表纹	真皮浅层	20mg/mL多能动态交联（CPM和DCLT技术）	30G 1/2	• 高密度黏性凝胶 • 很好的组织融合力 • 水合能力弱 • 维持时间为6~9个月 • 耐受性很好 • 含利多卡因（0.3%）
BELOTERO 唇部轮廓▲	Merz Aesthetics	• 唇部轮廓 • 细纹、口周纹和皱纹 • 嘴角线条	真皮浅层和中层	22.5mg/mL多能动态交联（CPM技术）	27G 1/2 30G 1/2	• 中等黏度、多密度黏性凝胶 • 很好的组织融合力 • 几乎没有水合能力 • 维持时间为12个月 • 耐受性很好 • 含利多卡因（0.3%） • 可发白
BELOTERO 唇形●	Merz Aesthetics	• 唇部容量 • 高度凸起 • 嘴角线条	真皮中层和深层	25.5mg/mL多能动态交联（CPM技术）	27G 1/2	• 高黏度、多密度弹性凝胶 • 很好的提升能力和组织融合力 • 耐受性很好 • 维持时间为12个月 • 含利多卡因（0.3%）
乔雅登 Hydrate●	艾尔建	• 改善皮肤的弹性和水分	真皮浅层	13.5mg/mL非交联HA和0.9%甘露醇	30G 1/6 32G	• 很好的载水能力 • 维持时间短
乔雅登 Ultra 3▲	艾尔建	• 中度和深度皱纹 • 唇部轮廓 • 唇部容量	真皮中层和深层	24mg/mL交联（Hylacross技术）	27G 1/2	• 光滑、柔软的凝胶 • 维持时间长 • 含利多卡因（0.3%）
乔雅登 Ultra 4▲	艾尔建	• 深层皮肤皱纹 • 唇部和颊部容量填充	真皮深层	24mg/mL交联（Hylacross技术）	27G 1/2	• 光滑凝胶 • 维持时间长 • 含利多卡因（0.3%）

HA填充剂用于治疗唇部和口周（作者推荐）						
产品名称	供应商	适应证	注射层次	HA交联度	锐针/钝针规格	材料的特性
乔雅登 Ultra Smile●	艾尔建	• 中度和深度皱纹 • 唇部轮廓 • 唇部容量	真皮中层和深层	24mg/mL交联（Hylacross技术）	30G 1/2	• 光滑凝胶 • 维持时间长 • 含利多卡因（0.3%）
乔雅登 Volbella●	艾尔建	• 浅表纹和中度皱纹 • 唇部轮廓的建立和容量填充	真皮浅层和中层	15mg/mL交联（Vycross技术）	30G 1/2	• 维持时间长 • 良好的分布（原因：交联少） • 很好的组织融合力和胶原再生能力 • 含利多卡因（0.3%）
乔雅登 Volift●	艾尔建	• 深度皱纹 • 轮廓建立 • 颊部、下巴和唇部的容量填充	真皮深层（建议：不做真皮内注射）	17.5mg/mL交联（Vycross技术）	30G 1/2	• 维持时间很长（长达18个月） • 良好的分布 • 非常容易注射 • 很好的组织融合力和刺激胶原蛋白再生
瑞蓝▲	Galderma	• 唇部轮廓 • 人中 • 口周区域	真皮中层	20mg/mL稳定凝胶（NASHA技术）	29G 1/2 27G Pixl 28G Pixl+	• 具有中等提升能力的固体凝胶 • 含有或不含利多卡因
瑞蓝 Defyne●	Galderma	• 深层皱纹 • 面部轮廓 • 口唇连接、下巴皱褶、下巴	真皮深层浅层，皮下注射	20mg/mL非常高度的交联校准率（平衡技术）	27G 1/2（UTWN）	• 具有高度提升能力的中等硬度凝胶 • 含利多卡因
瑞蓝 Lyft Lidocain▲	Galderma	• 提升力量强 • 深层皱纹 • 面部轮廓 • 唇部连接、下巴皱褶、下巴	真皮深层、浅表纹的皮下注射	20mg/mL稳固（NASHA技术）	29G 1/2； 23~25G Pixl, 25G Pixl +	• 固体凝胶，提升能力强 • 含或不含利多卡因
瑞蓝 Skinbooster Vital▲	Galderma	• 改善皮肤水分、结构、弹性 • 需要更多组织覆盖（较厚皮肤）	真皮层	20mg/mL稳固（NASHA技术）	系统； 30G Pixl 29G TWN	• SmartClick系统 • 锁水能力强 • 耐受性好
瑞蓝 Skinbooster Vital Light●	Galderma	• 改善皮肤水分、结构、弹性 • 需要较多组织覆盖（稍薄皮肤）	黏膜下	12mg/mL稳固（NASHA技术）低交联	29G TWN 30G Pixl	• SmartClick系统 • 锁水能力强 • 耐受性好
瑞蓝 Kysse●	Galderma	• 唇部容量 • 唇部轮廓	唇红、黏膜下	20mg/mL中等程度交联和低校准率（平衡技术）	30G 1/2（UTWN）	• 中等软凝胶，中等提升能力 • 含利多卡因
Saypha FILLER Lidocain▲	Croma Pharma	• 唇部容量 • 矫正中度至深度皱纹	真皮中层至深层	2.3% HA（23mg/mL）	2×27G Terumo 1/2，薄壁	• 无菌的 • 黏弹性的 • 透明、无色、等渗、均质凝胶 • 可植入 • 含利多卡因（0.3%）
TEOSYAL Kiss▲	Teoxane	• 协调唇部容量和轮廓 • 唇部补水	真皮层下、皮下	25mg/mL交联（RHA技术）	27G 1/2	• 中等弹性凝胶 • 维持时间近9个月

4

HA填充剂用于治疗唇部和口周（作者推荐）						
产品名称	供应商	适应证	注射层次	HA交联度	锐针/钝针规格	材料的特性
TEOSYAL RHA 2●	Teoxane	• 中等皱纹 • 适用所有适应证	真皮中层	23mg/mL交联（RHA技术），BDDE交联剂仅3.1%	30G 1/2	• 尤其适用于非固定部位（额部、眉部） • 含利多卡因
TEOSYAL RHA 3●	Teoxane	• 深度、明显的皱纹	真皮深层	23mg/mL交联（RHA技术），BDDE交联剂仅3.6%	27G 1/2	• 特别适用于动态区域（鼻唇沟、木偶纹） • 含利多卡因
TEOSYAL Global Action▲	Teoxane	• 中度至深度的皱纹 • 适用所有适应证，除了泪沟	真皮中层、真皮下层	25mg/mL交联（RHA技术）	30G 1/2	• 中等黏度凝胶 • 含有利多卡因
TEOSYAL Redensity 2●	Teoxane	• 皮肤紧致（面部、颈部除皱，手部）	表皮和真皮层	15mg/mL非交联，含有8种氨基酸、3种抗氧化剂、锌、铜和维生素B$_6$（专利Dermo重组体）	30G 1/2	• 耐受性好 • 含利多卡因
TEOSYAL RHA Kiss●	Teoxane	唇部轮廓和容量协调	真皮层下、黏膜内	23mg/mL HA，0.3%利多卡因，3.1%DoM（中等）	27G 1/2 25G/25mm	• BDDE少 • RHA（弹性HA技术） • 保持天然黏弹性

4

4.5 用于年轻化和补水的填充剂产品

XS填充剂——浅层扩容：年轻化和补水						
产品名称	供应商	适应证	注射层次	HA浓度、黏度	锐针/钝针规格	材料特性
BELOTERO Soft●	Merz Aesthetics	• 矫正浅表皱纹	真皮浅层	20mg/mL多能动态交联（CPM和DCLT技术）	30G 1/2	• 多密度黏性凝胶 • 非常好的组织融合力 • 锁水能力弱 • 维持时间为6~9个月 • 很好的耐受性 • 含利多卡因（0.3%）
乔雅登 Hydrate●	艾尔建	• 改善皮肤水分和弹性	真皮浅层	13.5mg/mL非交联，含0.9%甘露醇	30G 1/6; 32G	• 锁水能力强 • 维持时间短
乔雅登 Volite-Skin Juvénizer●	艾尔建	• 补水和皮肤弹性改善（皮肤、细纹和皱纹、面部、胶原再生、手部）	真皮层内	12mg/mL Vycross技术	32G 1/2	• 仅一个用途 • 补水效果满意 • 组织融合力非常好 • 含利多卡因（0.3%）
瑞蓝 Skinbooster Vital▲	Galderma	• 改善皮肤水分、结构和弹性 • 需要更多组织覆盖（更厚皮肤）	真皮层内	20mg/mL稳固（NASHA技术）	30G Pixl 29G TWN	• 智能点击系统 • 锁水能力强 • 耐受性好
瑞蓝 Skinbooster Vial Light●	Galderma	• 改善皮肤水分、结构和弹性 • 需要更少组织覆盖（更薄皮肤）	皮下层	12mg/mL稳固（NASHA技术）低交联度	29G TWN 30G Pixl	• 智能点击系统 • 锁水能力强 • 耐受性好

XS填充剂——浅层扩容：年轻化和补水

产品名称	供应商	适应证	注射层次	HA浓度、黏度	锐针/钝针规格	材料特性
Saypha RICH▲	Croma Pharma	• 改善肤色和弹性 • 细纹填充（鱼尾纹、笑纹）	皮肤组织浅层	18mg/mL非交联	2×30G Terumo1/2薄壁	• 黏弹性、等渗和生物降解凝胶 • SMART技术 • 非交联 • 高透明质酸浓度 • 高分子量（300万道尔顿）
TEOSYAL Meso●	Teoxane	• 年轻化 • 补水	表皮层和真皮层	15mg/mL非交联	30G 1/2 32G	• 软凝胶 • 采用推荐的治疗方案
TEOSYAL Redensity 1 ●	Teoxane	• 皮肤紧致（面部、颈部、手背）	表皮层和真皮层	15mg/mL非交联，含有8种氨基酸、3种抗氧化剂、锌、铜和维生素B_6（专利Dermo重组体）	30G 1/2	• 耐受性好 • 含利多卡因

S填充剂——浅表扩容

产品名称	供应商	适应证	注射层次	HA浓度、黏度、交联度	锐针/钝针规格	材料特性
BELOTERO Soft●	Merz Aesthetics	• 矫正表浅的细纹	真皮浅层	20mg/mL动态多交联（CPM和DCLT技术）	30G 1/2	• 高密度黏性凝胶 • 很好的组织融合力 • 锁水能力弱 • 维持时间为6~9个月 • 耐受性很好 • 含利多卡因（0.3%）
乔雅登 Ultre 2▲	艾尔建	• 填充中度皮肤皱纹 • 唇部边缘	真皮中层	24mg/mL交联（Hylacross技术）	30G 1/2	• 光滑凝胶 • 耐受性很好 • 维持时间长达12个月 • 含利多卡因（0.3%）
乔雅登 Volbella●	艾尔建	• 浅表和中等程度的皮肤皱纹 • 容量填充 • 唇部轮廓	真皮浅层和中层	15mg/mL交联（Vycross技术）	30G 1/2	• 分布好（原因：黏性很小） • 含利多卡因（0.3%）
瑞蓝 Skinbooster vital▲	Galderma	• 改善皮肤水分、结构和弹性 • 需要更多组织覆盖（较厚皮肤）	真皮层内	20mg/mL稳固（NASHA技术）	30G Pixl 29G TWN	• SmartClick系统 • 锁水能力强 • 耐受性好
瑞蓝 Fynesse●	Galderma	• 表浅皱纹（尤其是口周和眼周部位）	真皮浅层	20mg/mL低度交联和低校准率（平衡技术）	30G 1/2（UTWN）	• 非常软凝胶 • 中等提升能力
TEOSYAL Redensity 2 ●	Teoxane	• 皮肤紧致（面部、颈部、手背）	表皮层和真皮层内	15mg/mL非交联，含有8种氨基酸、3种抗氧化剂、锌、铜和维生素B_6（专利Dermo重组体）	30G 1/2	• 耐受性好 • 含利多卡因
TEOSYAL RHA 1●	Teoxane	• 非常细的和表浅的皱纹 • 口周纹	真皮中层	15mg/mL交联和非交联HA混合（RHA技术），BDDE交联只有1.9%	30G 1/2	• 特别适用于动态部位（面部、颈部） • 含利多卡因

S填充剂——浅表扩容						
产品名称	供应商	适应证	注射层次	HA浓度、黏度、交联度	锐针/钝针规格	材料特性
乔雅登 Volite●	艾尔建	• 改善皮肤质地、水分和弹性 • 抚平面部、颈部和手部的皱纹	真皮层内	12mg/mL HA交联，独特的专利Vycross技术，具有长链和短链HA，可实现特别快速的整合、维持时间长和凝胶膨胀最小	32G 1/2	• 仅用于一种治疗 • 可见效果达到9个月 • 补水效果满意 • 含利多卡因（0.3%）

4.6 中等加强的填充剂产品

中等填充剂——中等加强						
产品名称	供应商	适应证	注射层次	HA浓度、黏度、交联度	锐针/钝针规格	材料特性
BELOTERO Balance●	Merz Aesthetics	• 中度至深度皱纹 • 唇部加强 • 唇部轮廓	真皮中层	22.5mg/mL多能动态交联（CPM技术）	27G 1/2 30G 1/2	• 中等黏度，多密度黏性凝胶 • 非常好的组织融合力 • 实际上没有锁水能力 • 维持时间长达12个月 • 耐受性非常好 • 含有利多卡因（0.3%）
BELOTERO Intense●	Merz Aesthetics	• 深度皱纹 • 唇部加强	真皮中层和深层	25.5mg/mL多能动态交联（CPM技术）	27G 1/2	• 高黏度，多密度弹性凝胶 • 非常好的提升能力和组织融合力 • 耐受性非常好 • 维持时间长达12个月 • 含利多卡因（0.3%）
乔雅登 Ultra 3▲	艾尔建	• 中度至深度皱纹 • 唇部轮廓 • 唇部容量	真皮中层和深层	24mg/mL交联（Hylacross技术）	27G 1/2	• 平滑的凝胶 • 维持时间长 • 含利多卡因（0.3%）
乔雅登 Volift●	艾尔建	• 深度皱纹 • 轮廓紧致 • 容量建立（脸颊、下巴、唇部）	真皮深层（推荐：不做真皮内注射）	17.5mg/mL交联（Vycross技术）	30G 1/2	• 维持时间长达18个月 • 分布好 • 非常容易注射 • 非常好的组织融合力和胶原再生能力 • 含利多卡因（0.3%）
乔雅登 Volbella●	艾尔建	• 浅表的和中度至深度皱纹 • 唇部容量 • 唇部轮廓	真皮浅层和中层	15mg/mL交联（Vycross技术）	30G 1/2	• 维持时间长 • 分布好（原因：交联最小） • 非常好的组织融合力和胶原再生能力 • 含利多卡因（0.3%）
瑞蓝 Refyne●	Galderma	• 中度至深度皱纹（尤其是鼻唇沟和木偶纹、泪沟和睑颊交界）	真皮中层	20mg/mL中等交联和低校准率（平衡技术）	30G 1/2（UTWN）	• 软凝胶，中等提升能力 • 含利多卡因
瑞蓝▲	Galderma	• 中度至深度皱纹（尤其是鼻唇沟和木偶纹、口周纹）	真皮中层	20mg/mL稳固（NASHA技术）	29G 1/2 27G Pixl 28G Pixl+	• 固体凝胶，中等提升能力 • 含或不含利多卡因

中等填充剂——中等加强						
产品名称	供应商	适应证	注射层次	HA浓度、黏度、交联度	锐针/钝针规格	材料特性
Saypha FILLER Lidocain▲	Croma Pharma	• 唇部容量增加 • 矫正中度至重度的面部皱纹	真皮中层至深层	2.3%（23mg/mL）	2×27G	• Terumo1/2薄壁 • 无菌 • 黏弹性 • 透明、无色、等渗、均质凝胶 • 可植入 • 含利多卡因（0.3%）
TEOFYAL Globat Action▲	Teoxane	• 中度至深度皱纹 • 适合除泪沟外的所有适应证	真皮中层、真皮下层	25mg/mL交联（RHA技术）	30G 1/2	• 中等黏度凝胶 • 含利多卡因
TEOSYAL RHA 2●	Teoxane	• 中等程度皱纹 • 适合所有适应证	真皮中层	23mg/mL交联（RHA技术），BDDE交联剂仅3.1%	30G 1/2	• 尤其适合可活动部位（额部、眉部） • 含利多卡因

4.7 深层加强的填充剂产品

深层填充剂——深层加强						
产品名称	供应商	适应证	注射层次	HA浓度、黏度、交联度	锐针/钝针规格	材料特性
BELOTERO Intense●	Merz Aesthetics	• 深度皱纹 • 唇部加强	真皮中层和深层	25.5mg/mL多能动态交联（CPM技术）	27G 1/2	• 高黏度，多密度弹性凝胶 • 非常好的提升能力和组织融合力 • 非常好的耐受性 • 维持时间12个月 • 含利多卡因（0.3%）
乔雅登 Ultra 4▲	艾尔建	• 皮肤深度皱纹 • 唇部和颊部的容量建立	真皮深层	24mg/mL交联（Hylacross技术）	27G 1/2	• 光滑凝胶 • 维持时间长 • 含利多卡因（0.3%）
乔雅登 Volift●	艾尔建	• 皮肤深度皱纹 • 轮廓紧致 • 颊部、下巴和唇部容量建立	真皮深层（推荐：不做真皮内注射）	17.5mg/mL交联（Cycross技术）	30G 1/2	• 维持时间长达18个月 • 分布好 • 非常容易注射 • 非常好的组织融合力和胶原再生能力 • 含利多卡因（0.3%）
瑞蓝 Defyne●	Galderma	• 深度皱纹 • 面部轮廓（尤其是颊部区域、下颌、下颌轮廓）	真皮深层、浅层和皮下层	20gm/mL非常高度交联和校准率（平衡技术）	27G 1/2（UTWN）	• 中等固定凝胶 • 提升能力强 • 含利多卡因
瑞蓝Lyft Lidocain▲	Galderma	• 深度皱纹 • 面部轮廓（尤其是颊部区域、下颌、下颌轮廓）	真皮深层、浅表层和皮下层	20mg/mL稳固（NASHA技术）	29G 1/2 23～25G Pixl 25 G Pixl+	• 固体凝胶 • 提升能力强 • 含或不含利多卡因
TEOSYAL Deep Lines ▲	Teoxane	• 深度皱纹	真皮深层和真皮层	25mg/mL交联（RHA技术）	27G 1/2	• 中等黏度凝胶 • 含利多卡因
TEOSYAL RHA 3●	Teoxane	• 深度明显的皱纹	真皮深层	23mg/mL交联（RHA技术），BDDE交联剂3.6%	27G 1/2	• 尤其适用于动态区域（鼻唇沟、木偶纹） • 含利多卡因

4

4.8 更深层强化的填充剂产品

XL填充剂——更深层加强						
产品名称	供应商	适应证	注射层次	HA含量、黏度、交联度	锐针/钝针规格	材料特性
BELOTERO Volume▲	Merz Aesthetics	• 容量建立	真皮深层、黏膜下层、骨膜上	26mg/mL动态交联（CPM技术）	30G 1/2 27G 1/2 27G/37mm	• 高黏度，多密度可塑凝胶 • 好塑形 • 可用很细的针头注射 • 维持时间长达18个月 • 耐受性非常好 • 含利多卡因（0.3%）
乔雅登 Ultra 4▲	艾尔建	• 深度皮肤皱纹 • 唇部和颊部的容量建立	骨膜上和皮下层	24mg/mL交联（Hylacross技术）	27G 1/2	• 光滑凝胶 • 维持时间长 • 含利多卡因（0.3%）
乔雅登 Voluma●	艾尔建	• 中面部容量建立	皮下层至骨膜上	20mg/mL交联（Vycross技术）	27G 1/2	• 维持时间长达24个月 • 非常容易注射 • 最初具有高度可塑形，但很快达到最终坚固性 • 组织融合力好 • 长期提升效果 • 低材料分布 • 高内聚性 • 含利多卡因
瑞蓝 Volyme●	Galderma	• 容量建立（颞部、颊部区域、下颌轮廓）	皮下层至骨膜上	20mg/mL高交联度和极高校准率（平衡技术）	27G 1/2（UTWN）	• 中等柔软度的凝胶 • 提升能力强 • 含利多卡因
瑞蓝SubQ▲	Galderma	• 容量建立 • 强的面部轮廓（下巴和颊部）	皮下层至骨膜上	20mg/mL稳固（NASHA技术）	21G 21G Pixl	• 提升能力强 • 含或不含利多卡因
Saypha VOLUME PLUS▲	Croma Pharma	• 容量建立 • 面部容量恢复 • 面部自然轮廓塑造	皮下层至骨膜上	2.5%（25mg/mL）	2×27G Terumo 1/2薄壁	• 也用于治疗面部脂肪萎缩 • 含利多卡因（0.3%）
Saypha VOLUME▲	Croma Pharma	• 矫正深度皱纹和凹槽 • 建立面部损失的容量 • 建立面部轮廓	真皮深层和皮下层	2.3（23mg/mL）	2×27G Terumo 1/2薄壁	• 也用于重建治疗，例如面部萎缩、瘢痕毁容或形态不对称 • 含利多卡因（0.3%）
TEOSYAL Ultimate▲	Teoxane	• 全脸容量治疗	浅层和深层的脂肪室	22mg/mL交联（RHA技术）	22G 27G 1/2	• 中等黏度凝胶 • 软容量 • 好的材料分布 • 含利多卡因
TEOSYAL RHA 4●	Teoxane	• 非常明显的皱纹 • 容量增加	皮下层	23mg/mL交联（RHA技术），BDDE交联剂仅4%	27G 1/2	• 尤其适用于更多动态区域的容量填充（脸颊、面部轮廓） • 含利多卡因
TEOSYAL Ultra Deep▲	Teoxane	• 目标容量建立 • 深部脂肪室	骨膜上	25mg/mL交联（RHA技术）	25G 1	• 固态凝胶 • 额外长的维持时间 • 明显的提升效果 • 含利多卡因

XL填充剂——更深层加强

产品名称	供应商	适应证	注射层次	HA含量、黏度、交联度	锐针/钝针规格	材料特性
乔雅登Volux▲	艾尔建	• 专为颏部和下颌缘设计；塑形；补充容量缺失	真皮深层，骨膜上	25mg/mL的交联透明质酸，利用独有的VYCROSS专利技术将长短链透明质酸交联而成。组织相容快，维持时间长，膨胀度低	25～27G	• 是所有乔雅登产品中内聚力、提升度、弹性最高的填充剂 • 可维持18～24个月 • 推注顺滑 • 含利多卡因（0.3%）

4.9 填充剂指南

根据我们的治疗经验，填充材料指南提供了市场上可用产品的代表性选择。它根据适应证组提供了推荐的填充剂的概览指南。不言而喻，交联度低的柔软的液态填充材料用于软组织的补水和加强，而交联度较高的硬材料用于轮廓的加强和提升。根据治疗目的的不同，治疗师应自行选择正确的填充剂（详细描述和建议见第9章）。

填充剂导航表——真皮填充剂*，让唇部治疗一目了然

适应组	分子大小	黏度	泰奥赛恩	高德美	艾尔建	克罗玛	梅尔兹
补水、年轻化	XS	●	Teosyal Redensity 1 Teosyal Meso	瑞蓝Vital Light	乔雅登Hydrate		保柔缇Hydro
		▲				思菲Rich	
轮廓强化	S/M	●		瑞蓝Refyne			保柔缇Lips Contour
		▲	Teosyal Global Action	瑞蓝	乔雅登Ultra 3	思菲Filler	保柔缇Balance
口周纹	S	●	Teosyal Redensity 1 Teosyal Redensity 2		乔雅登Volift		保柔缇Soft
		▲		瑞蓝Vital	乔雅登Ultra 2	思菲Filler	
唇部容量	M/L	●	Teosyal RHA 3 Teosyal RHS Kiss	瑞蓝Kysse	乔雅登Volift 乔雅登Volbell 乔雅登Voluma		保柔缇Lips Shape 保柔缇Intense
		▲	Teosyal Kiss		乔雅登Ultra Smile 乔雅登Ultra 4	思菲Filler	保柔缇 Lips Contour
口周容量	M/L	●		瑞蓝Refyne 瑞蓝Defyne	乔雅登Volift 乔雅登Volbell		保柔缇Balance 保柔缇Intense
		▲	Teosyal Deep Lines	瑞蓝	乔雅登Ultra 3 乔雅登Ultra 4	思菲Filler 思菲Volume	保柔缇Volume
形态美观	M/L	●	Teosyal RHA 2 Teosyal RHA 3	瑞蓝Defyne 瑞蓝Volyme	乔雅登Volift		保柔缇Balance 保柔缇Intense
		▲	Teosyal Global Action Teosyal Deep Lines	瑞蓝Lyft	乔雅登Ultra 3	思菲Volume	

●材料柔软（黏度低），▲材料坚实，支撑效果强（黏度高）
* 产品含或不含有利多卡因。

5 麻醉方法

5 麻醉方法

大多数真皮填充剂都含有利多卡因，以减轻透明质酸（HA）治疗的疼痛感。然而，这仍然不能消除针头插入组织引起的疼痛感。在嘴唇区域对疼痛的敏感性特别高，对于麻醉的使用与否，取决于患者对疼痛的敏感程度和治疗师的偏好。缓解疼痛的问题需要在治疗前与每位患者说清楚。如果需要减轻疼痛感，应该考虑以下措施：

- 最大限度地压紧唇部。
- 冷刺激的应用。
- 使用表面麻醉膏。
- 直接应用利多卡因。
- 注射部位皮肤麻醉。
- 采用黏膜阻滞或微神经阻滞技术（眶内阻滞，口外或口内入路）。
- 神经阻滞麻醉。

5.1 最大限度地压紧唇部（图5.1）

为了减轻丰唇术的注射疼痛感，特别是在注射轮廓治疗时，治疗师在第一次注射时应将唇部压紧，然后用另一只手的拇指和食指抓住被治疗的区域并挤压，再将针插入高度压紧的组织中。含利多卡因的透明质酸顺行注射，利多卡因几秒钟后起作用。

5.2 冷刺激的应用

在治疗前将冷喷雾或冰袋敷在目标组织上可轻微降低对疼痛的敏感性。为了避免被冻伤的风险，冰袋不应直接接触皮肤或放置超过2min（Criollo-Lamina等2013）。

5.3 使用表面麻醉膏（图5.2）

含有利多卡因的麻醉膏常用于减轻丰唇术的注射疼痛感。这些不同强度的麻醉膏来自不同的制造商。药店也提供他们自己的配方产品，其中含有高达30%的利多卡因和丁哌卡因，因此具有强大快速的麻醉效果。为了增强这些麻醉膏的效果，首先应该用消毒剂清洗皮肤，然后涂上麻醉膏并覆盖一层塑料薄膜，这样活性物质可以渗透到皮肤中。不幸的是，这些麻醉膏的作用往往引起肿胀，使得放射纹和皱纹不明显，增加治疗难度。

图5.1 唇部挤压至微微发白状态

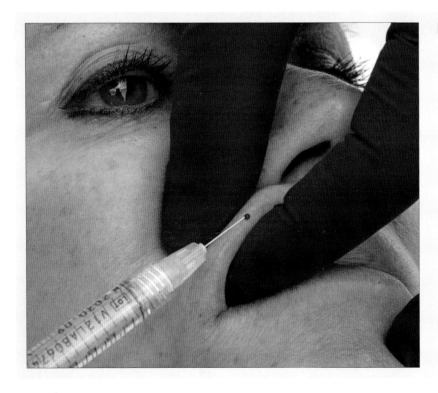

5.4　直接应用利多卡因（图5.3）

对皮肤消毒脱脂后，用滚针（0.5mm规格）将口周皮肤滚压一次，这将轻微穿刺皮肤组织，然后用局部麻醉剂轻拍在有微孔的皮肤上，对该区域进行麻醉。但是，这只会对嘴唇产生部分麻醉，因为最为敏感的嘴唇中央区域仍未进行麻醉。

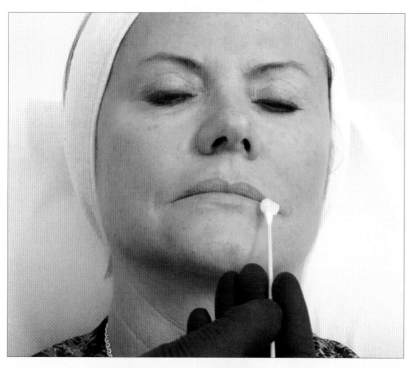

图5.2　在治疗前可使用棉签涂抹表面麻醉膏，停留20min起效

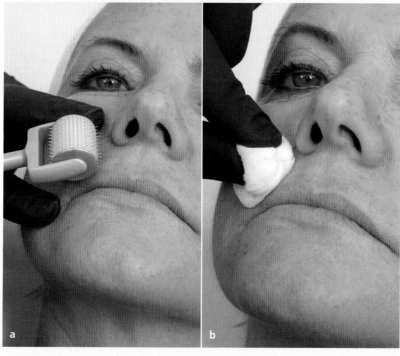

图5.3　a. 用滚针（0.5mm）轻轻滚动皮肤表皮。b. 用浸有利多卡因（2%）的纱布或棉签（Q-tip）擦拭

5.5　注射部位皮肤麻醉（图5.4）

使用钝针进行丰唇时，如果在插入Nokor针头之前在进针部位注射利多卡因形成皮丘，患者的不适感就会小很多。利多卡因放射状向四周扩散，极大地减轻了唇部的疼痛感。

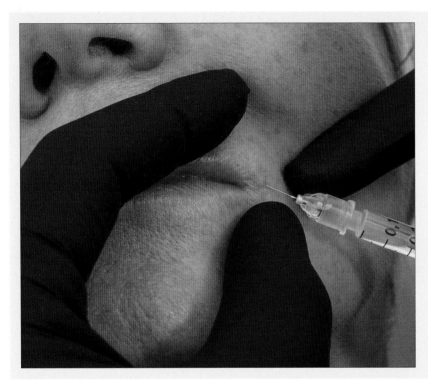

图5.4　用含0.2mL的利多卡因（2%）注射皮丘能麻醉嘴唇的前1/3象限

皮丘

5.6　采用黏膜阻滞或微神经阻滞技术（图5.5、图5.6）

Sattler & Sommer（2015）描述了"环形黏膜阻滞"会导致眶下神经阻滞。为了实现这一点，在远离唇缘1cm的黏膜位置，每间隔2cm注射利多卡因以形成皮丘。这样做的好处是迅速起效，但不会持续很久，并且有效期内不会导致口唇变形。

另一种黏膜阻滞方法是沿前庭（黏膜皱襞）每隔1cm注射利多卡因以形成皮丘。

5.7　神经阻滞麻醉（图5.7）

神经阻滞麻醉可使特定区域尽可能达到最大限度的靶向麻醉，类似于牙科手术的麻醉。将麻醉剂注射到神经紧邻处，可以抑制疼痛传导。

我们不建议使用眶下神经阻滞麻醉，因为它会延长麻醉效果。另一种选择是HA与利多卡因联合使用。眶下神经阻滞也与过敏性休克（见第5.8节）或血管内注射等严重副作用的风险相关。此外，由于注射利多卡因后组织轻微肿胀，将导致口唇轮廓不清晰。

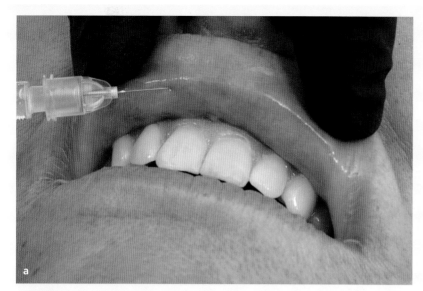

图5.5 黏膜阻滞技术。a. 在上唇黏膜每间隔1cm注射利多卡因以形成皮丘（0.5mL）。b. 在下唇黏膜每间隔1cm注射以形成皮丘（0.5mL）

5

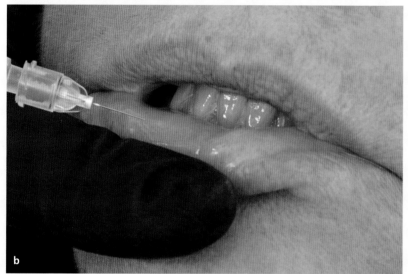

图5.6 利多卡因可以沿前庭注射以形成皮丘

由于注射后麻醉效果可以持续长达2h，患者可能会感到持续麻木不适。注射于神经末梢的麻醉剂量越精准，给患者带来的不适感就越少（Criollo-Lamina等2013）。由于采用了钝针和含利多卡因的皮肤填充剂这样创伤较小的注射方法，传导麻醉通常仅用于焦虑和对疼痛敏感度高的患者。因此，它仍被认为是唇部治疗的经典麻醉方法之一，本文对此进行了描述。它要求治疗椅以45°角放置，准备好良好的照明、清洁黏膜工具和无菌手套。

注意事项

由于有损伤眶下神经的风险，麻醉剂不得直接注入眶下孔和眶下神经。注射前回抽也很重要，以防止麻醉剂误注入血管内（Azib 2013）。

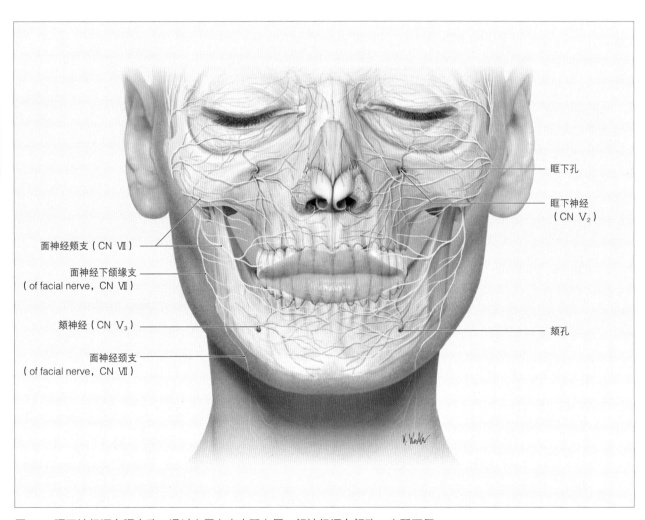

眶下孔

眶下神经（CN V₂）

面神经颊支（CN Ⅶ）

面神经下颌缘支（of facial nerve, CN Ⅶ）

颏神经（CN V₃）

面神经颈支（of facial nerve, CN Ⅶ）

颏孔

图5.7 眶下神经源自眶内孔，通过上唇上支支配上唇。颏神经源自颏孔，支配下唇

5.7.1 眶下阻滞，口外入路（图5.8）

使用口外入路的眶下神经阻滞的注射点，位于从鼻翼到眼睑外侧的连线与瞳孔垂线的交叉点，略高于眶下孔，位于眶下缘下方1cm处。利多卡因应靠近眶下神经注射。

5.7.2 神经阻滞，口腔内技术

在这种传导麻醉形式下，注射上唇时应阻滞眶下神经，注射下唇时则阻滞颏神经。

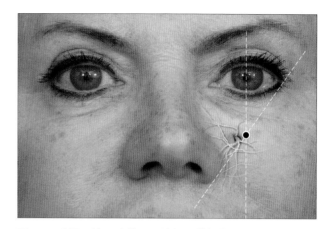

图5.8 采用口外入路的眶下神经阻滞部位

■ **上唇阻滞**（图5.9）

图5.9 a. 为了准确确定上唇阻滞麻醉注射位置，治疗师应从犬齿向瞳孔画一条线

b. 先消毒黏膜。前庭可提前用浸有利多卡因的棉签（Q-tip）稍微麻醉。向上拉开上唇，拉开黏膜，将针插入第一前臼齿和犬齿之间的前庭，平行于犬齿的纵轴，将针头指向瞳孔中心

c. 向眶下孔方向注射利多卡因。与此同时，从外部用另一只手按压以保护神经出口，轻轻按压直至注射利多卡因达到更有效的分布

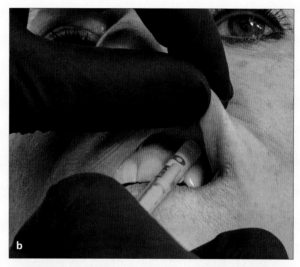

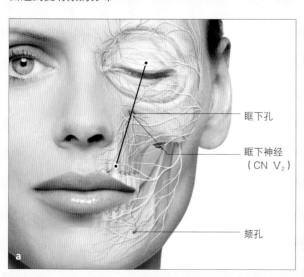

眶下孔

眶下神经
（CN V₂）

颏孔

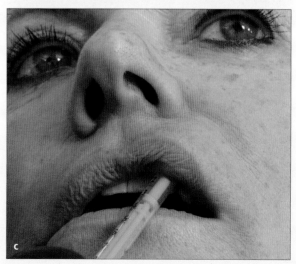

■ **下唇阻滞**（图5.10）

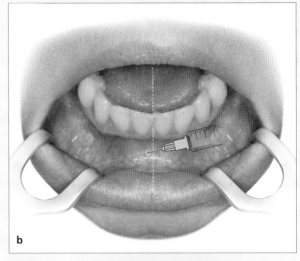

图5.10 a. 在下唇阻滞传导麻醉中，治疗师应设计一条从瞳孔中心延伸到嘴角的线。颏孔及其凸起的颏神经沿着这条线延伸，位于犬齿外侧第一前磨牙下方

b. 应向颏孔方向注射麻醉，注射入牙周小孔内

c. 先用浸有利多卡因的棉签稍微麻醉黏膜。将唇部向下拉开，在第一前磨牙下方5mm处插入一根30G针，向颏孔方向缓慢推进，与骨面接触后，立即轻轻回抽，再向颏孔方向推注利多卡因

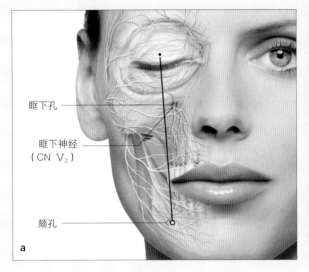

眶下孔

眶下神经
（CN V₂）

颏孔

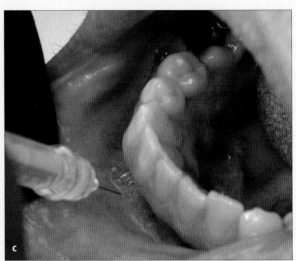

5.8 局部麻醉的并发症

局部麻醉药会扩散到血液中，从而可能对大脑和心脏产生副作用。例如，如果给予足够高的浓度，它们会对大脑产生毒性作用。

局部麻醉剂的有毒血液浓度对心脏的传导系统产生负面影响。这可能导致心律失常、心脏泵血能力降低、血液压力减少，在某些情况下甚至可能会导致心脏骤停。

局部麻醉药也可能引起过敏反应。这些可能表现为荨麻疹、哮喘发作或血压下降，严重时可导致过敏性休克。

重要提醒

如果针头接触到神经，应轻轻回退，做回抽，然后推注利多卡因。必须避免血管内注射的发生。如果麻木没有延伸到唇部中间，则应在上唇系带内再做一小皮丘注射。治疗师负责实施麻醉。因此，治疗师必须具备知识、技能和经验。在记录患者病史时，必须排除对麻醉剂的任何不耐受和过敏反应。

6 并发症、副作用、随访评估

6 并发症、副作用、随访评估

在极少数情况下，唇部注射和丰唇治疗伴随着并发症或副作用。Snozzi & Van Loghem（2018）发表了填充治疗的主要副作用概述，并提出了广泛的治疗建议。因此，我们希望在此参考本书，总结一些只适用于唇部治疗的关键点。读者可以参考Snozzi & Van Loghem的研究，了解他们的治疗建议。

除了通常伴随治疗的反应，如发红、肿胀和疼痛，副作用分为5组：色素改变、水肿、感染、结节形成和血管并发症。

6.1 色素改变

6.1.1 血肿

注射后色素改变很常见，尤其是在口周和唇部区域，通常是由于用尖锐的针头刺穿中小血管所致。这主要涉及血肿，血管损伤后可在"几分钟到几小时"内发展（Snozzi & Van Loghem 2018），但一般来说，血管损伤后1~5天立即加压可预防严重的血肿。

在极少数情况下，血肿可能被纤维包裹，并以可触及的结节形成持续存在（Snozzi & Van Loghem 2018）。当有血肿迹象时，建议压迫几分钟。推荐的治疗方法有维生素K软膏每天涂抹2次，涂抹7天，或强脉冲光治疗。如果有持续的含铁血黄素染色，建议使用脉冲燃料或磷酸钛钾（KTP）激光治疗（Becker-Wegerich 2011—2016）。

6.1.2 丁达尔效应

丁达尔效应是表层注射高交联度透明质酸（HA）后，组织中出现的蓝色反应。这在注射轮廓线和口周时最常见。专家认为，丁达尔效应是由于HA沉积形成的对红光的部分吸收和较短波长（如蓝色光）光的反射造成的（Snozzi & Van Loghern 2018）。这种影响可能会持续数月。如果蓝色过于明显影响美观，建议用透明质酸酶溶解处理。

6.1.3 发白

高交联度HA浅表层注射入薄的皮肤可以产生发白的效果。这是注射轮廓线和口周纹时最常见的。在大多数情况下，这种发白可以通过注射后立即用力按摩来减轻。如果认为发白影响美观，建议用透明质酸酶溶解处理。

6.2 水肿

一般来说，丰唇术总是伴随着轻微到严重的肿胀。肿胀程度取决于治疗师的注射技术和使用的针头，但也可能有其他因素影响。

6.2.1 短期、即刻、术后水肿

短期、即刻、术后水肿很常见，取决于治疗师的注射技术和使用的针头/套管、组织损伤的程度和注射的产品剂量。一般来说，无须特殊处理。在个别情况下，建议使用冷敷和药物来减轻肿胀。如果肿胀严重或持续，应由专家来进行治疗。

6.2.2 组胺导致水肿

组胺导致水肿是治疗后组胺直接释放的结果。它需要由一个医学专家治疗师通过出现水肿肿胀类型和/或荨麻疹来识别组胺介导的水肿（Snozzi & Van Loghern 2018）。

6.2.3 非抗体介导（延迟、Ⅳ型）过敏反应

硬结、红斑和水肿的存在可能表示非抗体介导的过敏反应。它可能只在注射后一天出现，也可能在注射后几周出现，并持续数周。这种疾病需要由医学专家进行调查和治疗（建立进行远程治疗，Snozzi & Van Loghern 2018）。

6.3 感染

6.3.1 细菌性感染

所有侵入性和微创手术都有感染风险，尽管这种风险非常少见（Sattler & Sommer 2015）。根据Snozzi & Van Loghem（2018）的研究，丹毒和链球菌性蜂窝织炎是更常见的细菌性炎症，而脓肿往往很少见。抗生素治疗取决于感染的严重程度和病原体，

应始终由专家开具处方。

6.3.2 病毒感染

单纯疱疹复发是嘴唇注射HA后最常见的病毒感染。抗病毒药物阿昔洛韦被推荐为疱疹病毒携带者和经常遭受疱疹感染患者的预防药物。如果感染确诊，建议使用这种药物治疗。

6.4 结节形成

分为非炎症性结节和炎症性结节。

6.4.1 非炎症性结节

小而容易触及的结节在注射后即刻就可能产生，与交联HA材料的注射不均有关。这种现象在较软的凝胶中不太常见。较小或较大、可触或可见的结节通常见于之前注射过HA的嘴唇。它们可能是由于以下原因导致的：

- 注射位置不正确。
- 注射过量。
- 填充剂选择错误。
- 之前的填充剂显现。

首先，这些结节通常可以在治疗过程中通过按摩减少并重新分布。如果结节被结缔组织包裹，则会变得更加困难。其次，这些结节可被外力压碎或穿刺，显示是HA填充剂（Sattler & Sommer 2015）。如果这些处理都不行，可以用透明质酸酶溶解处理。

6.4.2 炎症性结节

在极少数情况下，HA填充剂可能导致炎症、肉芽肿和纤维化过程，伴有发炎、肿胀结节、红斑，甚至偶尔出现脓液。炎性肉芽肿的一个典型特征是它们可以在治疗后的几周到几个月发生。其原因是复杂的，并通常难以解释。它们可能是因为皮肤上定植的细菌进入形成的微小感染或生物膜，这些细菌用复杂的保护性黏膜基质自我包裹。这使得它们能够不可逆转地黏附在活体结构或惰性表面上。如果注射填充剂，它会被细菌覆盖并形成生物膜，从而引发永久性免疫反应，最终可能导致慢性肉芽肿反应。其他可能的原因有免疫反应和作有填充剂的赋形剂（Sattler & Sommer 2015；治疗推荐，见Snozzi & Van Loghem 2018）。

由专家调查并准确了解患者的病史非常重要。

6.5 血管并发症

血管并发症较为罕见，且很大程度上取决于所用的注射技术。使用锐针的针头和注射位置都会增加血管并发症的风险。

血管内注射若进入动脉可能会导致缺血，最坏的情况是发生坏死。此类并发症的过程可描述如下（De Lorenzi 2017）：

- 注射后皮肤立即发白。
- 数小时内皮肤出现大理石状斑点。
- 毛细血管充盈缓慢，几天后出现蓝–红色改变。
- 水疱形成，随后出现组织坏死。

6.6 随访评估

患者应在唇部治疗1~2周后进行随访。这一随访对于唇部治疗尤其重要，因为在血肿、结节或其他微小的不规则处，唇部比身体其他部位更需要矫正。

1~2周后，治疗师将能够看到治疗效果。应检查以下几点：

- 唇部静态对称性。
- 嘴唇活动如微笑或说话时出现不需要的明显不对称或结节。
- 血肿或其他并发症及副作用。
- 患者满意度。

为了做到这一点，嘴唇在运动过程中再次从四周旋转拍摄，如初步分析所示（见第3.2.5节）。前后图像文档有助于分析结果。如果需要，可能会进行正确的后续治疗。

发生血管并发症时的措施

需要快速确定是否发生血管并发症，然后进行积极治疗，以防止严重不可逆的并发症，如组织坏死（De Lorenzi 2014）。对抗血管并发症的5个步骤如下：

1. 立即识别并发症。
2. 立即将透明质酸酶（最大剂量）局部注射到血管覆盖区域。血管通透性增加将允许透明质酸酶到达血管内，而无须将酶注入血管内（De Lorenzi 2014）。
3. 热敷处理。即用热装置或吹风机加热该部位，以刺激血液循环，切勿冷敷。
4. 轻轻按摩，不要施加压力。
5. 紧急情况下将患者转诊到一个可以在必要时手术治疗血管栓塞的病房（Sattler & Sommer 2015; Snozzi & Van Loghem 2018）。

使用钝性套管针无法防止血管内注射。缓慢注射和患者配合是先决条件，如果出现任何异常疼痛，患者需要表达出来以降低并发症的风险。必要时，建议与经验丰富的治疗师协助治疗。

7 诊所配件和设施、材料及患者管理

7 诊所配件和设施、材料及患者管理

7.1 注射环境

从审美角度来说，第一印象至关重要。注射治疗室的设计应具有吸引力，具有医疗标准的卫生环境、专业的外观、光线明亮、通风良好、安静、温度适宜、香气宜人。美容治疗应保护患者隐私。桌子上放好文件和圆珠笔，提供方便患者放置手包和杯子的空间。应提供一杯饮料，缓解患者的紧张和压力。

准备好透明质酸（HA）注射治疗所需的所有设备，以便随时可用。无障碍治疗椅置于室内，并用干净布单覆盖，可使用一次性沙发巾、床单或布套，每位患者使用后都必须更换布单。治疗椅的位置应确保私密性，避免隔壁楼层看见；如有必要，可以通过使用遮光窗帘或遮阳帘来确保这一点。治疗灯发出的光线不可直接照射患者眼睛。可用支撑颈部或膝盖的软垫使患者坐下时更舒适。

7.2 设备

由于治疗师的医疗培训内容中会总结关于如何布置房间的基本知识，因此这里只探讨了几个选定的方面。

7.2.1 椅子（图7.1）

市场上有各种各样的椅子，从简单的美容沙发到高级设计师设计的椅子。这些椅子的差异主要体现在可调性和功能性、患者的舒适度以及材质，当然也体现在价格上。

椅子的人体工程学特性至关重要——治疗师和患者在治疗过程中都需要处于舒适的位置。椅子应无障碍地放在房间里，以便治疗师能够全方位舒适地接近患者。理想情况下，治疗部位应与治疗师的胸部保持一致。

椅子的位置是影响治疗师工作质量的关键。在进行治疗时，治疗师要能够以笔直的上身舒适地接近治疗区域，这样可以减轻背部压力。并且当治疗师在给患者注射时可能需要走动和转身，这取决于治疗师是坐着注射还是站着注射，椅子需要提供稳定且舒适的

支持。

治疗椅的角度应可调，因为一些区域需要患者直立位注射，而其他区域则需要半仰卧位注射。这就需要可以从垂直位平稳地调整到水平仰卧位的靠背。但研究分析均是在患者坐直的情况下进行注射（见第3.2.4节），因为当患者坐直时，面部的线条和阴影更清晰，而仰卧时整个面部趋于放松状态。

治疗椅的脚踏板可调，并应能调整到水平位置，以使患者舒适地坐或躺。

我们认为，治疗椅的基本特征如下：

- 可调高度。
- 最低高度55.5cm。
- 靠背角度可在90°～180°之间调整。
- 可在90°的垂直位置和0°的水平位置之间调节的脚踏板。
- 头枕可调高度。
- 高度稳定性，即使调整到最大角度至水平位置时也能防止倾斜。
- 舒适的衬垫。
- 两侧都有衬垫的扶手，可以向后折叠180°，必要时可以拆下。
- 理想情况下（虽然这不是必需的），椅子应该是电动的。

7.2.2 光线

全方位的照明在治疗前的设计和治疗效果的评估中发挥着重要作用（见第3.2.3节）。它的功能是照亮面部，使皮肤纹理清晰可见。光源可移动，光线能从各方位照射到面部，这一点很重要。

使用放大镜灯可以让治疗师以可控的方式进行最好的注射治疗。理想情况下，光源应连接到天花板上，以降低被电线绊倒的风险。当然，有许多简单的替代品，如使用台灯或三脚架灯，也可以很好地完成工作。

7.2.3 托盘和桌子（图7.2）

建议使用一个灵活的、可调节的桌子或托盘，在治疗过程中可以将其推到所需位置，以确保所需的材料容易够到。

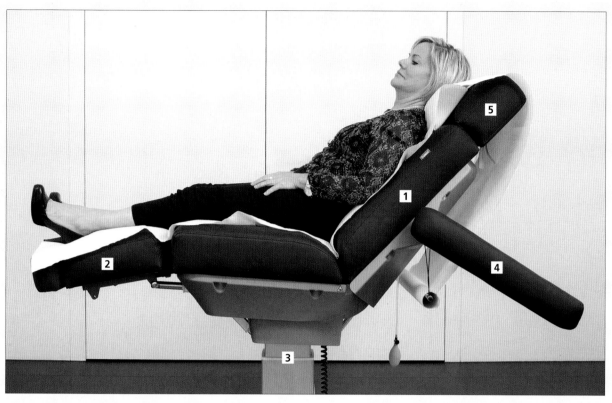

图7.1 具有基本特征的治疗椅。1. 可调靠背；2. 可调脚踏板；3. 可调节高度；4. 可向后折叠和拆卸的扶手；5. 可调头枕

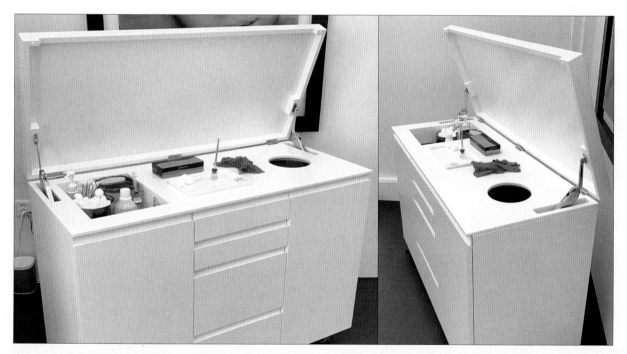

图7.2 该托盘/桌子是根据临床实践开发制成的，用于皮肤美容填充治疗。它可以被推到需要的地方，同时设备存放卫生，可以用盖子牢牢盖住

7.3　卫生措施

面部填充注射治疗的卫生措施与任何医疗机构的标准措施没有区别：

- 通风良好的房间。
- 洁净布单/纸张覆盖治疗椅。
- 已消毒的托盘和塑封的其他工具及材料。
- 消毒工具和器械（弯盘等）。
- 处理针头和针管的专门利器处理盒。
- 每次治疗后的废弃材料处理。
- 针管和针头不得用手指触摸，也不得接触头发或皮肤。
- 戴一次性手套，注射时应戴无菌手套。
- 使用医用口罩遮盖鼻子和嘴。
- 治疗期间皮肤的清洁和消毒。

7.4　用于治疗前后护理的配备

透明质酸唇部注射的治疗前和治疗后护理需要以下步骤和配备（图7.3~图7.18）：

注意事项

治疗期间皮肤的清洁和消毒

每次治疗前，患者需彻底卸妆，并将棉签浸泡在Octenisep或Kodan等消毒剂中，擦拭需要治疗的皮肤，对其进行消毒。连续3次重复此步骤，每次均需使用新的、刚浸泡过的棉签。在治疗过程中，治疗师应将在无酒精消毒剂中浸泡过的棉签放在另一只手上，以便清除血渍和清洁皮肤，使用后须及时更换。治疗后，用消毒剂再次清洁伤口。建议使用促进伤口愈合的乳霜。

用于治疗前后护理的配备

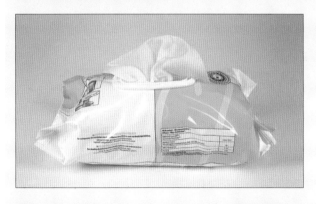

图7.3　卸妆。用卸妆巾或棉片蘸取卸妆产品擦拭面部

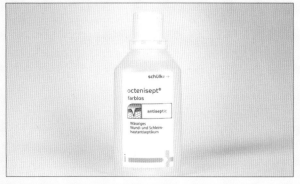

图7.4　消毒。治疗前，用Kodan或Octenisep（也适用于黏膜）或类似的皮肤消毒剂彻底消毒治疗部位

用于治疗前后护理的配备（续）

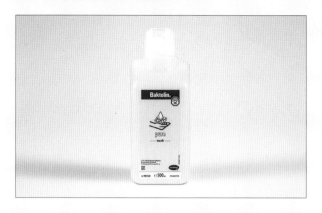

图7.5 清洁双手。每次治疗前和戴一次性手套前，用药皂彻底清洁双手，然后消毒

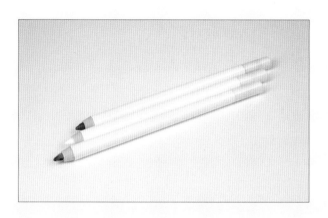

图7.6 标记。用白色或彩色皮肤标记笔标记治疗区域

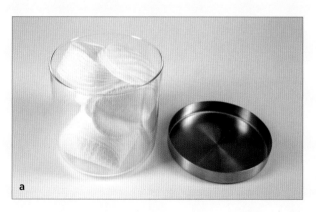

图7.7 棉片。a. 传统的医用棉片。b. 无菌敷贴。c. 纱布，患者使用纱布会很舒服，而且吸水性也很好

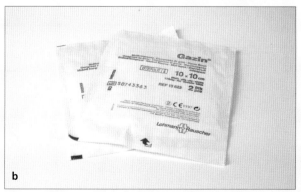

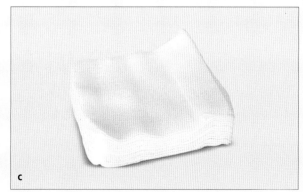

用于治疗前后护理的配备（续）

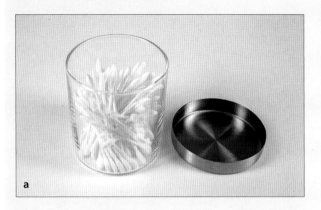

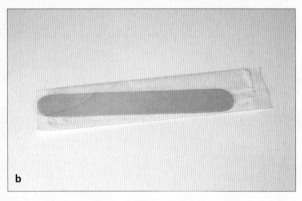

图7.8　棉签或压舌板。可使用棉签或压舌板涂抹面霜。
a. 棉签。b. 压舌板

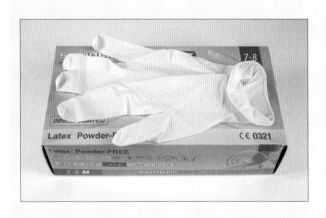

图7.9　一次性手套。手套应紧密贴合，无褶皱，且必须无粉末；某些适应证下需使用无菌手套。这些手套有多种颜色（如蓝色、黑色）。使用针管注射时，建议使用无菌手套。如果患者对乳胶过敏，请使用无乳胶手套

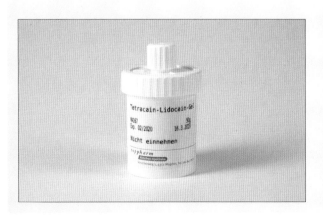

图7.10　局部麻醉剂（乳膏、软膏）。例如Emla、药店自制配方（含有超过25%的丁哌卡因和利多卡因如图所示）、Pliaglis、Xylocaine喷雾等

用于治疗前后护理的配备（续）

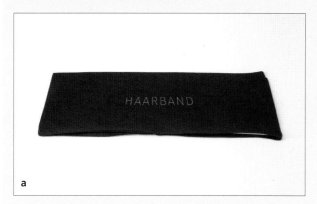

a

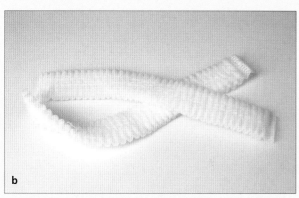

b

图7.11　发带。可使用手术帽、发带、发网或发夹固定患者头发，使头发远离面部，这非常重要。a. 发带。b. 发网

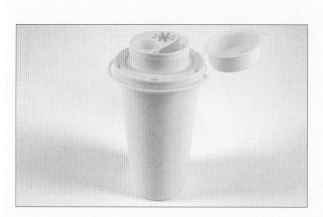

图7.12　利器处理盒和弯盘。每次治疗均需使用

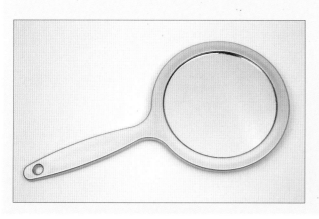

图7.13　手持式镜子。供患者在治疗期间选择使用

7

用于治疗前后护理的配备（续）

7

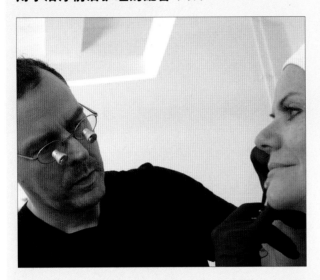

图7.14　放大镜。在处理极细的缝线和在浅表层注射时建议使用放大镜（例如用于漂白技术）

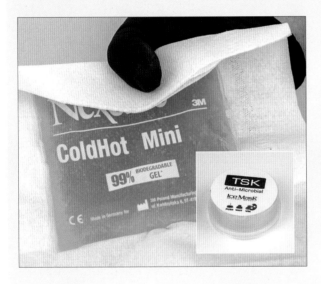

图7.15　冰袋和冰罩。用于治疗后缓解疼痛。它们有各种形状和尺寸，来自不同的制造商。对于唇部，冰袋面积需要大于唇部面积。

冰罩（插图）具有与冰袋类似的效果。这些冰罩含有多种物质，如芦荟、透明质酸、消毒剂和促进伤口愈合的物质

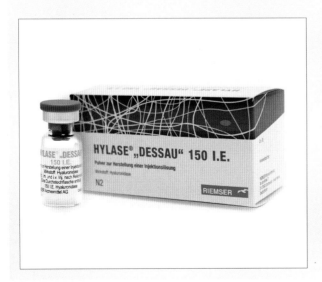

图7.16　透明质酸酶。可以用于处理医美注射不当或对透明质酸发生不耐受反应，溶解以美容目的注射的透明质酸材料

注意：这是处方药！

用于治疗前后护理的配备（续）

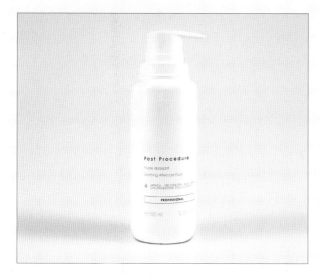

图7.17 治疗后乳膏。每次治疗后，应清洁伤口并使用乳膏进行治疗。这些乳膏或软膏具有抗炎作用，可以减少肿胀，加速血肿消退。图片中为Teoxane公司的产品

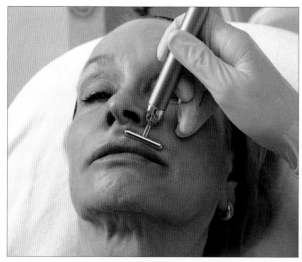

图7.18 24K黄金美容棒。该设备由黄铜和铝制成，镀金。它有一个T形头部，可以由助手用来外翻患者嘴唇，从而使治疗师的手可以自由地进行注射（当戴手套时，消毒剂的润滑作用通常会使嘴唇很难均匀外翻）。24K黄金美容棒的另一个优点是它轻轻压迫治疗区的血管，可部分降低引起血管内注射的风险

24K黄金美容棒的T形头部可产生微振动。它在治疗后使用，可以使透明质酸材料分布更均匀，按摩不均匀的地方，并且尽可能对任何不满意的地方进行调整处理

7

清单——用于皮肤填充剂注射唇部前后护理所需的配备

- 照相机
- 文件袋+圆珠笔
- 利器处理盒
- 一次性手套
- 手用清洁剂
- 皮肤消毒剂
- 手用消毒剂
- 皮肤标记笔
- 化妆棉
- 压舌板、棉签
- 弯盘
- 纱布
- 含有利多卡因的麻醉膏

- 局部麻醉剂、一次性注射器、针头
- 放大镜或放大镜灯
- 发带
- 冰袋、冰罩
- 镜子
- 废物篮
- 透明质酸注射器
- 备用针头
- 钝针
- Nokor针头
- 治疗后乳膏
- 透明质酸酶
- 医用口罩

7.5　治疗期间的患者管理（图7.19～图7.38）

操作前测量和调整

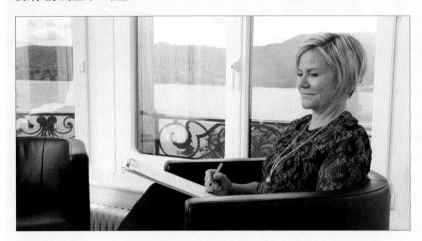

图7.19　欢迎后，要求患者在候诊区完成病史调查表

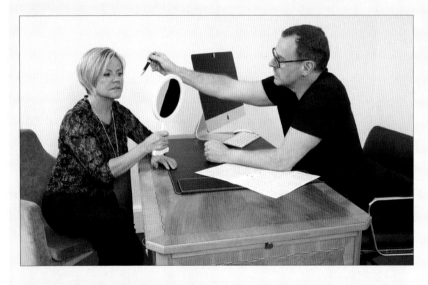

图7.20　先讨论患者对治疗的意愿。然后治疗师进行咨询，并告知患者美容治疗的效果和潜在的风险

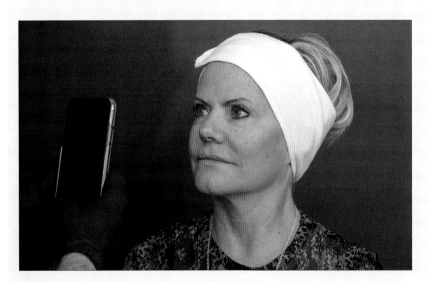

图7.21　随后是拍照，收集治疗前的照片归入文档。之后请患者进入治疗室，并坐在治疗椅上

操作前测量和调整（续）

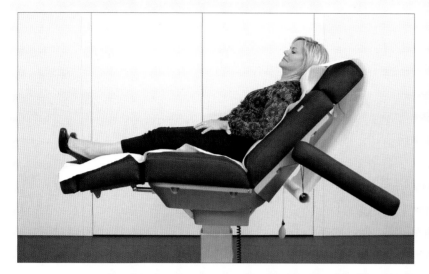

图7.22 分析时椅子的位置：对于丰唇术，最好让患者在几乎坐直的状态下进行治疗。此时，组织因重力作用自然下垂，可以清楚地显示嘴角和口周区域的形态。当注射治疗时，尤其是注射到唇红时，可以在患者仰卧位时进行。在治疗木偶纹和下巴区域时，我们通常建议患者在坐位时注射

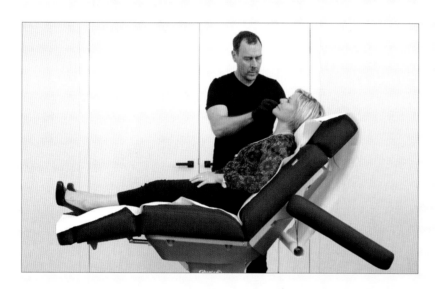

图7.23 调整椅子角度，使患者坐得舒适，治疗师也可以采取放松的姿势进行治疗

7

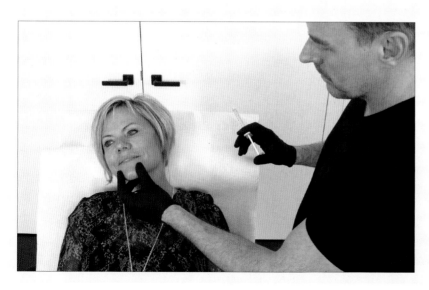

图7.24 治疗师需要在保持近乎直立姿势的同时，可以到达所有需要治疗的区域

操作前测量和调整（续）

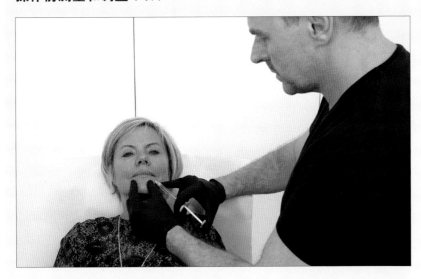

图7.25　治疗师在整个治疗过程中应保持站直或坐直姿势

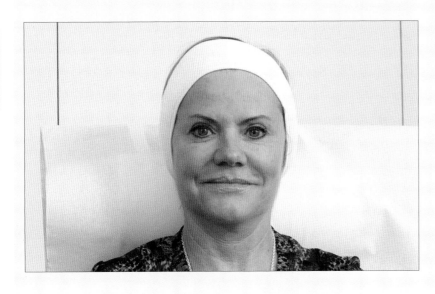

图7.26　使用发带、发网或手术帽，使患者的头发远离治疗区

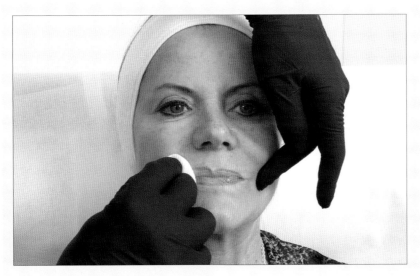

图7.27　彻底卸妆非常重要

操作前测量和调整（续）

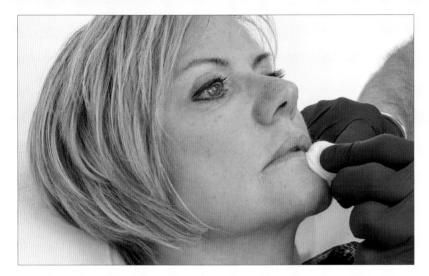

图7.28 消毒和预防感染：治疗前应使用氯己定或70%酒精溶液消毒治疗部位，对皮肤进行彻底消毒。建议使用一次性无菌手套和无菌纱布，以最大可能预防患者感染（Becker–Wegerich 2016）

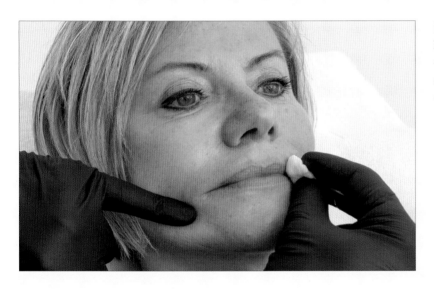

图7.29 用浸泡在消毒剂中的棉球，至少连续3次擦拭每个治疗部位进行消毒。患者的手部也应该消毒，因为在治疗过程中患者手部通常会不小心接触治疗区域

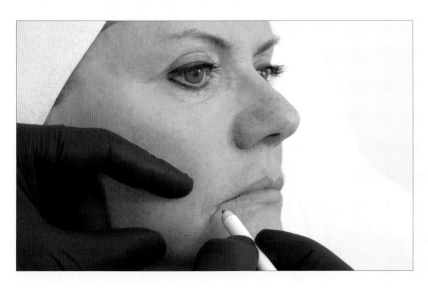

图7.30 在注射开始前，所有需要接受治疗的部位都应在患者站立位或坐位时标记，需要注射的部位用彩色或白色的眼线笔或类似的皮肤标记笔进行标记

操作前测量和调整（续）

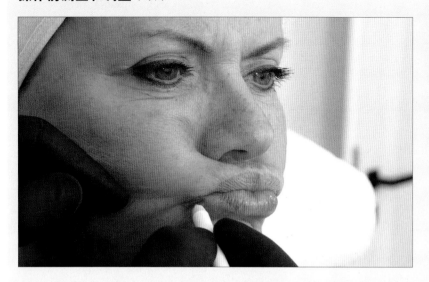

图**7.31**　在进行皮肤标记时，患者必须做出不同的面部表情，以便治疗师能够准确地捕捉问题区域。治疗部位应使用眼线笔/皮肤标记笔画出，并由患者确认，并且拍照

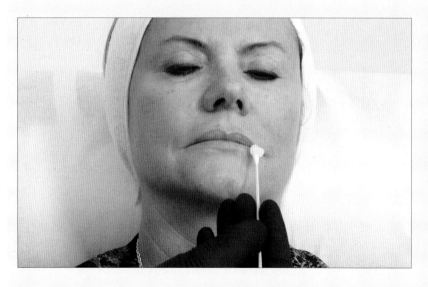

图**7.32**　应使用含有利多卡因的乳膏或其他麻醉方法对治疗部位进行麻醉（见第5章）。这种方法甚至可以说是更好的，因为麻醉剂可能需要15~30min才能起作用。如果需要，接受治疗的区域甚至可以提前进行冷敷，因为冷刺激会使皮肤对疼痛不太敏感（Sattler & Sommer 2015）

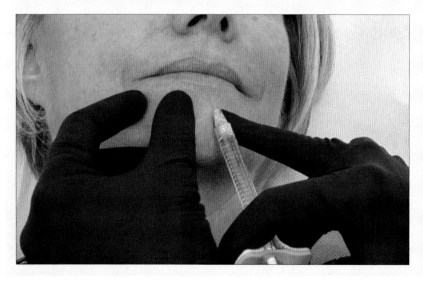

图**7.33**　对于需要精细操作的治疗，治疗师可以将手靠在患者身上，以保持手部稳定

如文档记录中所记录的拟实施的唇部治疗，现在可以根据治疗计划进行（见第9章及其后）。

丰唇术后的即时治疗措施

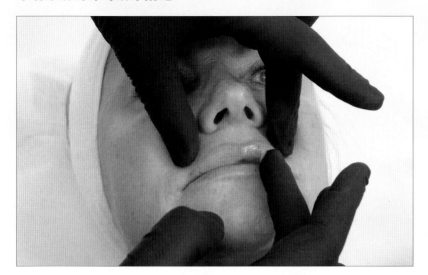

图7.34　注射丰唇后，应在唇部皮肤上涂抹乳膏

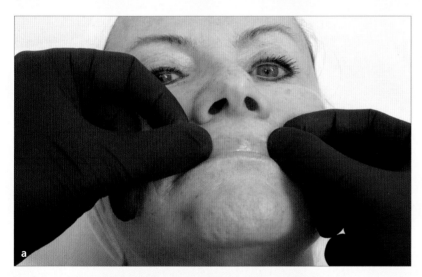

图7.35　可通过轻轻触摸和按摩嘴唇的方式，发现由于填充剂过度堆积而导致的任何不规则现象。可用轻柔的动作依次触摸上唇和下唇。a. 触摸上唇。b. 触摸下唇

7

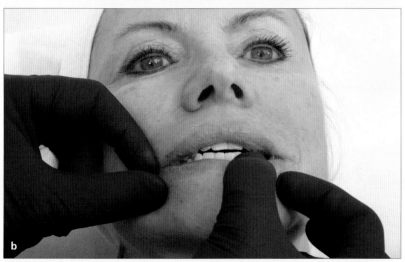

丰唇术后的即时治疗措施（续）

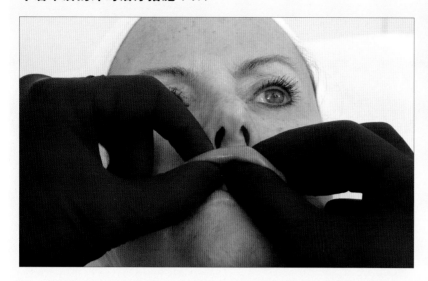

图7.36 注射丰唇术后是否应按摩嘴唇存在争议。我们建议在使用钝针注射治疗后进行按摩，以确保填充材料能均匀分布。如果用锋利的锐针对嘴唇进行注射治疗，则只应在有不对称或有可见结节的情况下进行按摩。并且应该小心而轻柔地进行，使填充材料能更好地重新分布，但需注意避免对创口造成进一步的损伤

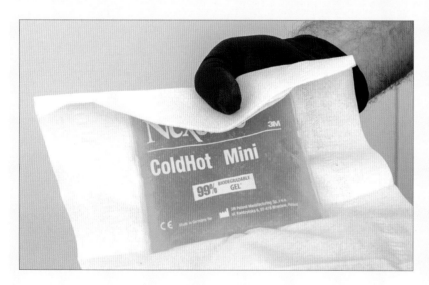

图7.37 治疗后应进行冷敷，以促进唇部消肿。冰袋面积需大于唇部面积

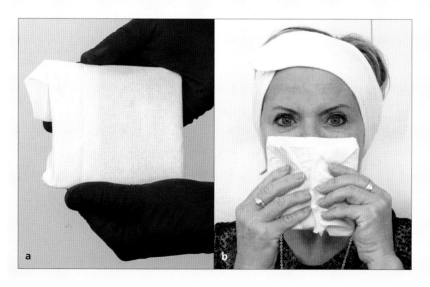

图7.38 a. 将冰袋包裹在纱布中。b. 患者可以用手将其固定在唇部，以促进嘴唇消肿

治疗完毕也需拍照留存，归入文档。需详细记录治疗过程，包括使用的产品、批号、适应证、并发症、后续治疗等。并需要进行复查预约，以检查治疗结果，每次复查均需以照片记录，必要时需进行补充注射。在疗程结束后，患者应再收到一张信息表，其中包含丰唇术后的护理建议。

清单——治疗过程一览表

- 患者登记
- 致欢迎辞
- 了解患者病史
- 患者的治疗意愿和预期
- 调查是否存在利多卡因不耐受
- 建立治疗文档
- 说明费用
- 拍照留存
- 个性化分析
- 治疗目标、治疗计划
- 标记治疗区域
- 清洁患者皮肤
- 麻醉（计划在20 ~ 40min使麻醉剂发挥作用）
- 调整治疗椅
- 清洗和消毒治疗师的手部
- 治疗师戴上一次性手套

- 给患者消毒
- 打开治疗材料包
- 组装注射器，准备Nokor针头（如果合适的话）
- 准备在过氧化氢中浸泡过的棉签（用于更快地止血）
- 消毒
- 注射
- 再次消毒
- 涂抹治疗后乳膏
- 适当地轻轻按摩
- 冷敷
- 根据需要，予以阿尼卡球蛋白或布洛芬的处方
- 拍摄治疗后的照片
- 复查预约
- 分发关于治疗后的护理建议的信息表

7

8 注射技术

8 注射技术

8.1 简介

我们旨在向读者提供所有已知的用于丰唇的注射技术，不同的注射技术产生不同的预期效果。后面的章节中我们将详细描述在何种情下推荐何种注射技术。在第9章中我们会详细讲解45种注射技术，并在表格中列出难易程度、注射细节，以及对应的适应证（第10章），为实际临床运用提供了直观的参考。总之，我们注射的原理是将一定体积的皮肤填充剂精准注射到被治疗区域的特定位置，以达到特定的效果，完成修复和美化的目的。以下4个因素在一定程度上决定了治疗的效果：

- 患者的年龄和肤质。
- 选择的工具（针头）。
- 选择的透明质酸（HA）产品。
- 治疗师的解剖学知识和注射技术。

这些因素的相互作用，再加上患者的需求和预算范围，可以呈现出不同的效果。

唇部，质地十分柔软，皮层较薄，血管丰富，尤其是唇红部分，因此，在注射丰唇、补水和塑形的时候，需要进行适当选择，包括选择注射针头、注射产品，以及注射技术以达到最佳的治疗效果。对于皮肤层次和注射方向的问题，会在涉及唇部的特定注射技术的章节中进行详细的探讨（第9章）。

唇部治疗时使用不同的针，具体操作中使用锐针或钝针，取决于适应证和治疗师的经验。

8.2 不同皮肤层次注射（图8.1~图8.5）

8.2.1 皮内注射（浅表层填充）

在浅表层进行注射填充时，针的斜面应该朝上，透过皮肤隐约可见针头。一旦材料注射进去，注射部位的组织可能会短暂变白，但几秒钟后颜色恢复。这一层适合治疗细小的浅表皱纹、皮肤修复和补水。不能在唇部的唇红部进行皮内注射，因为唇红处的皮肤

非常薄，而且皮下缺乏脂肪组织。

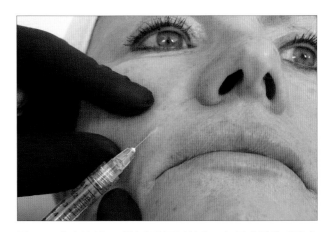

图8.1 皮内注射。透过皮肤可见针头，如果皮肤的毛孔太大，注射物质就会从毛孔中泄漏出来。注射时出现的皮肤发白现象是常见的副反应（第6.1.3节）

8.2.2 皮下注射（中度填充）

皮下注射的方法也可定义为浅层皮下注射。在这种技术中，当针头被抬起时，皮肤形成一个轻微的隆起，尽管仍然被认为是浅层注射，但此时透过皮肤看不到针形。注射时根据具体情况，针头斜面可以向上或向下转动。这种皮下注射临床很常用，如果过度填充会导致蠕虫状凸起。高交联度的HA在此层次注射过浅时，可能会产生丁达尔效应（见第6.1.2节）。用锐针在唇红部进行皮下注射几乎不可行，因为唇红皮肤非常薄，锐针穿破皮肤风险较高，因此此时使用钝针更为合适。

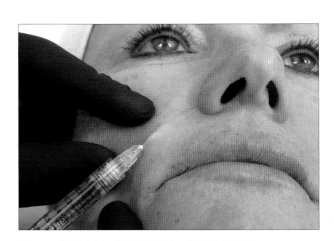

图8.2 皮下注射。针头不可见，隆起效果显著

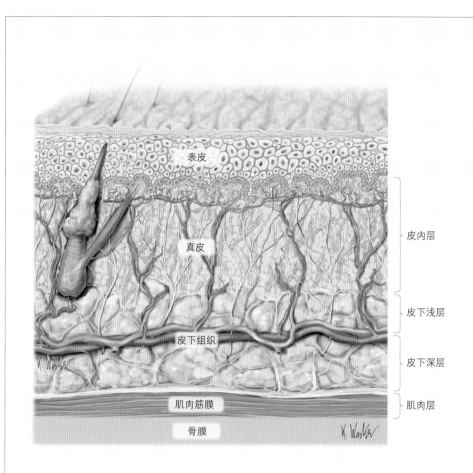

图8.3 口周皮肤层结构图

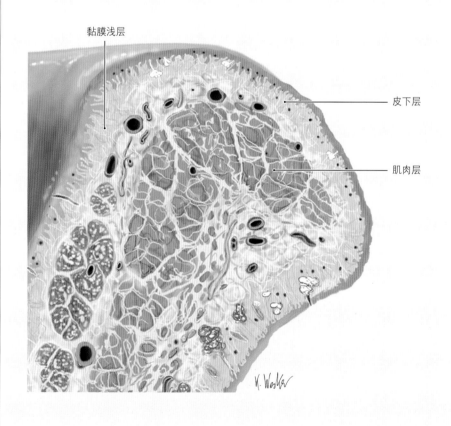

图8.4 唇红部分皮肤比较薄，分别为皮下层、肌肉层和黏膜浅层。3层结构注射时比较难以区分

8.2.3　皮下层/黏膜浅层注射（深度填充）

皮下注射到黏膜也被称为黏膜浅层注射。当针头被抬起时，可见一个轻微的隆起。该层次注射主要适用于容量缺失和深度皱褶填充。唇外侧皮肤的厚度差异很大，2～5mm，取决于具体皮下组织结构，皮下组织结构和具体层次选择会影响最终治疗效果。

注射层次越深，填充材料浅层的组织就越多，注射呈现效果越柔软。在唇红部，"皮下层""浅表层"的意思相同，因为皮肤非常薄，在实际操作中无法清楚区分各个层次。

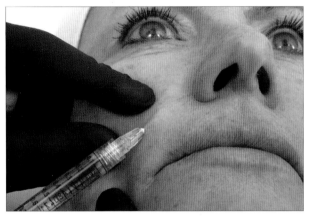

图8.5　皮下注射。针头不可见，可见广泛且柔和的隆起

8.2.4　肌肉层注射

肌肉层注射为将材料直接注射到肌肉层中。在丰唇时，当HA注射到口轮匝肌时进行肌肉层注射。

8.2.5　骨膜上层注射

在唇部治疗中，只建议在治疗颏唇沟时，在唇外侧及唇周进行骨膜上层注射。

8.3　锐针注射技术及效果

8.3.1　锐针的特点

锐针的优点是容易穿透组织，可精准地将HA注射至目标区域，非常适合于皮内填充和精细矫正注射。唇部注射最常用的锐针的规格是27～30G（口径）。针头的长度可以根据注射技术而调整。

锐针的缺点是会造成较大的组织创伤，增加患者的疼痛感，还会产生血肿和肿胀。锐针也可能会造成血管阻塞和不可逆的缺血风险。因此，使用时需要谨慎。

一般来说，HA产品会提供合适管径的锐针。如果治疗师一定要使用自己的针头，需要仔细选择适合HA产品的针头，以确保HA颗粒不会被过窄的管腔破坏。

锐针如果多次使用，就会变钝，这会增加患者的疼痛感。所以，如果频繁注射，就需要多次更换针头，例如微滴注射治疗，建议多次更换针头。

针的斜面朝上还是朝下，通常由治疗师决定。如果斜面朝上，HA将被注射至真皮浅层；如果注射目的是使用低交联度HA或非交联HA为皮肤浅层补水，可以将针头斜面朝上。然而，潜在风险是，可能产生丁达尔效应或致皮肤表面不平整。如果针的斜面朝下，注射材料向深层注射，这是如唇部轮廓塑形注射等治疗中的经典注射方式，存在各层次隔膜受损时，这样注射可阻止注射物向唇部浅层皮肤移位。

8.3.2　点状注射技术

点状注射技术即在较短间隔内精确注射相邻的单个注射点。相同含义描述有：液滴技术、微滴技术、多针技术、微针技术、微球注射技术、连续穿刺技术。进针的角度为30°～45°，针的斜面朝上。皮内或皮下注射是标准注射方法。该技术特别适用于皮肤浅层注射或者轻微不平整的矫正治疗。

■ **连续点状注射技术**（图8.6）

如顺着皮肤纹路或皱纹进行一个接一个的连续的点状注射，被称为连续点状注射技术，在皮内层连续地点状注射微滴HA，可使其在真皮层均匀分布，从而纠正微小的凹陷和细微的缺陷。

■ **微穿刺技术**（图8.7）

这种技术，也称为多点技术或缝纫法技术，适用于在浅表层微量注射HA，尤其适用于年轻患者。细小线状的HA以规则的间隔注射至真皮层内或真皮下层，需使用低交联度的材料来起到保湿作用。

■ **微粒技术**

微粒技术是点状注射技术的改进，不同之处在于针头的斜面朝下，每间隔2～3mm尽可能在浅表层行点状注射极小剂量的HA，适用于水润老化的皮肤。

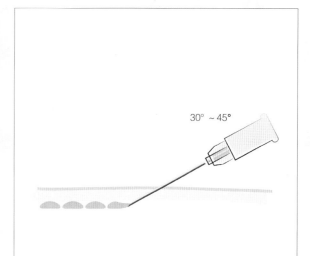

图8.6　连续点状注射技术

进针角度：30°～45°
针尖朝向：向上
注射层次：皮内、皮下
注射量：0.01～0.05mL/点

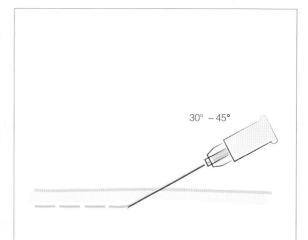

图8.7　微穿刺技术

进针角度：30°～45°
针尖朝向：向上
注射层次：皮内、皮下
注射量：0.01mL/点

提示

如果在真皮浅层注射高交联度的HA产品会出现皮丘现象，并持续4个月甚至更长时间。建议选择交联度较低的材料，使用点状注射技术进行浅表层注射。

8.3.3 线状注射技术

■ **隧道式注射技术**（图8.8）

隧道式注射技术（线状/串联注射）即直线注射，或直接进入皮肤或组织。这种技术可应用于任意层次，使用任何产品，取决于适应证。

由于该技术穿刺皮肤次数少，适用于深层注射，效果相对柔和。可将整个针头插入皱纹顶点或者皱纹处的下方，注射的线状填充剂形成一条线，将凹陷的皱纹抬高到皮肤的正常理想水平。

■ **线状微滴注射技术**（图8.9）

线状微滴注射技术是线状注射技术的一种变形技术，唯一的区别是线状注射时注入的填充材料相对多一些，线状微滴注射技术即填充剂以细长、变细的液滴的形式注入。

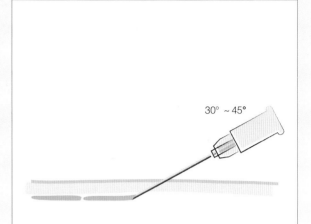

图8.8 隧道式注射技术

进针角度：30°~45°
针头朝向：朝上
注射层次：皮内、皮下
进针方向：注射线（约10mm）沿皮纹或皱纹的长轴注射

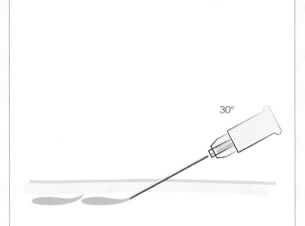

图8.9 线状微滴注射技术

进针角度：30°
针头朝面：朝上
注射层次：皮下
进针方向：注射物以细长、逐渐变细的液滴形式注入皱纹

> **提示**
>
> 在浅层注射高交联度的HA时，可能会产生丁达尔效应（第6章）。

8.3.4 扇形注射技术（图8.10）

扇形注射技术适用于覆盖面积较大、进针穿刺点有限的区域。顾名思义，填充材料以三角扇形注入皮肤。注射完全结束前针头不会完全从皮肤中抽出，进针点为三角扇形的顶点。

如同在线状注射技术中，在治疗区域的周边进针。注射一条线后，针头不能完全抽出，改变针尖方向，再次注射一条线。重复此过程以形成一个扇形。

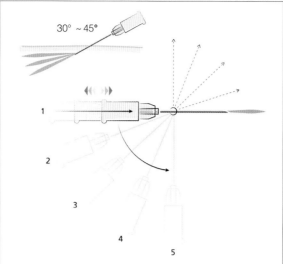

图8.10 扇形注射技术

适应证：鼻唇沟，口周皱纹
进针角度：30°~45°
针头朝向：朝上
注射层次：皮内、皮下
进针方向：采用不同方向的逆行注射（即退针时注入材料）

8

8.3.5 十字交叉注射技术（图8.11）

十字交叉注射技术适用于大面积注射和深层注射，用于稳定松弛的组织和面部填充塑形。与线状注射技术一样，针头在治疗区域的外围进针。以5~10mm的间隔并排注射一些平行线以覆盖所需的治疗区域。使用同样的方法，在垂直前面平行线的方向再次注射多条平行的线条，形成一个加强组织的网格。

该技术非常适用于唇部周围区域，即用于精巧地补充颊部容量/紧致颊部组织，减少细小皮肤皱褶，使用低交联度或非交联的HA水润干燥的皮肤。

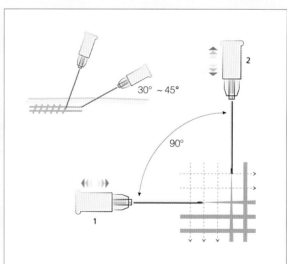

图8.11 十字交叉注射技术

进针角度：30°~45°
针头朝向：向上
注射层次：皮内、皮下
进针方向：沿着治疗区域的长轴以3~5mm的间隔逆行注射平行的HA线。然后用同样的方法，垂直交叉注射平行线，从而形成注射网格

8.3.6 团状和厢式注射技术 (图8.12、图8.13)

团状注射技术：垂直皮肤进针，将"HA"团块状注射至目标区域中心，可充盈抬高组织和纠正阴影。注射时可用拇指和食指抓捏固定住注射部位，这样可以形成反作用力，防止HA向远处扩散。

厢式注射技术：可以通过并排注入多个团状填充剂来增加容量，或者通过在治疗区域内注射多个团块点来稳定组织。在较大的治疗区域，可并排注射多团块或重叠注射多团块，这样可以减少填充剂引起的结节风险。

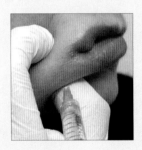

图8.13 用拇指和食指挤压脸颊侧，产生一定程度的外扩阻力，在黏膜浅层进行厢式注射，可将填充剂准确地注射至容量缺失的部位（垂直注射），建议注射前回抽，以防止填充剂进入血管

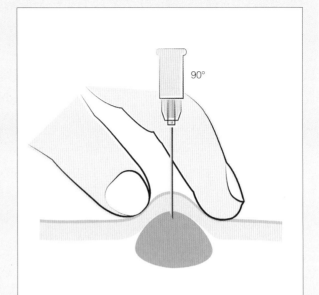

图8.12 团状和厢式注射技术

进针角度：90°
针头朝向：不定向
注射层次：真皮中层和深层、皮内
注射量：采用逆行注射1~2点，0.05~0.1mL

8.3.7 三明治注射技术 (图8.14)

三明治注射技术适合多层次注射填充，以补充容量、遮盖肌肉运动和纠正阴影、恢复其正常形态。

三明治技术是团状注射技术的一种形式，涉及多层次的注射。注射时用拇指和食指捏提起组织（例如沿木偶纹），然后将注射物点状层叠注入。不同强度的HA可以使用这种技术分层注入。

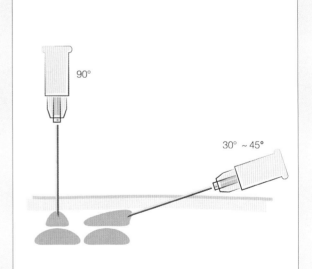

图8.14 三明治注射技术

进针角度：30°~45°和90°
针头朝向：朝上
注射层次：真皮深层和中层
进针方向：在治疗区域两层次重叠注射，以这种方式重复注射

8.3.8 牵张注射技术（图8.15）

　　牵张注射技术是适用于纠正皮肤浅层缺陷的线状注射和点状注射技术。注射过程中，将皮肤向垂直于进针方向的横向尽可能地牵拉伸展。拉伸皮肤的反作用力可以防止矫正过度，并使HA更广泛地分布到组织中，注射时可以请助手帮忙完成这项操作。

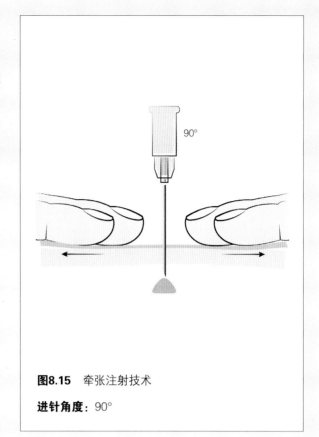

图8.15　牵张注射技术

进针角度：90°

8.3.9 压缩注射技术（图8.16）

　　压缩注射技术适用于线状注射、点状注射和团状注射。注射时，用拇指和食指挤压治疗区域周围的皮肤，以改变组织压力来限制HA的向外扩散。因此，填充剂可以被"固定"局限于特定的区域。

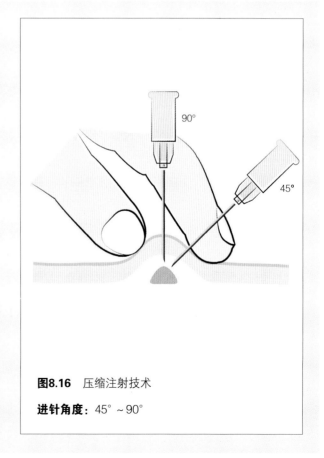

图8.16　压缩注射技术

进针角度：45°～90°

8.3.10 焕肤注射技术（图8.17）

焕肤注射技术就是指皮肤在注射材料压力的作用下变白的一种注射技术，是通过极浅表层的线性皮内注射来实现的。该技术仅能使用非交联或低交联度的HA，由于HA的扩散和分布产生的压力压迫浅表层血管，导致皮肤发白。

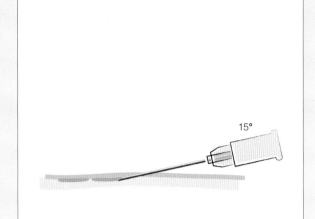

图8.17　换肤注射技术

进针角度：15°
针头朝向：朝上
注射层次：皮内
进针方向：在浅层纵向逆行注射

8.3.11 折叠注射技术（图8.18）

该技术是在皮肤褶皱的最深的角化折痕处有针对性地浅层焕肤注射（第9.3.3节）。

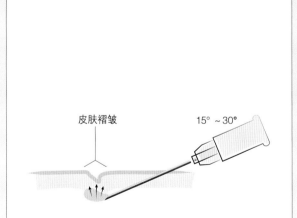

皮肤褶皱　　　　　15°～30°

图8.18　折叠注射技术

进针角度：15°～30°
针头朝向：朝上
注射层次：皮内
进针方向：沿着皮肤皱褶纹路的顶点处进针，根据需求量注射

8.3.12 蕨叶状注射技术（图8.19）

蕨叶状注射技术是一系列皮内注射线排列成蕨叶形状，针头从皮肤纹路、皱纹或真皮薄弱部位的中心进针（第9.3.4节）。蕨叶状注射的目的是在不增加不必要容量的情况下强化真皮。

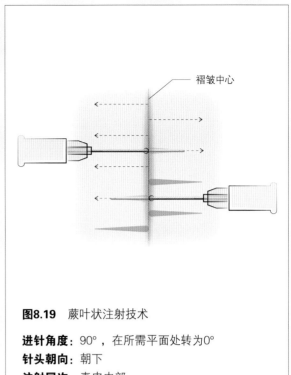

褶皱中心

图8.19　蕨叶状注射技术

进针角度：90°，在所需平面处转为0°
针头朝向：朝下
注射层次：真皮中部
进针方向：顺着皮肤纹路或皱褶注射

8.3.13 鱼骨式注射技术（图8.20）

鱼骨式注射技术可以阻挡面部表情肌对皮肤纹路或皱纹的影响，包括沿着皱纹的长轴进行注射，同时以1mm的间隔注射多条细小的弧形线穿过皱纹，来分散作用于皱纹的压力，这样形成类似于鱼骨形状的注射框架。

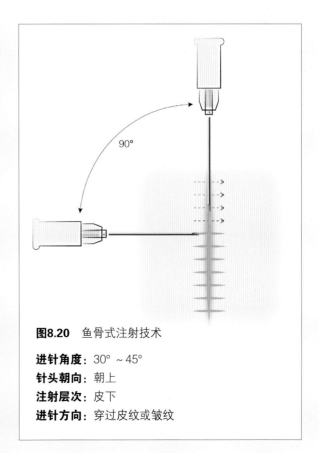

90°

图8.20　鱼骨式注射技术

进针角度：30°～45°
针头朝向：朝上
注射层次：皮下
进针方向：穿过皮纹或皱纹

8.4 钝针注射技术及效果

8.4.1 钝针的特点

　　顾名思义，钝针（图8.21、图8.22）是一种末端为圆形钝头、侧面有一个出孔的注射针头。钝针穿过组织和肌肉时，针管是划过纤维之间的连接，而不是切割组织，所以钝针的疼痛度较小，可减少组织损伤，并降低损伤大血管的风险。钝针有各种规格，不同的形状尺寸具有不同的特性（例如，TSK STERi-GLIDE，Pix'L，SoftFil，Magic Needle，见制造商的网页）。钝针在以下特征方面有所不同：

- **针头的圆度**（图8.23）——针头越尖或越圆，注射造成的创伤就越小，但是圆润的针尖不易穿过组织。
- **侧孔位置**（图8.23）——侧孔可位于距针尖的不同距离处。侧孔靠近针尖，可使材料精准地放置在针头末端，从而可在目标区域精准注射。
- **灵活性**——钝针的管壁越薄越灵活，但不容易改变方向或引导针头。同时，不同制造商产品材质质量也有差异。治疗者可以根据不同的需求选择不同的钝针。例如，我们建议使用一种比较稳定、灵活性差的钝针来注射塑造唇部轮廓，因为比较灵活的钝针不容易在具有抵抗力的组织中穿行。
- **长度**——钝针有不同的长度，钝针的长度应根据治疗区域的大小来选择。对于唇部，我们建议使用不太长（25～30mm）的钝针，以便更好地引导针头。而在口周区域，建议使用较长的钝针（50mm），尽可能地减少穿刺点。

8.4.2 钝针注射技术

　　钝针注射技术的原理为用尽可能少的穿刺点来进行大面积的治疗。图8.24显示了如何从一个穿刺点进入来治疗整个一侧唇部区域，而无须多个穿刺点（风车技术）。在唇部，可使用钝针进行线状注射和扇形注射HA。可进行以下治疗：

- 补水/修复。
- 轮廓塑造。
- 填充/补水。

- 治疗木偶纹。

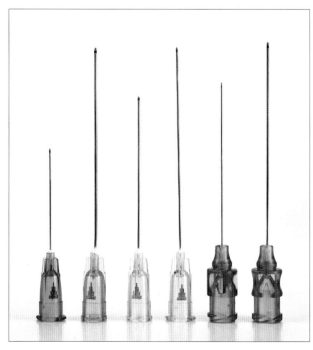

图8.21 不同厂商提供的不同质量的钝针

钝针的特点

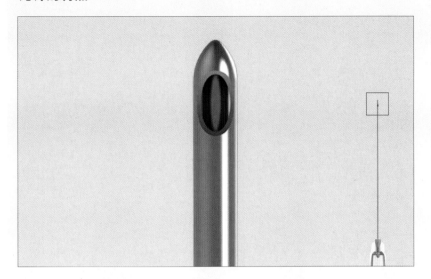

图8.22 由于钝针的尖端较钝,因此可以无损伤地进入和穿过皮下组织,患者几乎是无痛感的

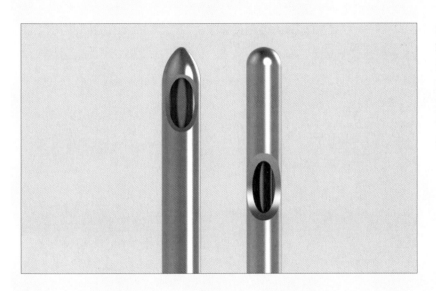

图8.23 钝针针尖和侧孔的差异:较尖的钝针(左)针尖更容易在组织中滑动从而更容易被引导推进。而圆润的钝针针尖(右)造成的组织损伤更少。钝针侧孔的位置也具有一定的作用:侧孔越靠近钝针针尖,注射位置越精准

8

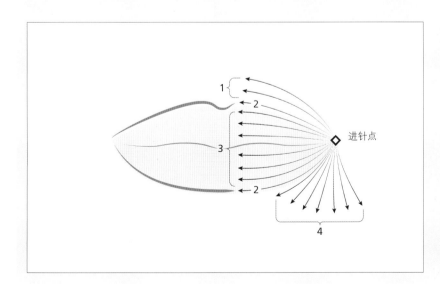

图8.24 从单个穿刺点进行整个一侧唇部的注射治疗(风车技术)

1. 补水、修复
2. 轮廓塑造
3. 填充、补水
4. 木偶纹填充

钝针注射技术步骤（图8.25～图8.31）

- 确定治疗区域。
- 在进针点用开口针进行穿刺开口。

- 插入钝针。
- 顺行或逆行注射给药。
- 改变钝针的插入方向而不抽出钝针。

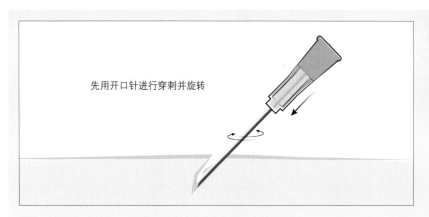

先用开口针进行穿刺并旋转

图**8.25**　为了使钝针进入组织，需先用锐针在进针皮肤处进行穿刺开口（使用开口针进入1～2mm深度）。可旋转开口针扩大开口，从而使钝针更容易进入

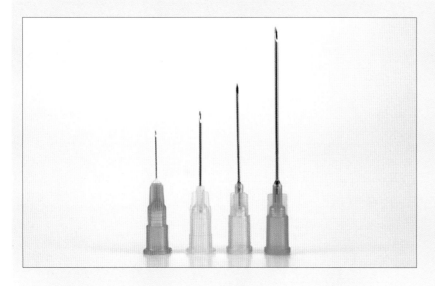

图**8.26**　根据钝针的大小，选择一个合适的开口针。开口针管径应始终比钝针粗一个单位，以便钝针更容易进入开口点

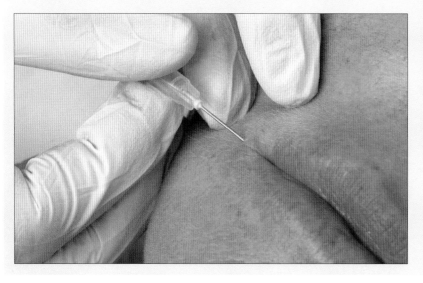

图**8.27**　将开口针尖插入1～2mm深度，并轻轻旋转。控制开口针进入深度在2mm以内，从而确保尽可能地避免损伤血管。即使这样也难免会有血肿发生

钝针注射技术步骤（续）

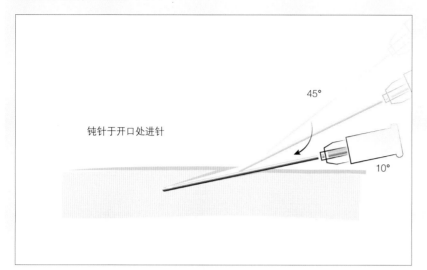

图8.28　将钝针以45°角轻轻插入开口点约2mm，然后慢慢地将进入的角度减小至10°，将钝针推到皮肤层以下

钝针于开口处进针

45°

10°

8

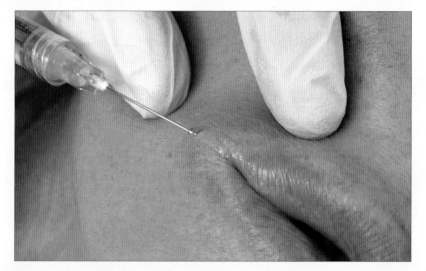

图8.29　用拇指和食指轻轻拉伸皮肤，钝针会滑入唇部。

如果钝针很难进入，即遇到阻力，不可暴力推进。相反，应寻找另一个层次，在"正确"的层次钝针很容易穿过组织

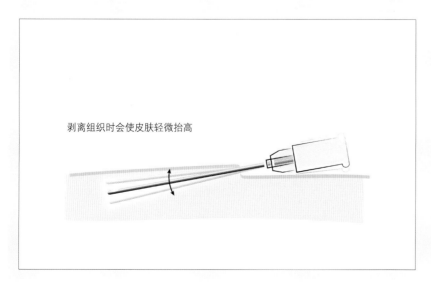

图8.30　像铲子一样推入钝针以分离唇红真皮层或唇部皮肤部分。此动作会导致皮肤轻微抬高，这个过程称为"剥离"

剥离组织时会使皮肤轻微抬高

钝针注射技术步骤（续）

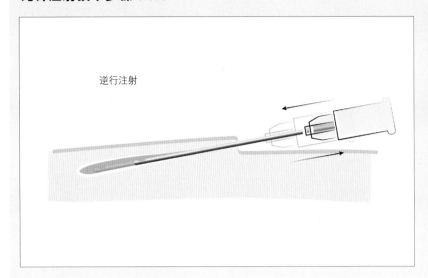

图8.31 当钝针到达治疗区域后，采用逆行注射法均匀地注射HA

提示

剥离组织层

大面积唇部治疗，可将钝针的尖端像铲子一样推入，并轻轻地前后移动来分离唇红真皮层或唇部皮肤部分，称为"剥离"组织层。

注射含有利多卡因的HA减轻疼痛

钝针进入皮肤后可先注射少量的含有利多卡因的HA，使组织麻醉，这样对疼痛敏感的患者更容易接受。建议至少等1min，使利多卡因发挥作用。

8.5 技术要点、治疗经验和实用技巧

拉伸——用食指抓捏住颊部，并将组织拉向治疗师方向。这样拉伸治疗区域，从而使注射位置更精准。

进针点（图8.32、图8.33）——若穿刺开口很小，会迅速闭合而不容易被找到。此时可以轻轻按压组织，迫使血液从针眼中渗出来辨别开口位置。

皮纹或皱纹的顶端（图8.34）——皱纹中心通常与塌陷的上皮有关，由于皮肤在这一点上反复扭结，就形成了褶皱或皱纹的顶端。

避免损伤血管（图8.35）——锐针注射时很容易损伤血管。

用手指压迫输入血管并回抽可有效避免注射至血管内。还要避免在输入血管附近注射过大的交联度高的HA团块，过大的注射团块会压迫血管而导致局部组织缺血甚至坏死。

钝针规格——填充口周组织和唇红建议使用27～30G钝针。而对于真皮层较厚的下颌区域建议使用25G钝针。钝针越粗，穿过组织的疼痛度越小。

为避免造成任何不必要的永久性瘢痕，尽量使用较细的钝针，从而尽可能地减小穿刺开口。然而，细钝针（27～30G）的缺点是难以准确地进入开口中，并且也不易进入目标层次，因为它更柔软，也更难操控。

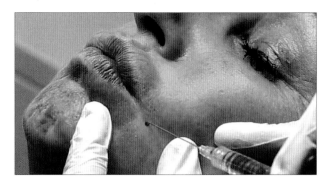

图8.32 渗血点为进针点

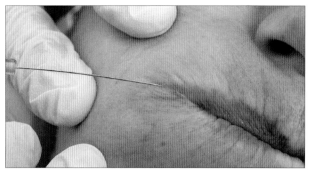

图8.33 另一种方法是让患者做紧紧鼓腮的动作，组织被拉伸后，很容易发现开口点。当颊部鼓起时，钝针会很容易进入穿刺开口

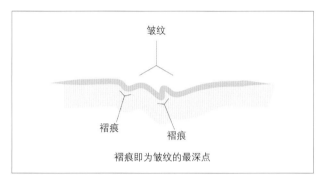

图8.34 不同深度的皱纹及顶端（褶皱）

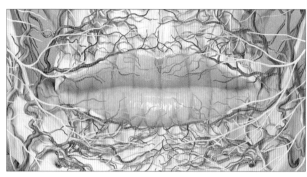

图8.35 口腔区域的血管神经网

8

　　HA注射剂量——HA注射量需要精确控制，最好的方法是在注射时观察注射器活塞的活动，并利用注射器上的刻度来记录唇部每个区域的注射剂量。需要精准、均匀地注射。

　　注射方法（逆行/顺行）（图8.36）逆行注射是常用的注射方法：先插入针头，将针尖推送至治疗目标区域的末端（1），退针时均匀地注射（2），在针头即将完全退出时，不能再注射，因为此时针头位于真皮浅层，即使少量注射也会导致明显的外观不平整。顺行注射方法适用于注射含有利多卡因的填充剂，使利多卡因发挥麻醉效应。为了做到这一点，将针头或钝针推入组织内约几厘米，注入1~2个微滴（3），等待几分钟后再缓慢地推进针头，以便注入更多的微滴（4），直到要注射线条的末端。这个过程很长，但患者的疼痛度较小。

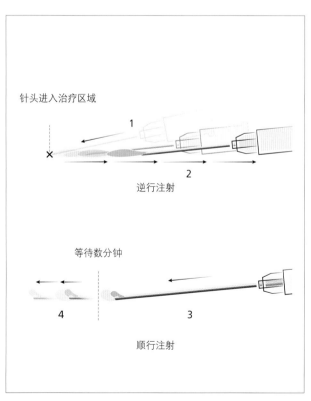

图8.36 逆行和顺行注射褶痕为皱纹的最低点

材料的浪费——为避免浪费材料，注意在拔针前停止注射，这样做也可避免在出针处产生明显的、不美观的结节。

针头斜面朝向——注射过程中针头斜面朝上或朝下，取决于操作者的治疗目的：如果斜面朝上，注射材料会扩散到周边区域，如在填充组织或补水，以及皮下注射或皮内注射时运用。深层注射使用针头斜面方向差异不大。若治疗师想阻止材料迁移至唇部的皮肤部分，斜面应该朝下，如进行唇部塑形注射时，斜面应朝下（如果隔膜已经被光化破坏，这个问题更常见）。

针尖——针尖所在的位置即是注射点位，治疗师必须知道确切的位置以便精准地注射。可通过手指触摸或者轻轻抬起针头观察针尖位置。

更换针头——锐针使用几次后就会变钝，继续使用会增加患者的疼痛感，所以应该在使用10次后更换针头。

捏合——用拇指和食指抓捏住组织（图8.37），这样针头可以轻松地进入两手指之间的组织，以保证针头和材料都不会偏移。

卡尺——该仪器用于测量面部不同区域的比例，也用于分析唇部（图1.54）。

张力——轻微的张力有助于针头进入皮肤，因此，建议拉伸拇指和食指之间的皮肤。

深点——这个术语用于描述治疗区域的最深点，包括皮纹或皱纹的最深处，或容量缺失的区域。

持针手——注射时，操作注射手应该保持稳定，若不能保持稳定，注射不均匀的风险将会大大增加。可将小指抵住患者的脸部以支撑手部，从而保证注射的稳定性。图8.38~图8.44显示了多种操作方法。

非持针手支撑——如果要安全、准确地引导钝针或锐针穿过组织，就必须要用另一只手固定组织。图8.37~图8.44展示了此操作的各种方法。

视觉检查——在治疗过程中，频繁的目视检查是确保治疗按计划进行的可靠方法。因此，在治疗过程中，操作者应以直立姿势仔细反复检查患者的治疗情况。

在唇的不同治疗部位用另一只手支撑辅助注射操作手（图8.37~图8.44）

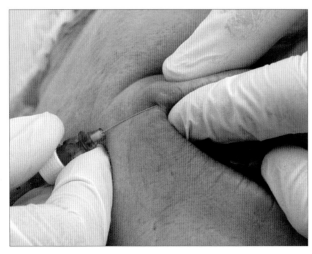

图8.37　当钝针向唇部推入时，在拇指和食指间来回移动针头可以为其找到进入路径

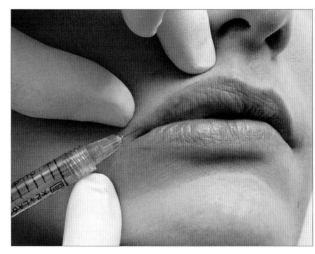

图8.38　注射操作手的小指支撑在患者的颏部，可使锐针平稳、安全地进入组织

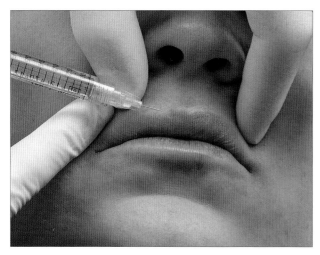

图8.39 上唇治疗：注射操作手的小指抵在上唇外侧，另一只手拉伸唇部，直至皮肤绷紧

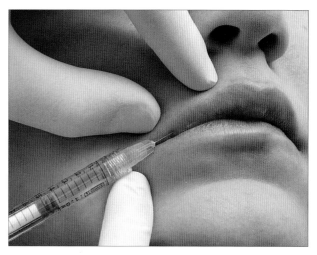

图8.40 口角治疗（上唇）：注射操作手的小指抵在下唇外侧，另一只手拉伸唇部，直至皮肤绷紧

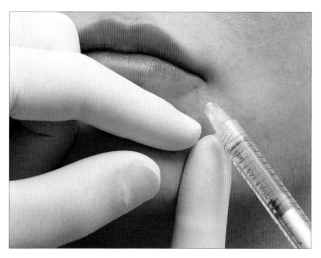

图8.41 口角治疗（下唇）：注射操作手的小指抵在下唇外侧，另一只手向下拉伸皮肤直至绷紧

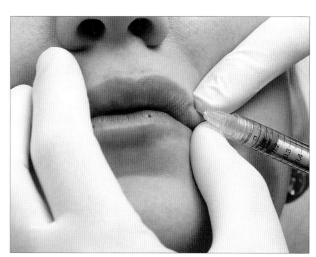

图8.42 注射操作手的小指轻轻按压上唇边缘，使上唇轻轻隆起，暴露出干湿唇边界

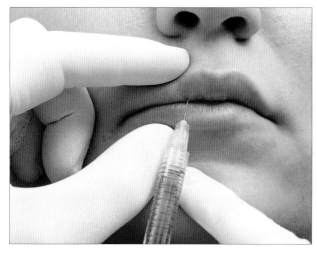

图8.43 靠近口裂处唇部治疗：注射操作手的小指抵住颏部和下巴，另一只手轻轻分开唇部

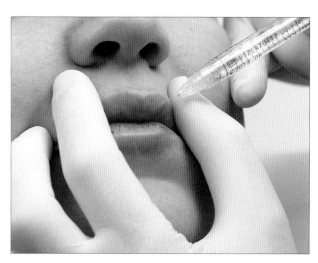

图8.44 注射操作手的小指纵向支撑在颧骨上，另一只手固定住唇部

8

9 45种唇部治疗技术

治疗唇部时，不能孤立地考虑任何区域，应始终包括整个唇部区域。在这里，我们总共展示了45种技术，按照以下6个主题分类：

根据我们的实践经验，关于材料体积和针插入深度或方向，以及层次的细节在定义上是可变的，因此应仅列出大致数字。这些细节应根据解剖条件、患者的意愿和治疗目标单独定制。我们提供了不同方法的演示，并简单提及了所提供的所有技术和细节。

我们的目标是展示广泛的注射技术，并借助所展示的许多不同方法，激励治疗师找到自己的"最佳实践"，对其进行反思并继续发展，因为美学工作就像患者面对自己一样，是充满活力和不断变化的。

9 45种唇部治疗技术

9.1 补水、活化

被水合和/或活化可以使皮肤焕然一新。为此我们使用了特定的注射技术。再生与其他注射技术的不同之处在于，透明质酸（HA）是在浅表层和皮内层注射的，并且使用的是低交联度或非交联的透明质酸。用细而锋利的针对组织进行多次穿孔会刺激成纤维细胞形成和新胶原生成（Kercher等2008）。如果要达到长期效果，治疗需要重复2~3次。此外，透明质酸通过水合能力帮助组织再生。这两种特性结合起来可以"增强"皮肤活性并使其恢复活力，因此也被称为皮肤强化剂。

然而，也可以使用钝针对皮肤进行皮下补水。这仅会使组织水合，而不刺激成纤维细胞形成，补水效果可以用低交联度的填充剂来增强，因此也可以实现非常细微的组织增强。

9.1.1 技术1 水合作用和活化嘴唇的皮肤部分（锐针）

治疗目标是为口周区域（唇部的皮肤部分）补水，恢复其新鲜感和年轻活力。水分库以低交联度或非交联透明质酸的微滴形式注入。这种技术是使用锐针进行的。它通过在大范围内有针对性地使用透明质酸来实现唇部的精确水合作用。由此产生的新胶原生成是通过用锋利的针头造成多处轻微的组织损伤来启动的，这对一般皮肤再生具有积极作用。

适用患者

- 由于缺乏皮脂腺或遗传因素导致口周区域的年龄相关干燥和光化性皮肤损伤。
- 想要焕然一新和改善肤色的年轻患者。

注射方案和计划（技术1-图1、图2）

使用锐针进行注射。通过以1mm间隔进行多次少量注射，皮内递送最少量的透明质酸。这会刺激新胶原生成和成纤维细胞形成，从而使组织再生。治疗应重复2~3次，中间间隔2~3周。

注射方法：点状注射。

进针方向：沿或穿过皮肤线或皱纹方向。

注射层次：皮内层。

注射材料：超小分子透明质酸。

注射剂量：每个点位0.01mL。

注射针头：30~33G锐针。

麻醉方法：利多卡因乳膏。

9

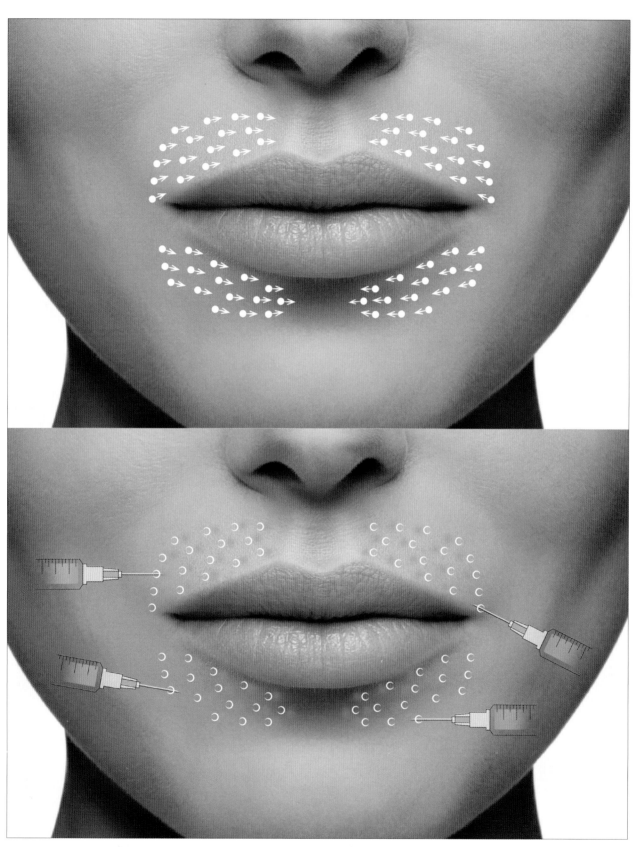

技术1–图1、图2 口周区域补充水分和恢复活力的注射方案及计划（锐针）

操作方法（技术1-图3～图6）

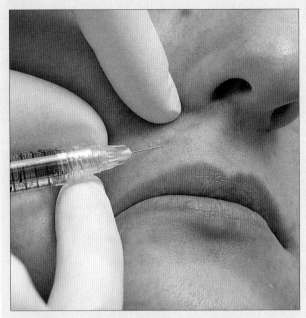

技术1-图3　插入针头时，斜面朝上，角度为15°。将斜面插入1mm的深度。使用单点注射技术，将最少量的填充剂注射到嘴唇上方的皮肤区域

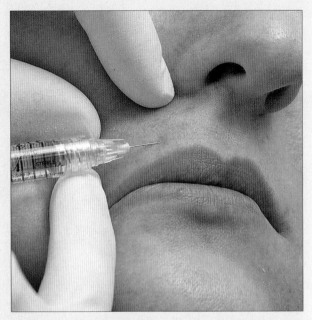

技术1-图4　将材料注射到每个象限，不需考虑任何皱纹或线条，因为产品没有提升线条的能力，只是焕活和补充容量

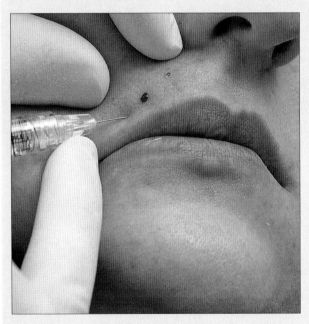

技术1-图5　间隔2～4mm进行重复注射，每个象限注射15～20次

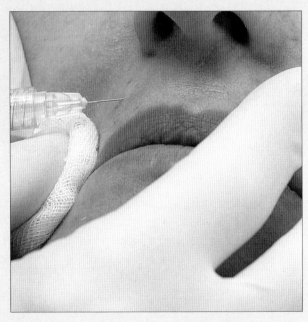

技术1-图6　拉伸皮肤可以减轻患者注射的疼痛感

💡 重要说明

正在接受抗凝治疗的患者不适用此疗法。

⚠ 可能的副作用

皮肤轻微发红、很少发炎、轻度肿胀，这取决于材料的水合能力。

⚠ 不良副作用

炎症、结节的产生。

📝 治疗流程一览表

- ▷ 患者信息及病史采集、评估。
- ▷ 签署知情同意书。
- ▷ 照片存档：患者治疗前图像。
- ▷ 待处理区域的分析和标记。
- ▷ 清洁。
- ▷ 彻底消毒，如果需要可使用利多卡因乳膏进行局部麻醉。
- ▷ 注射技术：点状注射。
- ▷ 注射层次：皮内层。
- ▷ 注射材料：超小分子透明质酸。
- ▷ 注射剂量：最大共1mL。
- ▷ 注射针头：30～33G锐针。
- ▷ 无须按摩。
- ▷ 根据需要进行冷敷。
- ▷ 如有血肿可用肝素乳膏，口服布洛芬，可外用山金车乳膏。
- ▷ 照片记录：患者术后即刻图像。
- ▷ 术后护理事宜："什么能做"及"什么不能做"。
- ▷ 预约术后复查时间：8～14天进行术后复查。

9

9.1.2　技术2　口周区域补水（钝针）

治疗的目标是口周区域（嘴唇的皮肤部分）补水，恢复其新鲜感和年轻的活力。细小的光化纹得到缓解，皮肤质地得到改善。这是通过从下面的口轮匝肌来松弛皮肤，减少它对皮肤的牵引力来实现的。透明质酸的水合作用和新胶原形成的刺激对皮肤再生有积极的作用。在2~3次治疗后，效果通常在3~6周开始出现。

适用患者

- 缺乏皮脂腺或遗传因素导致、外在和内在因素等作用形成的口周老年性干燥和光化性皮肤损害。

注射方案及计划（技术2–图1、图2）

注射是用钝针进行的。每侧只需要一个入口点，位于嘴角的侧面。应选择此入口点，以便通过它可以轻松抵达所有需要改善的区域。要注入的区域的大小需要精确计算。使用线状注射技术将透明质酸注入唇部轮廓上方的皮下层。对于受损较轻的皮肤，使用27~30G钝针以扇形注射技术在标记区域注射4~6行材料。如果皮肤受损更严重，则应将整个被治疗区域的组织层分开（图8.30），以平均分配透明质酸。

注射方法：扇形注射。

进针方向：沿或穿过由口轮匝肌产生的线，无论其路线如何。

注射层次：皮下层。

注射材料：超小分子透明质酸。

注射剂量：上唇4~6条注射线，大约每条注射线0.1mL。

注射针头：27~30G钝针，＞25G Nokor针。

麻醉方法：利多卡因乳膏。

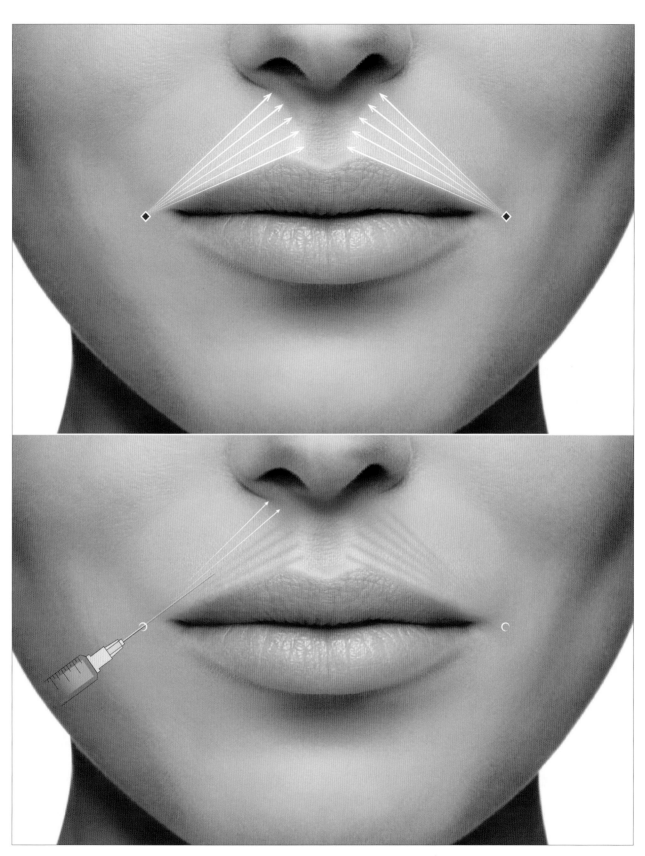

技术2-图1、图2　口周区域补水注射方案和计划（钝针）

操作方法（技术2-图3~图6）

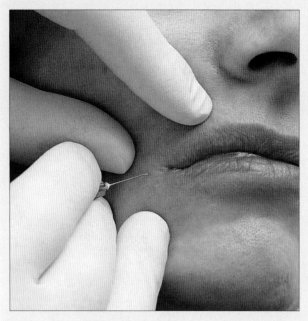

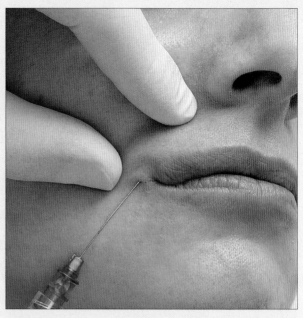

技术2-图3　轻轻拉伸皮肤，将Nokor针的斜面插入2~3mm的深度，然后轻轻旋转以产生一个圆孔

技术2-图4　小心地在皮肤拉伸的情况下引入钝针。钝针越灵活，就越难以控制它的走向

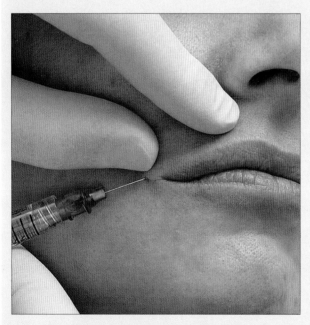

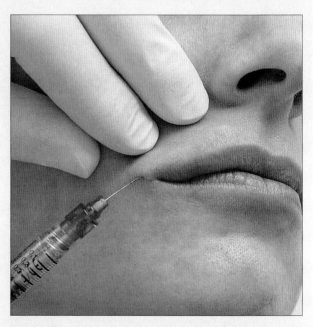

技术2-图5　将钝针向前推进到人中并梳理皮肤层

技术2-图6　通过逆行注射，在几条相邻的线中均匀地注射透明质酸，然后轻轻按摩整个治疗区域。由于透明质酸的水合能力导致治疗后组织会肿胀1~4天

9

💡 重要说明

⚠ 可能的副作用

皮肤轻微发红、很少发炎、轻度至重度的肿胀，持续1~4天。

⚠ 不良副作用

过度矫正导致口腔区域改变，材料注射不均匀导致不对称。

📝 治疗流程一览表

▷ 患者信息及病史采集、评估。

▷ 签署知情同意书。

▷ 照片存档：患者治疗前图像。

▷ 待处理区域的分析和标记。

▷ 清洁。

▷ 彻底消毒，如果需要可使用利多卡因乳膏进行局部麻醉。

▷ 注射技术：扇形注射技术。

▷ 注射层次：皮下层。

▷ 注射材料：超小分子透明质酸。

▷ 注射剂量：总共1~1.5mL。

▷ 注射针头：27~30G钝针，>25G Nokor针。

▷ 可以进行轻柔按摩。

▷ 根据需要进行冷敷。

▷ 如有血肿可用肝素乳膏，口服布洛芬，可外用山金车乳膏。

▷ 照片记录：患者术后即刻图像。

▷ 术后护理事宜："什么能做"及"什么不能做"。

▷ 预约术后复查时间：8~14天进行术后复查。

9

9.1.3 技术3 唇红补水（钝针）

治疗目标是对唇红的整个表面进行补水和活化。嘴唇干燥表现为皮肤表面剥落、起皱，有时还会出现裂缝。水合作用极大地改善了唇部皮肤的质地。

适用患者

- 由于缺乏皮脂腺或遗传因素而导致的与年龄相关的嘴唇干燥的患者；其他外在因素和内在因素等作用形成的干燥。

注射方案及计划（技术3-图1、图2）

使用钝针技术进行注射。进行第一次穿刺大约距离嘴角5mm，用锐针（Nokor针）进行预穿刺后，小心地将钝针插入预穿刺的开口中。用钝针非常浅地注射到皮下层。皮肤层被小心地分开，以在唇红下方形成一个广阔的中空空间。注射材料通过钝针形成的通道被注射进并分布在整个唇红区域。低交联度的透明质酸缓慢而均匀地注射，并轻柔按摩以帮助均匀分布。

注射方法：线状注射。

进针方向：沿着肌肉整体方向。

注射层次：整个唇红皮下层。

注射材料：小分子透明质酸，超小分子透明质酸。

注射剂量：最大剂量，上下唇各0.5mL，共1.0mL。

注射针头：27～30G钝针，＞25G Nokor针。

麻醉方法：利多卡因乳膏，区域阻滞麻醉。

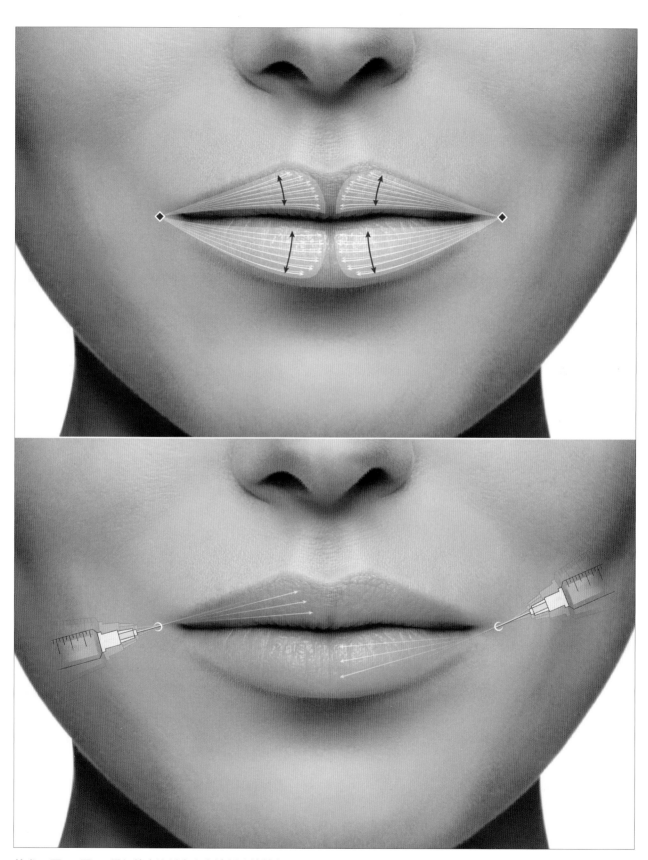

技术3-图1、图2 唇红补水注射方案和计划（钝针）

操作方法（技术3-图3~图7）

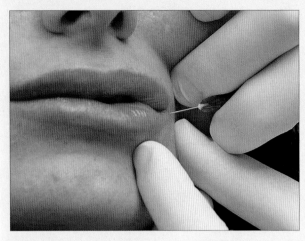

技术3-图3　用Nokor针预穿刺，距离嘴角3~5mm。将Nokor针插入2~3mm的深度

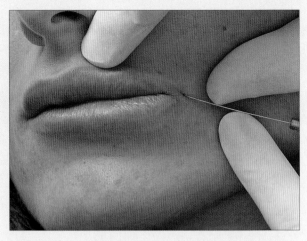

技术3-图4　拉伸唇部可以更容易地将钝针引导到唇部中心。治疗师可以检查其尖端的位置来确认钝针是否被推到唇部皮肤上

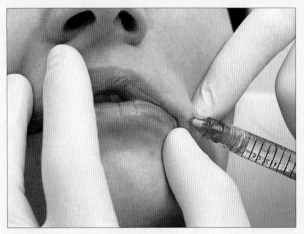

技术3-图5　将钝针尖端刺到唇部皮肤上，沿几条平行线将其与肌肉分离。在此之后，非常浅层和均匀地注入透明质酸，并进行持续的注射部位表面观察

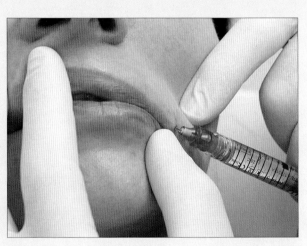

技术3-图6　通过注射的透明质酸产生的凸起治疗师能够准确地看到材料的位置

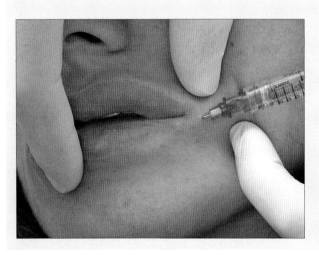

技术3-图7　在下嘴唇使用相同的程序。轻轻地将钝针顶端推到组织上即可确认它的位置

💡 重要说明

由于在该技术中使用了精细灵活的钝针（27～30G），所以保持插入方向稍微困难一些。因此，我们建议在拇指和食指之间轻轻挤压唇部，然后将透明质酸注射到以这种方式形成的通道中。这可以阻止钝针逸出。重复该过程，直到整个靶区完成注射。应多创建几个相邻的类似通道，以在唇部皮肤下方形成广泛的空心区域，然后填充低交联度的透明质酸。

⚠ 可能的副作用

皮肤轻微发红，很少发炎，很少出现血肿、轻度至重度的肿胀。

⚠ 不良副作用

过度矫正导致口腔区域改变，由于材料注射不均匀导致不对称。

📝 治疗流程一览表

▷ 患者信息及病史采集、评估。

▷ 签署知情同意书。

▷ 照片存档：患者治疗前图像。

▷ 待处理区域的分析和标记。

▷ 清洁。

▷ 彻底消毒。

▷ 进行局部麻醉（利多卡因乳膏）、区域阻滞麻醉。

▷ 注射技术：线状注射，上下唇数条线。

▷ 注射层次：皮下层。

▷ 注射材料：超小分子透明质酸。

▷ 注射剂量：总共1mL。

▷ 注射针头：27～30G钝针，＞25G Nokor针。

▷ 可以进行轻柔按摩。

▷ 根据需要进行冷敷。

▷ 如有血肿可用肝素乳膏，口服布洛芬，可外用山金车乳膏。

▷ 照片记录：患者术后即刻图像。

▷ 术后护理事宜："什么能做"及"什么不能做"。

▷ 预约术后复查时间：8～14天进行术后复查。

9

9.1.4　技术4　唇红焕活（根据P. Trevedic提供的方法，锐针）

治疗目标是为双唇补充水分，强化其轮廓的形状，并作为次要效果，同时略微减少口周细纹。这种技术是使用锐针进行的。在整个区域有针对性地注射透明质酸可以精确地为嘴唇补水。此外，它还会诱导新胶原生成，这是由锐针穿孔产生的多处轻微组织损伤引起的。

适用患者

- 由于缺乏皮脂腺或遗传因素导致与年龄相关的嘴唇干燥；外在因素和内在因素作用下的嘴唇干燥。

注射方案及计划（技术4-图1、图2）

使用扇形注射技术进行注射。只有当上唇因干燥而出现细小皱纹时，才会行此治疗技术。每个扇形由3行和1个入口点组成。在术前分析期间应标记这些线。在此过程中，必须确保透明质酸均匀分布。该技术对患者来说是痛苦的并且会导致严重的肿胀。因此，我们建议对疼痛高度敏感的患者进行区域阻滞麻醉。如果患者想要更长期的效果，也可以注射低交联度的透明质酸。

注射方法：扇形注射技术。

进针方向：沿着或者穿过肌肉整体方向。

注射层次：经口轮匝肌皮下层注射。

注射材料：超小分子透明质酸。

注射剂量：每个扇形最多0.1mL，总共1.0mL。

注射针头：27G锐针，20mm。

麻醉方法：利多卡因乳膏，区域阻滞麻醉。

9

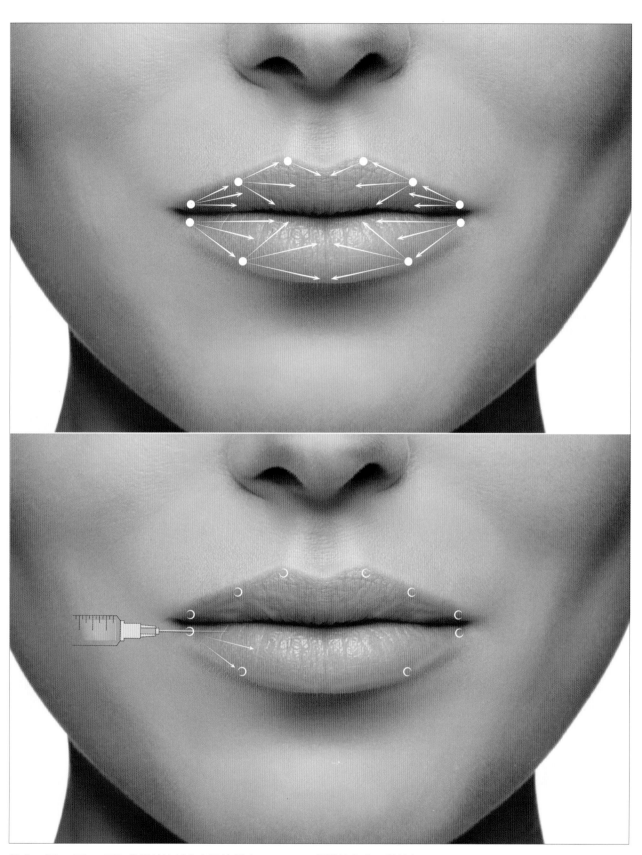

技术4-图1、图2 唇红焕活的注射方案及计划（P. Trevedic提供的方法，锐针）

操作方法（技术4-图3、图4）

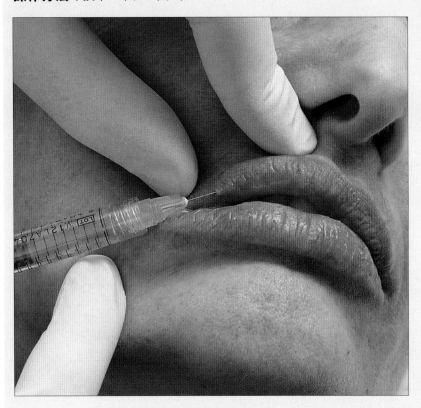

技术4-图3　由于注射是在浅表层进行的，治疗师需要确保在应用扇形注射技术时嘴唇没有穿孔，并且针不应注射同一注射孔

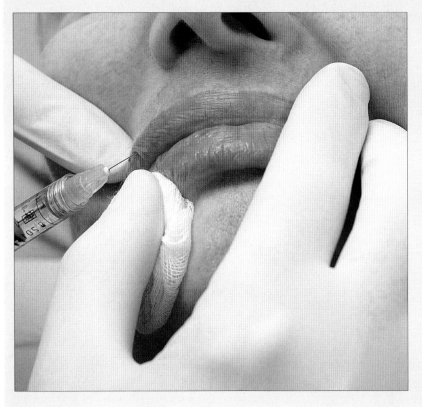

技术4-图4　建议进行2~3次治疗以获得更持久的效果。由于治疗过程很痛苦，建议使用区域阻滞麻醉，或者至少在局部使用麻醉效果强的药膏

💡 重要说明

这种技术对患者来说非常痛苦，因为它会造成很大的创伤，更推荐使用钝针水合化（参见技术3）。血肿和肿胀可能会持续数天。

⚠ 可能的副作用

皮肤轻微发红，通常会出现血肿、严重肿胀，疼痛持续数天。

⚠ 不良副作用

导致炎症的发生，由于材料注射不均匀导致的不对称、坏死。

✍ 治疗流程一览表

▷ 患者信息及病史采集、评估。

▷ 签署知情同意书。

▷ 照片存档：患者治疗前图像。

▷ 待处理区域的分析和标记。

▷ 清洁。

▷ 彻底消毒。

▷ 进行局部麻醉（利多卡因乳膏）、区域阻滞麻醉。

▷ 注射技术：扇形注射技术。

▷ 注射层次：皮下层。

▷ 注射材料：超小分子透明质酸。

▷ 注射剂量：最多总共1mL。

▷ 注射针头：27G锐针。

▷ 不可进行按摩揉搓。

▷ 根据需要进行冷敷。

▷ 如有血肿可用肝素乳膏，口服布洛芬，可外用山金车乳膏。

▷ 照片记录：患者术后即刻图像。

▷ 术后护理事宜："什么能做"及"什么不能做"。

▷ 预约术后复查时间：8~14天进行术后复查。

9

9.2　强化

唇部的整体外观形态由唇部轮廓线、人中、丘比特弓和嘴角共同决定。本节描述了多种适宜的唇部注射方案，旨在用少量的透明质酸细致地调整唇部外观。这些注射方案涵盖塑造柔和唇部轮廓的注射方案、微量注射方案，以及针对仅希望小幅度改善外观的患者进行的精细化注射方案。

9.2.1　技术5　焕唇术（锐针）

焕唇术通过将极少量的透明质酸注射于唇缘的数个特定点位，目的是在不改变嘴唇形状的前提下，非常精妙地凸显嘴唇本身的外观。这一技术可以用于调整嘴唇上不同位置的微小不规则或缺陷。本节选取的4个注射示例为最常见的注射点位。

适用患者

- 不能接受大剂量注射与唇形明显改变，而只想要精细提升改善的患者。
- 非常适合首次使用透明质酸填充剂进行治疗的患者。

注射方案、计划与方法（技术5–图1 ~ 图7）

焕唇术（锐针）的注射方案——于唇部不同注射点的4个示例：以少量的透明质酸注射实现精细化的唇部外观改善。所选取的注射点位可以根据实际需要适当调整。

技术：点状注射。

进针方向：从前方进入注射点位。

注射层次：皮下层。

注射材料：小/中分子类产品。

注射剂量：每个点位不超过0.03mL。

注射针头：27 ~ 30G锐针。

麻醉方法：利多卡因乳膏。

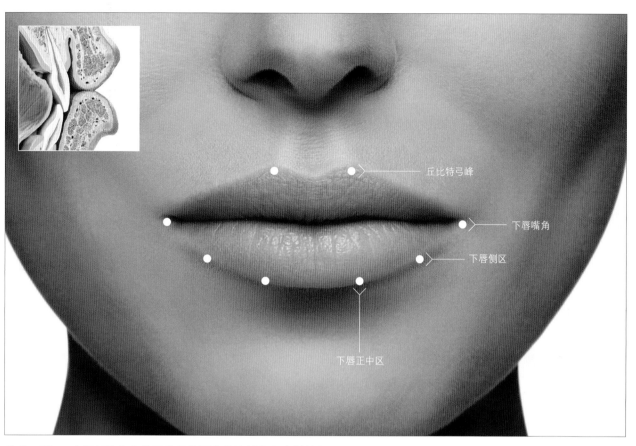

技术5–图1　在唇部的各个分区进行焕唇术的注射方案（锐针）

丘比特弓峰

下唇嘴角

下唇侧区

下唇正中区

9

丘比特弓与嘴角（技术5–图2～图5）

　　治疗师可以通过调整注射的方向，以多种方式调整嘴唇的外观。下图演示了3种丘比特弓峰的注射方法。

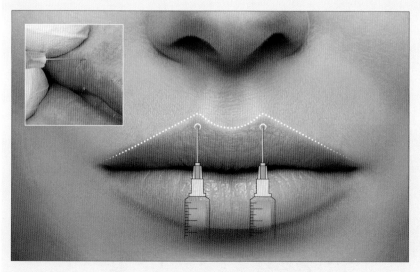

技术5–图2

方法1：以针头插入点表示透明质酸注射点位，每个点位代表注射了0.03mL剂量的透明质酸微滴。为凸显丘比特弓的形状，该方法选取锐针在人中与唇红交界处倾斜进针，以点状注射方法将透明质酸注射于皮下层

丘比特弓与嘴角（续）

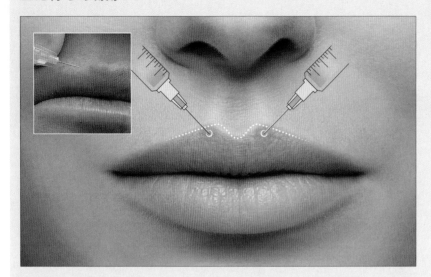

技术5-图3

方法2：在丘比特弓峰从侧向进针行点状注射，可以增强丘比特弓处的凹痕。选择该方法注射时，治疗师可用拇指与食指推展开注射区的皮肤以辅助注射

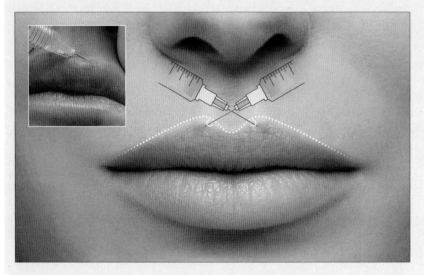

技术5-图4

方法3：在丘比特弓峰内侧沿唇缘方向行点状注射，可以增加丘比特弓的突出度，强化上唇的弧度。需要注意的是，该方法仅适用于较少量的注射，否则易出现唇部轮廓外观不自然的现象

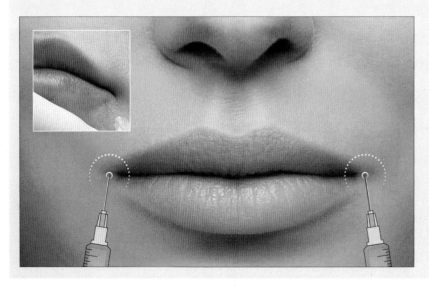

技术5-图5

从正面进针将透明质酸点状注射于嘴角，可以稳定嘴角，防止下垂。同时，该点位的注射可对上唇有轻柔的挤压，使唇部外观更加开朗。治疗师用右手持针时可用左手轻轻地抓住嘴唇的下缘，将皮肤固定到位，从正面垂直进针至口角内侧约3mm处的下唇

9

下唇（技术5–图6、图7）

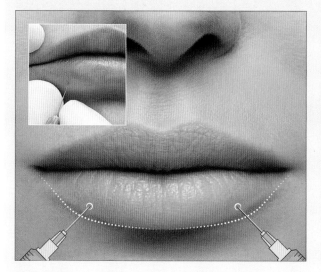

技术5–图6

下唇侧区：在下唇距两侧嘴角1~1.5cm处各注射1个点位，可轻微增宽下唇宽度。唇部的形状依透明质酸注射剂量的不同，会有明显的差异。因此，如果需要改变唇部形状，建议以适当的速度进行，可边观察唇部形态边分次推注

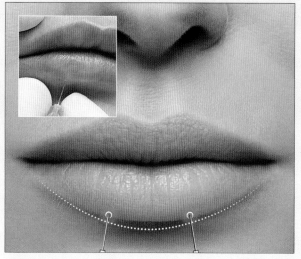

技术5–图7

下唇中区：在下唇正中区对应人中与唇红交界的位置，可设置2个注射点位，于该点位皮下浅表层0.5cm的深度注射，可轻微地向下方延伸下唇厚度。边观察唇部形态边缓慢地行点状注射

9

💡 重要说明

该方法适用于凸显唇部轮廓或进行非常小幅度的唇形调整。

⚠ 可能的副作用

皮肤轻微发红，轻微炎症反应，少数患者可能出现血肿与肿胀。

⚠ 不良副作用

炎症感染，矫正过度，双侧不对称，注射层次浅、透白，局部组织坏死。

📝 治疗流程一览表

- ▷ 询问患者注射史、面部评估和信息记录。
- ▷ 签署知情同意书。
- ▷ 拍摄术前照片。
- ▷ 分析与标记注射区域。
- ▷ 清洁术区。
- ▷ 彻底消毒。
- ▷ 必要时可行局部麻醉（利多卡因乳膏）。
- ▷ 注射方法：点状注射。
- ▷ 进针方向：从前方进入注射点位。
- ▷ 注射层次：皮下层。
- ▷ 注射材料：小/中分子类产品。
- ▷ 注射剂量：每个点位不超过0.03mL。
- ▷ 注射针头：27~30G锐针。
- ▷ 不需按摩。
- ▷ 必要时可行术后冰敷。
- ▷ 如有血肿可用肝素乳膏，口服布洛芬，可外用山金车乳膏。
- ▷ 照片记录：患者术后即刻图像。
- ▷ 告知术后注意事项。
- ▷ 预约术后复查时间：8~14天进行术后复查。

9.2.2 技术6 轮廓加强（锐针）

唇红边界也被称为唇廓或唇缘（图1.5）。这个轮廓因人而异，构成了唇部的形状。随着年龄的不断增长，在激素水平下降等内在因素及其他外在因素的共同影响下，唇部轮廓可因唇部组织容量变化而发生改变：轮廓不规则、产生皱纹、对称性被破坏。

唇部轮廓注射可在重塑唇缘的同时，治疗口周皱纹。这也可以在不改变唇部整体外观的情况下，使唇部更加年轻和饱满。而对轮廓的针对性治疗，还可以突出丘比特弓的形状。

适用患者

- 与年龄相关的唇缘萎缩伴轮廓模糊的患者。
- 有轻微丰唇需求的唇部年轻丰满的患者。
- 唇形重建患者。
- 预防性增强唇缘轮廓患者。

注射方案、计划与方法（技术6–图1～图4）

该注射方案选择以锐针进行注射，于嘴角到丘比特弓/人中边缘的皮下层，以退针推注的方法进行连续的线状注射，每个象限依上下唇长度分2～3段注射。

有以下2种可选方案：

1. 从嘴角开始，后一针进针点于前一针注射的末端。该方法的优点是注射物不会从前一进针点漏出。
2. 也可以从丘比特弓开始逐段向外注射。该方法更容易确保线状注射的连续性，因为进针点明确标示出注射的末端。

所选取的注射位置可以根据实际需要适当调整。

注射方法：线状注射。

进针方向：分2～3段注射，上唇终止于口角内3mm处，以避免嘴角下垂；朝向唇红斜向进针，退针推注。

注射层次：真皮下层。

注射材料：小/中分子类产品：如需唇部轮廓更清晰立体，可选择交联度更高的产品；如需轮廓更柔和，可选择交联度较低的产品。

注射剂量：每个象限0.1mL，总量不超过0.5mL。

注射针头：27～30G锐针。

麻醉方法：利多卡因乳膏。

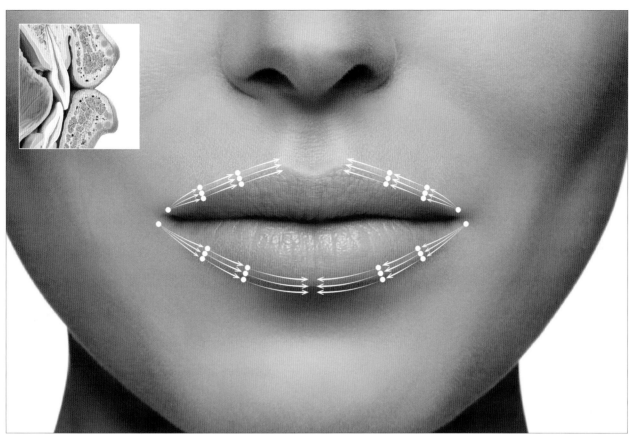

技术6-图1　唇部轮廓加强的注射方案（锐针）

注射方法1：矫正唇缘的注射——唇廓清晰化与唇缘强化

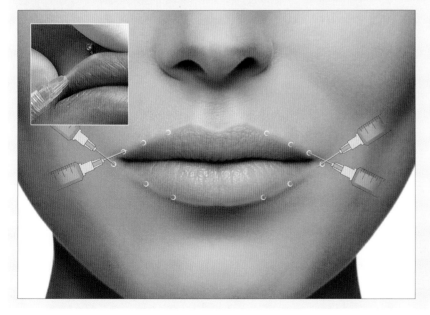

技术6-图2　将透明质酸精确地注射于唇缘处可以加强唇缘，塑造唇部轮廓，并防止细小的皱纹产生。于唇缘注射时，可轻轻拉伸嘴唇。该注射方案适用于年轻的或于丘比特弓上出现早期、微量容量不足的患者。斜向进针至人中与唇红交界的区域，使用点状注射技术于皮下层注射

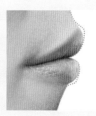

注射方法2：唇红外注射——加强唇部厚度

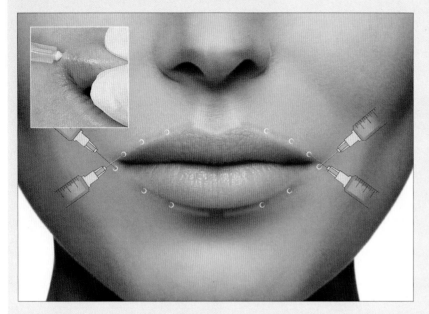

技术6−图3　分别在唇缘上方和下方注射透明质酸，可以柔和地向外延展唇部轮廓，轻微上抬唇部使其看起来更柔软。应沿着唇缘在唇红外进行注射。选择该方法注射时，需要注意不要使用太高黏度的透明质酸，以避免嘴唇向外凸起出现"鸭嘴"样外观。治疗师注射时用拇指和食指夹捏唇缘，向下轻柔搓动，可以有助于确保注射位置的准确性

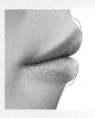

注射方法3：唇红内注射——加强唇部凸度

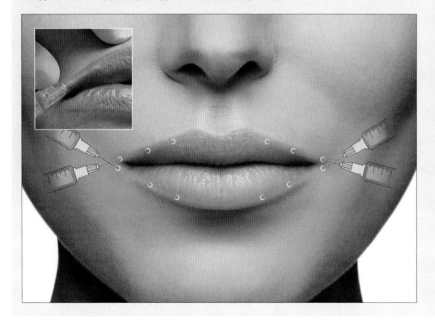

技术6−图4　分别在唇缘上方和下方于唇红内注射透明质酸，可轻柔地增强唇部的凸度，且不会造成"鸭嘴"样外观。对于随年纪自然变薄或者只需要少量的容量补充的轻度唇部容量不足患者，首选使用该方法进行注射。治疗师可通过上挑针头判断注射物是否被注射于正确的层次

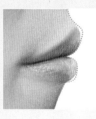

9

💡 重要说明

- 对于更熟龄的患者，下唇与下巴之间区域的高度往往出现下降，当对下唇的唇缘进行注射填充时，唇部轮廓的突出将进一步暴露这一问题。因此，对于这种情况，可直接于下唇唇红内进行注射。对于老年患者，上唇区域的皮肤部分高度增加，嘴唇内凹变平，会使唇部看起来更薄；因此，应将填充剂注射到唇红内，以纠正上唇的扁平化倾向、温和地增加上唇的凸度（Verner 2013）。
- 由于在唇缘部位有一种类似通道的结构，因此注射物可能会移位到人中的边缘，尤其是从嘴角开始注射时。
- 如果过度的注射物移位至唇缘处的通道内，唇部轮廓处可能会出现透明质酸堆积造成的发白。发生这种情况时，可轻轻按摩嘴唇，直到局部组织恢复原本的颜色。
- 在注射时以拇指和食指挤捏唇缘处皮肤，可以迫使材料远离唇缘的通道。这也可以防止在以前局部治疗时造成过隔膜损伤的患者，矫正注射时出现材料移位到不需要填充的区域的问题。
- 为塑造更清晰的唇部轮廓，可以选择稍高交联度的透明质酸产品。

⚠ 可能的副作用

皮肤轻微发红，出现轻微炎症反应、肿胀、丁达尔效应（当将过量透明质酸注射到唇缘时出现的蓝线）。

⚠ 不良副作用

炎症感染，矫正过度，双侧不对称，注射层次浅、透白，局部组织坏死，丁达尔效应。

📝 治疗流程一览表

- 询问患者注射史、面部评估和信息记录。
- 签署知情同意书。
- 拍摄术前照片。
- 分析与标记注射区域。
- 清洁术区。
- 彻底消毒。
- 必要时可行局部麻醉（利多卡因乳膏）或神经阻滞麻醉。
- 注射方法：线状注射。
- 进针方向：分2~3段注射，上唇终止于口角内3mm处，以避免嘴角下推；朝向唇红斜行进针，退针推注。
- 注射层次：真皮下层。
- 注射材料：小/中分子类产品。
- 注射剂量：每象限0.1mL，总量不超过0.5mL。
- 注射针头：27~30G锐针。
- 无须按摩。
- 必要时可行术后冰敷。
- 如有血肿可用肝素乳膏，口服布洛芬，可外用山金车乳膏。
- 照片记录：患者术后即刻图像。
- 术后护理事宜："什么能做"及"什么不能做"。
- 预约术后复查时间：8~14天进行术后复查。

9

9.2.3　技术7　轮廓加强（钝针）

　　唇部轮廓用钝针注射时损伤较小、痛感较轻，因此较适用于首次治疗的患者。与此同时，用钝针注射损伤血管的风险比用锐针注射时要低得多，这也降低了局部组织坏死的风险。

　　由于每个嘴角只有一个进针点，且预先用锋利的针头（Nokor针）破皮，因此注射过程中造成的组织损伤较轻，很少发生血肿。与用锐针注射相比，使用钝针注射的唇部轮廓在外观上也更为柔软。但若唇部轮廓因瘢痕或重度皱纹而严重受损，则不建议再使用钝针注射。

适用患者

- 全唇部区域均需要少量填充的患者。
- 预防性增强唇缘轮廓的患者。
- 唇部相对年轻饱满且无须改变唇形的患者。
- 嘴唇不规则，存在辐射状分布的皱纹或有不对称畸形，需纠正唇缘轮廓和紧致唇部组织的患者。

注：自拍的潮流不容小觑。在18～30岁人群中，越来越多的人使用美颜功能，因为即便在唇部已经出现皱纹，他们仍旧不希望在自拍时会被看出皱纹和阴影。钝针注射技术可以很好地服务于这一目标。

注射方案与计划（技术7–图1、图2）

　　该注射方案选用钝针完成。进针点位于嘴角的外侧，依次完成右上唇、左上唇、右下唇和左下唇的注射。

　　于嘴角外约1mm处，预先用尖锐的Nokor针刺穿进针点皮肤，然后用钝针依次完成所有目标区域的注射。在嘴角到丘比特弓/人中之间的皮下层注射透明质酸。在该过程中，缓慢推注透明质酸至正确的注射层次非常重要。先将少量透明质酸通过顺行推注进入目标区域，以便于产品中含有的利多卡因成分发挥麻醉作用，然后再以退针推药的方式完成全部目标剂量的注射。在该过程中，需不断通过观察注射器柱的位置和唇部的体积，来确定注射材料是否均匀地平铺于两侧嘴唇，且治疗师可将手指伸入患者口中展开其注射区域皮肤以辅助注射。对于注射造成的不规则，可通过轻柔的按摩来促进注射物均匀分布。

注射方法：线状注射，进针点于嘴角外侧约5mm处。
进针方向：沿着唇缘至丘比特弓方向。
注射层次：皮下层。
注射材料：小/中分子类产品。
注射剂量：上唇不超过0.2mL，下唇不超过0.3mL，共0.5mL。
注射针头：27～30G、长38～40mm的钝针，25G Nokor破皮针。
麻醉方法：利多卡因乳膏。

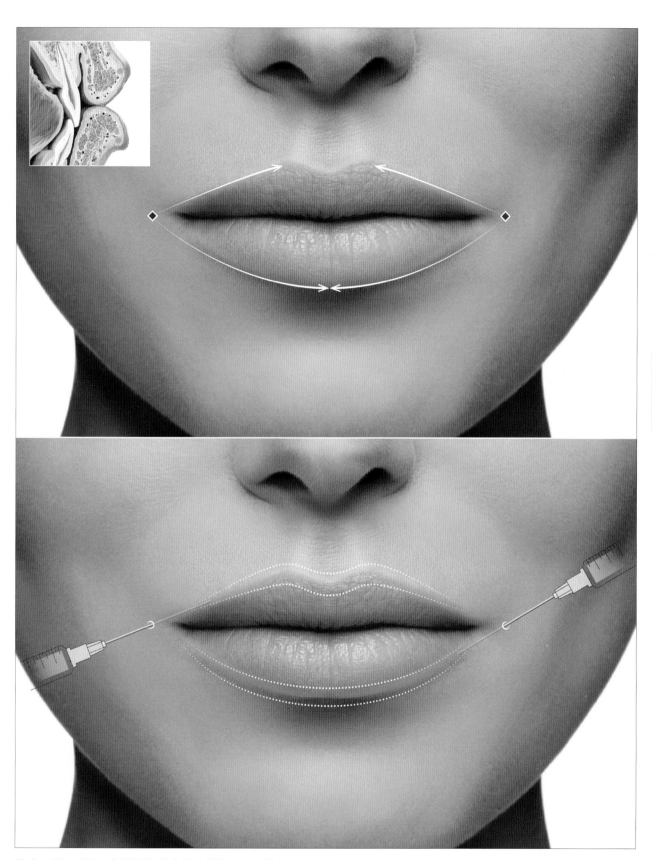

技术7−图1、图2 加强唇部轮廓的注射方案（钝针）

注射方法（技术7-图3～图5）

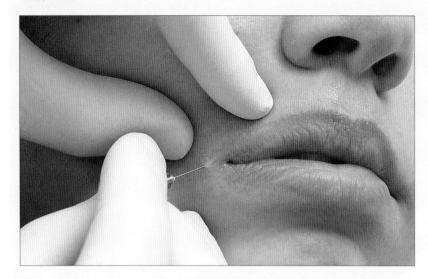

技术7-图3　因注射时需先用锋利的Nokor针头刺破皮肤，且破皮孔越大越便于钝针注射，因此，建议选择比注射所用钝针略大规格的Nokor针

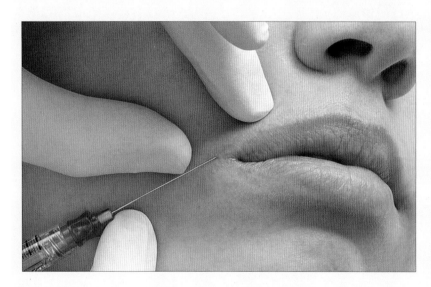

技术7-图4　轻轻拉伸皮肤可便于进针。进针角度：15°进针。注射层次：皮下层

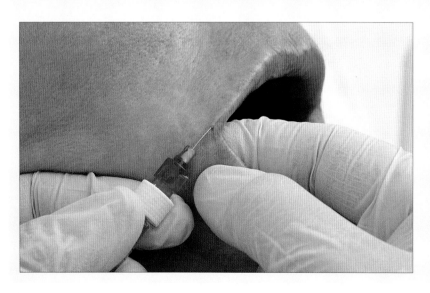

技术7-图5　可轻挑针头使皮肤轻轻抬起，以检查针头位于皮肤的哪个层次

💡 重要说明

- 为避免感染，治疗师的手、患者的头发与皮肤，均不应与针头接触。理想情况下，可在每侧注射完成后更换针头。稍微上挑钝针可标示针尖位置。
- 有时将钝针刺入破皮孔时会遇到困难，此时要求患者脸颊鼓气以伸展颊部皮肤，可有助于扩大破皮孔、定位进针点。
- 根据制造商的不同，可选择27～30G的钝针进行注射。用拇指与食指夹捏嘴唇，可有助于将针头置入目标区域，更准确地注射透明质酸。

⚠ 可能的副作用

破皮针穿刺导致局部血管损伤，皮肤轻微发红，很少发炎，出现血肿、肿胀。

⚠ 不良副作用

矫正过度，双侧不对称。

📝 治疗流程一览表

- 询问患者注射史、面部评估和信息记录。
- 签署知情同意书。
- 拍摄术前照片。
- 分析与标记注射区域。
- 清洁术区。
- 彻底消毒。
- 必要时可行局部麻醉（利多卡因乳膏）或神经阻滞麻醉。
- 注射方法：线状注射。
- 注射层次：皮下层。
- 注射材料：小/中分子类产品。
- 注射剂量：上唇不超过0.2mL，下唇不超过0.3mL，共0.5mL。
- 注射针头：27～30G、长38～40mm的钝针，25G Nokor破皮针。
- 必要时可局部按摩。
- 必要时可行术后冰敷。
- 如有血肿可用肝素乳膏，口服布洛芬，可外用山金车乳膏。
- 照片记录：患者术后即刻图像。
- 术后护理事宜："什么能做"及"什么不能做"。
- 预约术后复查时间：8～14天进行术后复查。

9

9.2.4　技术8　加强/重塑丘比特弓轮廓（锐针）

　　丘比特弓位于上唇的心形唇峰之间，它赋予唇部独特的表现力。可以用27～30G的锐针和少量高黏度的填充剂精确地勾勒轮廓。通常可将丘比特弓与人中两个区域的注射相结合，强化与重塑局部轮廓，改变丘比特弓的厚度，进而显著改变唇部的形态外观。

适用患者

- 针对各种皮肤损伤（疱疹、光老化、自然衰老等过程）而导致的丘比特弓低平或原生丘比特弓外观低平的形态重塑与调整。
- 对于具有非常突出、轮廓清晰的丘比特弓的患者，可使用较低黏度的产品重塑丘比特弓外观、柔和其轮廓。

注射方案与计划（技术8-图1、图2）

　　为将注射物推注于唇缘，该方案选用锐针完成注射。于丘比特弓峰的最高点进针，沿皮下层次走行至丘比特弓的最低点，退针推注。对侧以同样方式注射。注射时用拇指与食指夹捏注射区域的唇缘，以避免因注射压力而过度填充，确保精准治疗。

注射方法：线状注射。

进针方向：从人中到丘比特弓中心的方向，或反过来从丘比特弓中心到人中方向。

注射层次：皮下层。

注射材料：小/中分子类产品。

注射剂量：每条线不超过0.1mL，共0.2mL。

注射针头：27～30G锐针。

麻醉方法：利多卡因乳膏或神经阻滞麻醉。

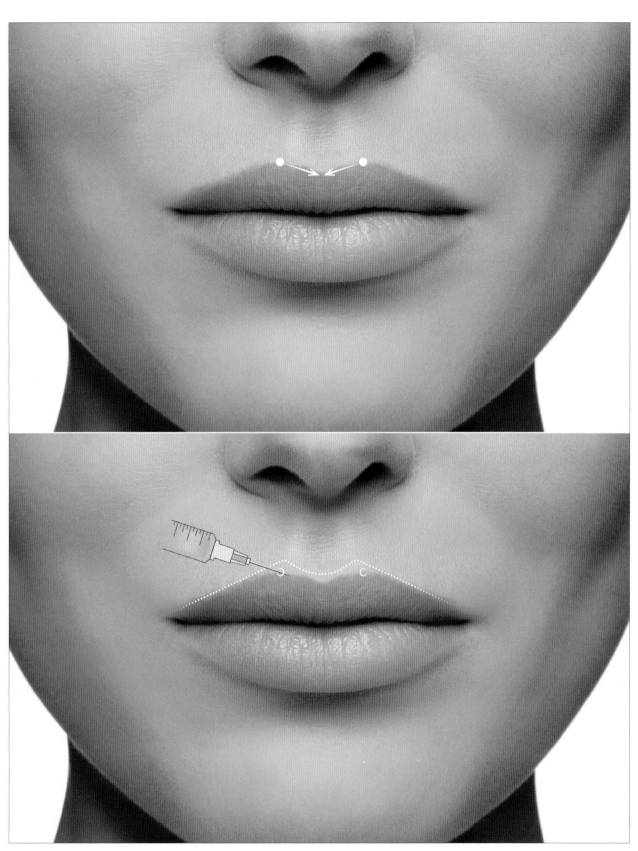

技术8-图1、图2　加强/重塑丘比特弓轮廓的注射方案和计划（锐针）

注射方法（技术8-图3~图5）

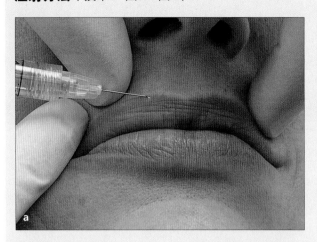
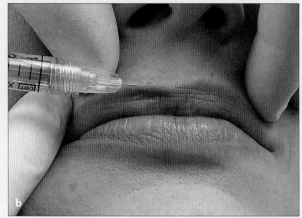

技术8-图3　于唇缘处注射，沿丘比特弓最高点至最低点方向进针，退针推注。a. 治疗师用拇指与食指展平注射区域。b. 上抬针头可便于治疗师确定针头是否位于正确的层次中

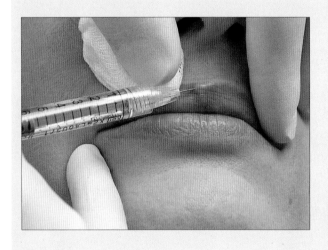

技术8-图4　也可以从丘比特弓的最低点向上注射。注射物微滴可以很好地重塑和强调丘比特弓的线条轮廓

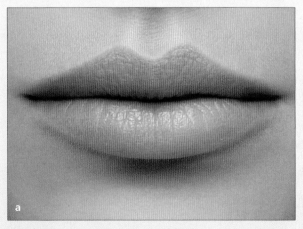
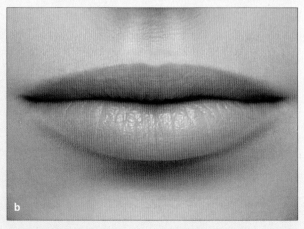

技术8-图5　图为M唇和平唇两种丘比特弓轮廓形态。为使丘比特弓外观形态自然，需注意注射填充的限度，避免过量。a. M唇。b. 平唇

9

💡 重要说明

- 该处常发生过量矫正的问题，应严格控制注射量。
- 过量注射对嘴唇外观的改变太过明显，可能会产生不自然外观。

⚠ 可能的副作用

皮肤局部轻微发红，极少数患者出现炎症、血肿、肿胀。

⚠ 不良副作用

矫正过度，双侧不对称，注射层次过浅导致的泛白，局部组织坏死。

✍ 治疗流程一览表

▶ 询问患者注射史、面部评估和信息记录。

▶ 签署知情同意书。

▶ 拍摄术前照片。

▶ 分析与标记注射区域。

▶ 清洁术区。

▶ 彻底消毒。

▶ 必要时可行局部麻醉（利多卡因乳膏）或神经阻滞麻醉。

▶ 注射方法：线状注射，每侧一条线。

▶ 注射层次：皮下层。

▶ 注射材料：小/中分子类产品。

▶ 注射剂量：单侧不超过0.1mL，共0.2mL。

▶ 注射针头：27～30G锐针。

▶ 无须按摩。

▶ 必要时可行术后冰敷。

▶ 如有血肿可用肝素乳膏，口服布洛芬，可外用山金车乳膏。

▶ 照片记录：患者术后即刻图像。

▶ 术后护理事宜："什么能做"及"什么不能做"。

▶ 预约术后复查时间：8～14天进行术后复查。

9

9.2.5　技术9　人中注射（锐针）

　　人中位于鼻与上唇之间，个体差异明显（图1.43）。人中嵴注射有助于凸显上唇的轮廓。

适用患者

- 由于衰老、脂肪堆积、皮肤弹性变差、光老化等皮肤损伤或组织容量自然减少而导致人中扁平的患者。
- 唇部较年轻，但人中轮廓不太明显的患者。

注射方案与计划（技术9–图1、图2）

　　人中从鼻孔的内侧缘开始，沿鼻小柱的外侧略微外展，向下延伸到上唇丘比特弓。人中模糊不清时，可将嘴唇分为数个节段来辅助描述唇部外观（见1.6.2节）。若丘比特弓形态明显，可于丘比特弓峰下方的唇缘处进针至鼻孔处，边退针边完成注射物推注。

注射方法：线状注射。

进针方向：沿人中方向逆行。

注射层次：皮下层。

注射材料：中分子类产品。

注射剂量：每侧人中不超过0.05～0.1mL，共0.2mL。

注射针头：27G锐针。

麻醉方法：利多卡因乳膏或神经阻滞麻醉。

9

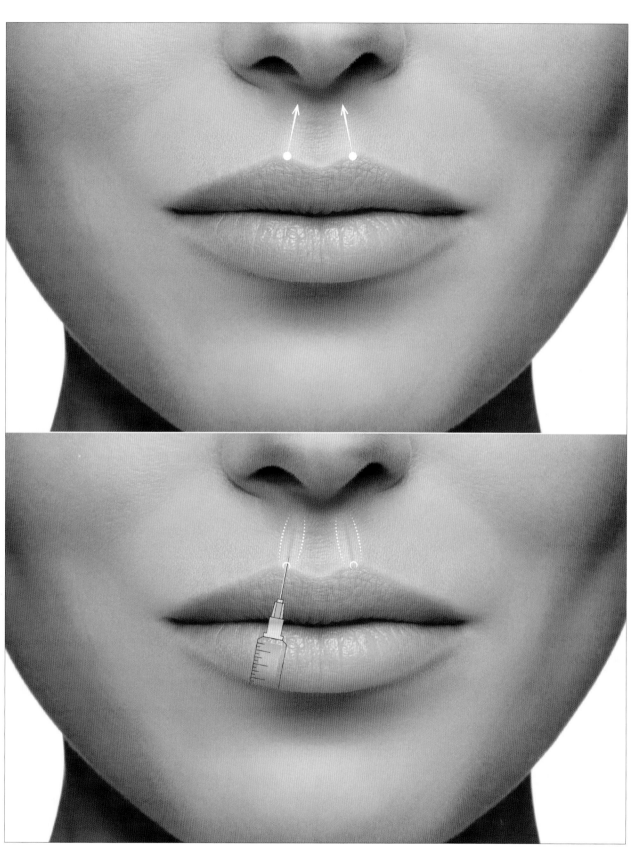

技术9-图1、图2　调整人中嵴的注射方案与计划（锐针）

注射方法（技术9-图3~图5）

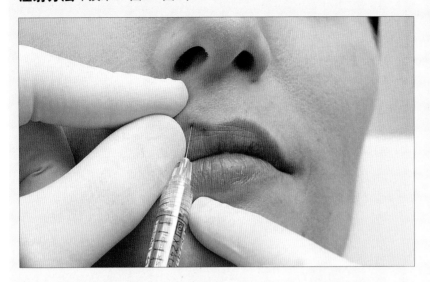

技术9-图3　将针头插入皮下层，自唇缘向上进针。该过程中可轻微上抬针头以确保其位于正确的层次中。使用连续注射的方式退针推药，注射时需目测注射量是否充分且适宜

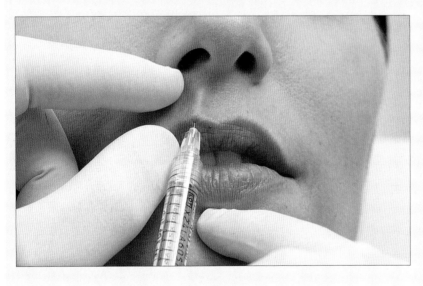

技术9-图4　针头向上方走行直至鼻孔缘，轻轻按压使人中与上唇弓垂直

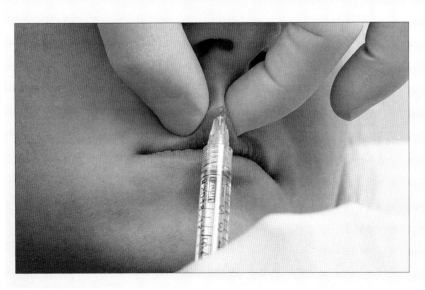

技术9-图5　注射人中时治疗师可用另一只手的拇指与食指挤捏来塑形，在挤捏下缓慢推药可有效减轻患者的不适感。人中的原有形态较浅时，挤捏塑形尤为重要

9

💡 重要说明

- 注射物应沿既定目标精确地推注，注射过程需充分考虑唇部形态的自然外观。
- 不应该把人中注射出不自然的外观，否则很容易导致一些不良的后果。当治疗师本身经验不足的时候，这个问题尤其明显。
- 重要的是，注射的层次既不能太深也不能太浅。注射层次太深会削弱需要凸显的效果，注射层次太浅会遗留一些很难看的小凸起。

⚠ 可能的副作用

皮肤局部轻微发红，极少数患者出现炎症、血肿、肿胀。

⚠ 不良副作用

矫正过度，双侧不对称，注射层次过浅导致的泛白，局部组织坏死。

📝 治疗流程一览表

- 询问患者注射史、面部评估和信息记录。
- 签署知情同意书。
- 拍摄术前照片。
- 分析与标记注射区域。
- 清洁术区。
- 彻底消毒。
- 必要时可行局部麻醉（利多卡因乳膏）或神经阻滞麻醉。
- 注射方法：线状注射，每侧一条线。
- 注射层次：皮下层。
- 注射材料：中分子类产品。
- 注射剂量：单侧不超过0.05 ~ 0.1mL，共0.2mL。
- 注射针头：27G锐针。
- 无须按摩。
- 必要时可行术后冰敷。
- 如有血肿可用肝素乳膏，口服布洛芬，可外用山金车乳膏。
- 照片记录：患者术后即刻图像。
- 术后护理事宜："什么能做"及"什么不能做"。
- 预约术后复查时间：8 ~ 14天进行术后复查。

9

9.2.6　技术10　人中与丘比特弓塑形（锐针）

本节将重点讨论人中与丘比特弓结合的注射方案，这一方案可以柔和地抬升丘比特弓峰。人中端点的抬高，会从解剖学上放大局部区域的形态特点。本节所讨论的技术，特别适用于为上唇平坦且轮廓模糊的患者重塑局部的形态外观。

适用患者

- 适用于随年龄增加而导致上唇轮廓逐渐模糊不清的患者，以及上唇轮廓原本就很平坦的患者。

注射方案与计划（技术10-图1、图2）

该注射方法选择以锐针将注射物推注于丘比特弓峰和人中。人中起始于鼻孔的内侧缘，从鼻小柱的外侧稍向外展，向下方延伸到上唇丘比特弓。

注射方法：线状注射。

进针方向：沿唇缘逆行注射，逆人中方向注射（仅限上唇）。

注射层次：皮下层。

注射材料：小/中分子类产品。

注射剂量：每侧上唇不超过0.1mL，每侧人中不超过0.1mL，共0.4mL。

注射针头：27～30G锐针。

麻醉方法：利多卡因乳膏或神经阻滞麻醉。

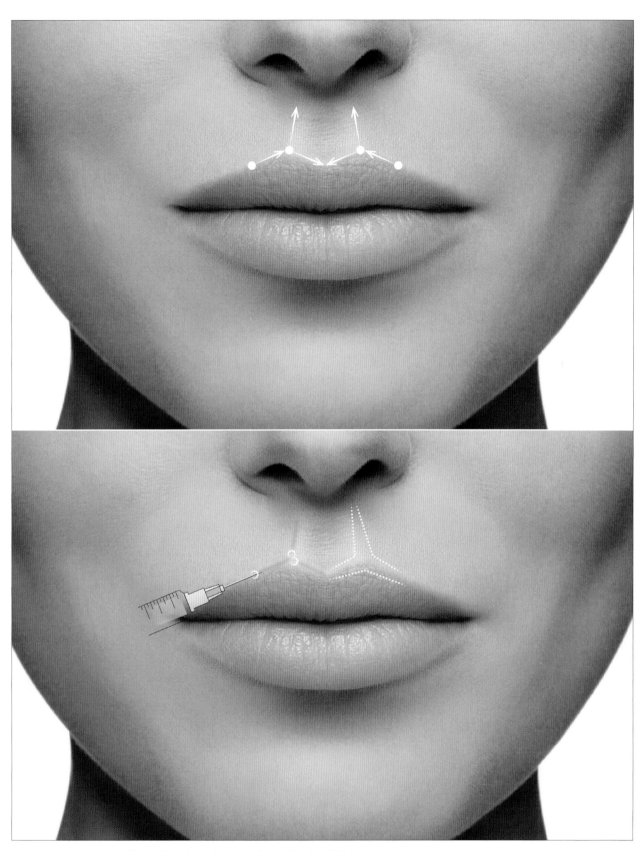

技术10-图1、图2 调整丘比特弓与人中的注射方案与计划（锐针）

注射方法（技术10–图3～图5）

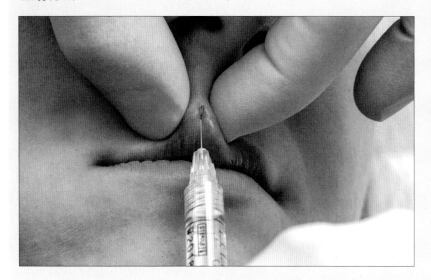

技术10–图3　从丘比特弓开始，只需注射人中长度的1/3，就可以非常柔和地凸显人中的形态。笔者会建议人中形态比较不明显的患者选择这种方案塑形，因为对于这些患者，注射出完整的一条人中会使其自我感觉很陌生、很不适

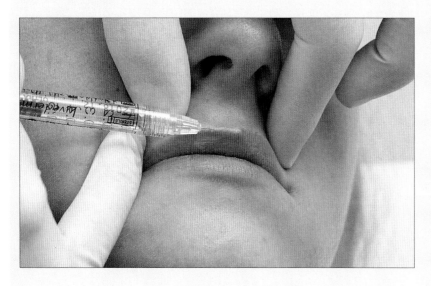

技术10–图4　治疗师用左手（如果右手推药的话）的拇指和食指将嘴唇展平，而后将材料注射于皮下层，从丘比特弓的最高点开始，逐渐推注至其最低点

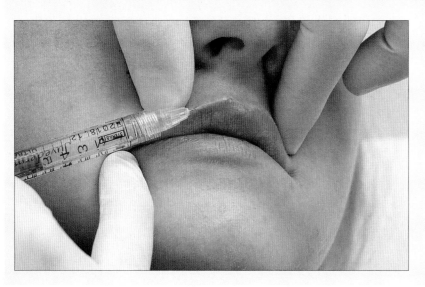

技术10–图5　治疗师用左手（如果右手推药的话）的拇指和食指将嘴唇展平，从丘比特弓峰外侧0.5cm处开始，以退针推注的方法将材料注射于皮下层

9

💡 重要说明

- 注射物应沿既定目标精确地推注，注射过程需充分考虑唇部自然的形态外观。
- 不应该把人中注射出不自然的外观，否则很容易导致一些不良的后果。当治疗师本身经验不足的时候，这个问题尤其明显。

⚠ 可能的副作用

皮肤局部轻微发红，极少数患者出现炎症、血肿、肿胀。

⚠ 不良副作用

矫正过度，双侧不对称，注射层次过浅导致的泛白，局部组织坏死。

📝 治疗流程一览表

- 询问患者注射史、面部评估和信息记录。
- 签署知情同意书。
- 拍摄术前照片。
- 分析与标记注射区域。
- 清洁术区。
- 彻底消毒。
- 必要时可行局部麻醉（利多卡因乳膏）或神经阻滞麻醉。
- 注射方法：线状注射，每个点位一条。
- 注射层次：皮下层。
- 注射材料：小/中分子类产品。
- 注射剂量：单侧唇峰不超过0.1mL，单侧人中不超过0.1mL，共0.4mL。
- 注射针头：27~30G锐针。
- 无须按摩。
- 必要时可行术后冰敷。
- 如有血肿可用肝素乳膏，口服布洛芬，可外用山金车乳膏。
- 照片记录：患者术后即刻图像。
- 术后护理事宜："什么能做"及"什么不能做"。
- 预约术后复查时间：8~14天进行术后复查。

9

9.3　口周纹

　　老化的过程在口周区域表现得最为明显，因而常有更为熟龄的患者为治疗口周皮肤问题而来诊。

　　有许多方法可用于治疗口周纹（也称为吸烟纹），这些治疗方案之间只有些许不同，包括经典的线状注射、鱼骨式注射、平展及挤捏辅助塑形、微滴焕肤等。本章所探讨的注射方法，其目标是减少与消除由吸烟、外因损伤、激素缺乏引起的衰老等因素所导致的口周纹。在丰唇注射时，建议将口周皮肤也考虑在内，这将有助于使注射后的唇部外观与周围结构更为和谐。口周纹的深度越深，治疗所需的时间就越长，难度也越大，且并不一定能获得令人满意的结果。

9.3.1　技术11　口周纹的线状注射及鱼骨式注射（锐针）

9

　　本节治疗的目标是补充唇周区域（嘴唇的皮肤部分）的水分，恢复其年轻的活力。在该区域内以锐针的微滴注射方式注入低交联度或非交联透明质酸，进而充分补充局部皮肤的水分。此过程中，锐针穿刺造成的微小组织损伤可刺激胶原蛋白的新生，对皮肤组织的再生具有积极的意义。

适用患者

- 因缺乏皮脂腺等遗传因素及其他外在因素共同造成的年龄相关性口周皮肤干燥者。
- 想要恢复和改善肤色的年轻患者。

注射方法：线状注射和鱼骨式注射。

进针方向：从唇缘向鼻子/下巴方向，贯穿口周纹。

注射层次：皮下层。

注射材料：极小/小分子类产品。

注射剂量：取决于皱纹情况，总量不超过0.5mL。

注射针头：27～30G锐针。

麻醉方法：利多卡因乳膏。

注射方案与计划（技术11-图1～图4）

　　沿皱纹做线状注射（方法1）是一种直接线性填充口周纹的基础且标准的操作：在上唇缘上方和下唇缘下方的皮肤部分，一处接一处地填平皱纹。可选择低交联度的透明质酸填充，来产生柔和的效果。需要注意的是，口周的活动度较大，常在注射后很快地将填充剂挤出了既定的位置。进行上唇周的口周纹注射时，以锐针插入皱纹处的皮下层，于退针时推注透明质酸。而下唇周的口周纹注射是从皱纹远端进针，因此注射相对容易一些。与口周的点状注射方式相同

（见注射技术12），也可以通过展平和挤捏皮肤的方法对注射的透明质酸进行调整。

　　使用**鱼骨式注射（方法2）技术**可加强前述的沿皱纹做线状注射的效果。首先用30G锐针以线状注射方式将低交联度透明质酸沿皱纹注入皮下层。治疗师在用另一只手的拇指与食指将皮肤组织展平后，再将透明质酸非常浅层地注射到皱纹表面，这样可使注射物在受力挤压后分布范围更大。鱼骨式注射可以从线状注射的任意一侧进针，但要注意限制单一点位的注射量。

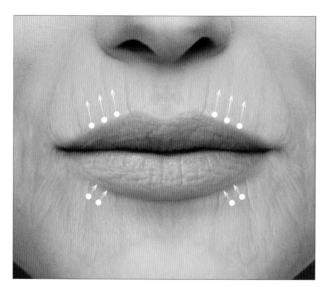 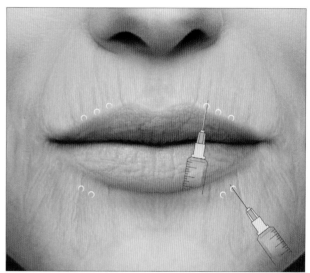

技术11-图1、图2　方法1的注射方案与计划：口周纹的线状注射法（锐针）

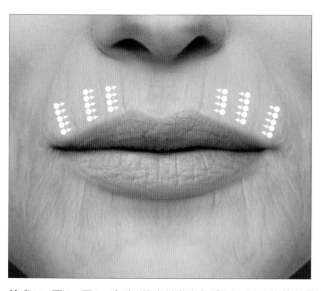 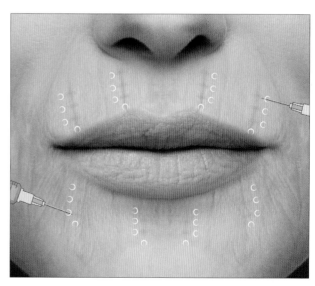

技术11-图3、图4　方法2的注射方案与计划：口周纹的鱼骨式注射法（锐针）

注射方法（技术11-图5~图7）

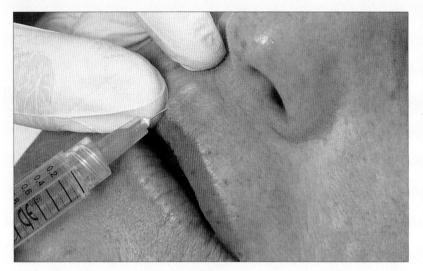

技术11-图5

方法1（线状注射）：将透明质酸注射于皮肤浅层，注射时肉眼可见针头针形。退针推注的过程中，需注意避免过度填充，因此建议初始时仅进行少量注射。注射完成后，局部用拇指按揉后，注射物可见为浅表的白色片状

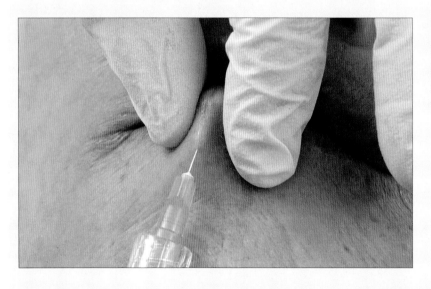

技术11-图6

方法1（线状注射）：注射时扶稳局部皮肤，可有助于更好地进行口周纹线状注射，确保注射物均匀地平铺于皱纹处

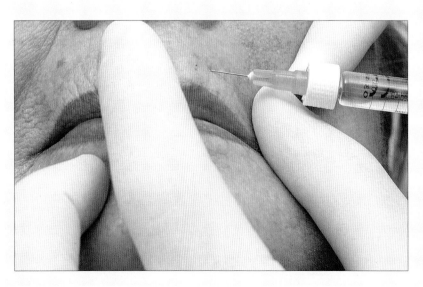

技术11-图7

方法2（鱼骨式注射）：沿皱纹处线状注射后（见前文），在皱纹旁侧约1mm处进针，从皱纹下方横贯皱纹至其对侧约1mm处，退针推注微量填充剂。此方法可以在一定程度上减轻口周活动对填充剂的挤压

9

💡 重要说明

- 此方法适用于油性肤质的浅表层填充。
- 必须尽可能地避免过度填充，矫正过量易导致明显的不规则感以及影响外观的条索感。
- 如果填充过量且层次过浅，则可在皮肤下看到半透感的蓝色区域，称为丁达尔效应。在浅表层进行注射时，都可能产生这种并发症。

⚠ 可能的副作用

皮肤轻微发红，出现轻微炎症反应，少数患者可能出现血肿、轻度到中度的肿胀、丁达尔效应、透白。

⚠ 不良副作用

炎症感染，矫正过度，双侧不对称，条索感及小结节感，局部组织坏死。

📝 治疗流程一览表

- 询问患者注射史、面部评估和信息记录。
- 签署知情同意书。
- 拍摄术前照片。
- 分析与标记注射区域。
- 清洁术区。
- 彻底消毒。
- 必要时可行局部麻醉（利多卡因乳膏）。
- 注射方法：逐条皱纹进行线状注射，或鱼骨式注射。
- 注射层次：需注射的口周部位的皮下层。
- 注射材料：极小/小分子类产品。
- 注射剂量：取决于皱纹情况，总量不超过0.5mL。
- 注射针头：27～30G锐针。
- 无须按摩。
- 必要时可行术后冰敷。
- 如有血肿可用肝素乳膏，口服布洛芬，可外用山金车乳膏。
- 照片记录：患者术后即刻图像。
- 术后护理事宜："什么能做"及"什么不能做"。
- 预约术后复查时间：8～14天进行术后复查。

9

9.3.2 技术12 口周点状注射与手法塑形（锐针）

点状注射法治疗口周纹，与线状注射方法一样，也是一种基础且经典的注射技术（见注射技术11），在特定区域（最佳点）内进行少量但有明显效果的微滴注射。在皮肤松弛处垂直进针，注射填充后可抬升凹陷、抚平皱纹。此外，透明质酸的点状注射填充也会对口周的活动产生调节作用，以此延长注射效果持续的时间。

为了减少并发症的发生，治疗师可在进行口周线状注射和点状注射时，用另一只手展平或挤捏局部皮肤来辅助调整注射效果。通过注射时对局部组织的展平或挤捏，可以预防不规则、明显凸起和过度矫正等并发症。

建议在浅表层注射时以展平或挤捏的手法辅助塑形，可优化注射技术11的口周纹注射效果。

适用患者

- 适用于口周动态纹、吸烟纹。
- 拉伸展平适用于注射由多种原因造成的浅表细纹。
- 挤捏适用于注射由多种原因造成的深层皱纹。

注射方法：点状注射与线状注射结合，局部展平或挤捏塑形。

进针方向：点状注射：垂直或稍倾斜进针；线状注射：从唇缘向鼻/下巴方向，或水平方向（30°进针，45°～90°进针时需进行局部挤压）。

注射层次：唇部皮下层；深层皱纹时可结合皮内层、皮下层与肌肉内注射。

注射材料：极小/小分子类产品。

注射剂量：取决于皱纹深度，总量不超过0.5mL。

注射针头：27～30G锐针。

麻醉方法：利多卡因乳膏。

注射方案与计划（技术12-图1～图6）

口周纹注射的首要治疗点位是在皱纹的端点处，该处注射可以有针对性地增加软组织量。在理想情况下，可缓慢推注填充剂至凹陷的组织被抬起、皱纹被抚平。在唇周的皮肤部分可以清楚地看到任何的不规则注射印记，因此良好的照明和精准的注射至关重要。应当选择非常低交联度的透明质酸进行注射填充，以避免产生类似风团外观的皮肤凸起。对于明显的不规则注射痕迹，通过按摩可以使其外观变得自然、不突兀。

Sattler与Sommer于2015年的研究表明，展平待注射部位的皮肤可以增加间质组织的张力，有助于注射的完成。以点状注射或微量线状注射填充口周纹时，进针角度以30°为宜。在注射过程中最好可以辅助足够力度来拉伸展平待注射部位的组织。这可以使皮肤组织对注射物具有一定的压力，进而影响注射过程中的透明质酸分布，防止出现因过量填充而造成的注射物凸起。

挤捏待注射部位的皮肤可以增加间质组织内的压力，有助于注射的完成。在注射过程中，治疗师应使用另一只手的拇指与食指挤捏待注射部位的软组织。皱纹的末端是注射的目标点位，注射时挤捏注射部位可以更有针对性地改善皱纹的末端。点状注射旨在对皱纹的垂直深部进行填充，将尽可能少的注射物置于最有效的点位，通过增加软组织容量来减轻皱纹。注射的深度随皱纹的深度而变化，皱纹非常严重时甚至可以进行透明质酸的肌肉内注射，以减轻口轮匝肌收缩的力量。

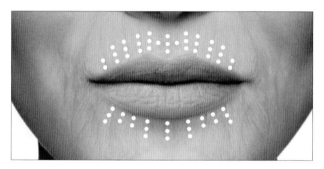 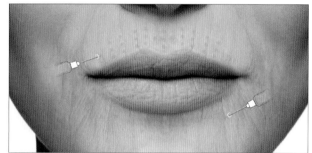

技术12-图1、图2 方法1：口周纹点状注射法的注射方案及计划（锐针）

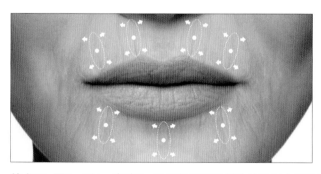 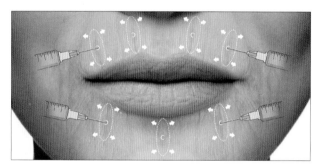

技术12-图3、图4 方法2：口周纹展平注射法的注射方案及计划（锐针）

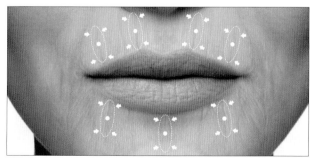 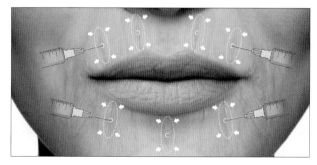

技术12-图5、图6 方法3：口周纹挤捏注射法的注射方案及计划（锐针）

注射方法（技术12-图7~图12）

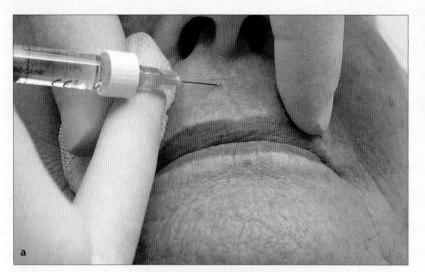

a

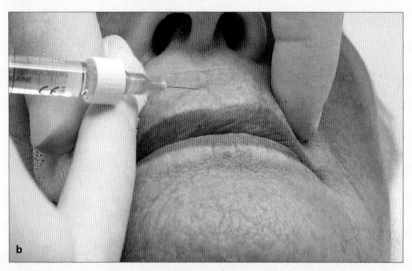

b

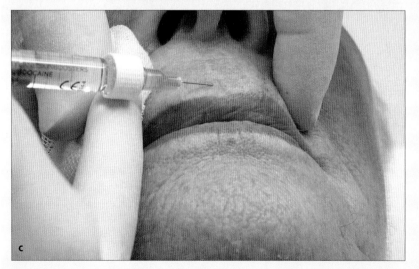

c

技术12-图7

方法1（点状注射）：对待治疗区域彻底消毒后，治疗师轻轻拉伸皮肤，以小幅度的动作迅速将仅有针头大小的透明质酸微滴注射于皱纹的中央。沿皱纹走行注射数个点位，以治疗每条皱纹（a~c）

点状注射

注射方法（续）

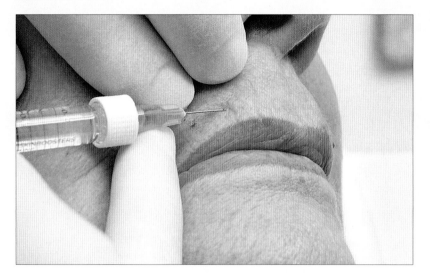

技术12–图8

方法1（点状注射）：将透明质酸从前方或稍侧方直接注射到皱纹的中央

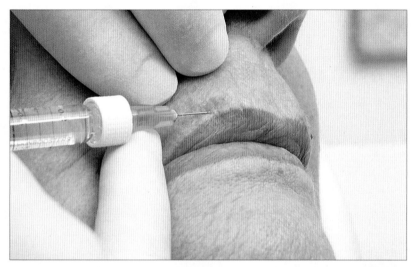

技术12–图9

方法1（点状注射）：对于因口轮匝肌运动而产生的位于唇缘附近的细小的口周纹，建议可以稍微多量注射透明质酸，以抵抗口轮匝肌运动产生的挤压力

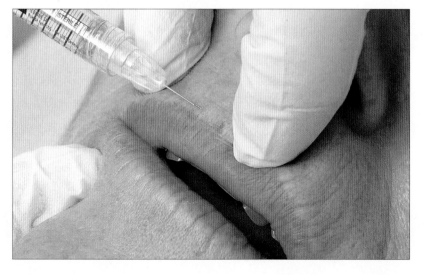

技术12–图10

方法2（展平注射）：在展平拉伸皮肤之前，需要患者尽可能多地做噘嘴的动作，以便治疗师可以更确切地判断皱纹的情况，然后将皮肤展平拉伸至最大幅度。有条件时，这一步骤可以由助手来完成，以便治疗师可以双手完成注射。或者也可以由治疗师自己用非持针手来辅助拉伸皮肤。需要足够大的拉伸力度才可以使组织间具有足够大的张力来对抗过度注射。注射时，针头的斜面应朝向上方

展平注射

注射方法（续）

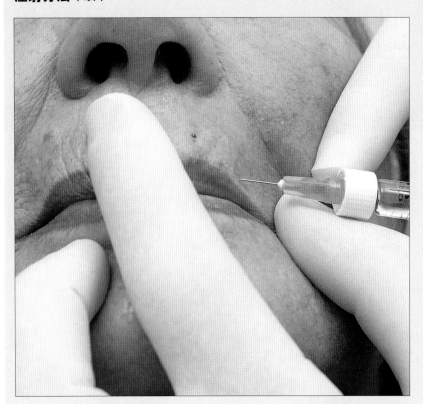

技术12-图11

方法2（展平注射）：于浅表层注射透明质酸时，可沿整条皱纹彼此相邻地设计注射点位（作为替代方案，也可以使用线状注射技术注射）。重复以这种方式注射2～3次后，可以通过促进成纤维细胞的增殖而实现组织再生

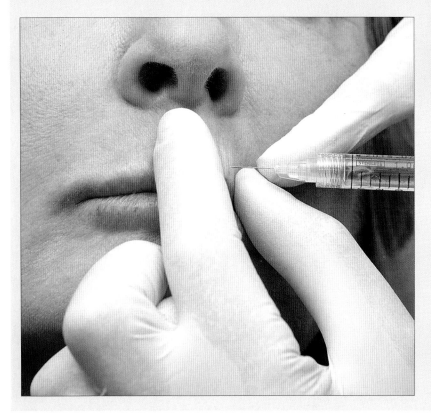

技术12-图12

方法3（挤捏注射）：以挤捏局部组织来辅助注射时，需要有足够力度才可以产生足够的组织内压力以避免过度注射

挤捏注射

💡 重要说明

- 注射剂量较大且注射层次过浅时，可在皮肤下看到半透明的蓝色阴影，这一现象被称为丁达尔效应。在这种情况下建议选择低交联度的透明质酸材料，可以降低产生丁达尔效应的风险。
- 注射剂量较大、注射层次过浅、过度矫正注射时，很容易产生凹凸不平的不规则外观。
- 注射前应当告知患者，在注射后的肿胀可能会持续1~5天。

⚠ 可能的副作用

皮肤局部轻微发红，极少数患者会出现炎症、血肿、轻度至中重度肿胀、丁达尔效应、局部泛白。

⚠ 不良副作用

炎症感染，过度注射造成的条索或结节，注射不均匀，双侧不对称，局部组织坏死。

✍ 治疗流程一览表

- 询问患者注射史、面部评估和信息记录。
- 签署知情同意书。
- 拍摄术前照片。
- 分析与标记注射区域。
- 清洁术区。
- 彻底消毒。
- 必要时可行局部麻醉（利多卡因乳膏）或神经阻滞麻醉。
- 注射方法：线状注射，以展平或挤捏局部皮肤辅助注射。
- 注射层次：唇部皮下层；深层皱纹时可结合皮内层、皮下层与肌肉内注射。
- 注射材料：极小/小分子类产品。
- 注射剂量：取决于皱纹深度，单条皱纹0.03~0.05mL。
- 注射针头：27~30G锐针。
- 无须按摩。
- 必要时可行术后冰敷。
- 如有血肿可用肝素乳膏，口服布洛芬，可外用山金车乳膏。
- 照片记录：患者术后即刻图像。
- 术后护理事宜："什么能做"及"什么不能做"。
- 预约术后复查时间：8~14天进行术后复查。

9

9.3.3　技术13　口周焕肤（锐针）

　　本节所述的口周注射焕肤术与前文中的口周点状注射技术的区别在于，本注射方法仅将极少量的透明质酸注射于皮肤浅表层，以达到焕肤的效果。

适用患者

- 针对持续但浅表层的口周纹。
- 针对因皮脂腺缺乏等遗传因素及其他外在因素共同作用下而导致的口周区域年龄相关性皮肤干燥。

注射方案与计划（技术13–图1、图2）

　　本节所讨论的注射技术，是用锐针沿皱纹的末端，在皮肤浅层点状注射透明质酸来消除皱纹的。依据Sattler与Sommer在2015年提出的观点，注射至各点位皮肤轻微变白时，可取得明显的治疗效果。该注射方法的目标是轻柔地上抬组织，并通过对皮肤再生有积极影响的轻微组织损伤来激活胶原蛋白的形成。垂直进针或贯穿皱纹至1～2mm的深度，于皮内层注射透明质酸。

注射方法：点状注射焕肤。

进针方向：沿皱纹方向或贯穿皱纹方向。

注射层次：唇部皮内层注射。

注射材料：极小/小分子类产品。

注射剂量：每个点位0.01～0.02mL。

注射针头：27～33G锐针。

麻醉方法：利多卡因乳膏。

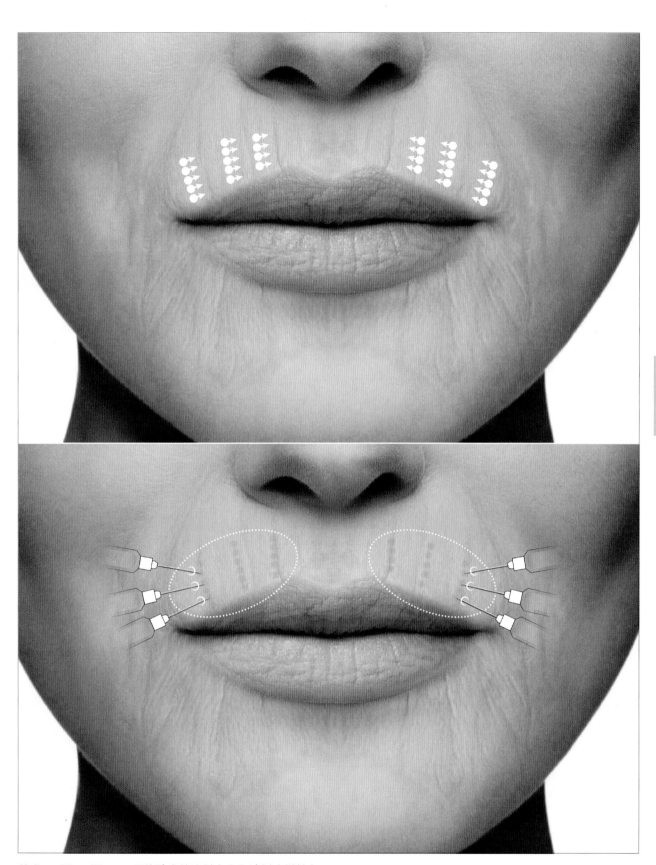

技术13-图1、图2　口周焕肤术的注射方案和计划（锐针）

注射方法（技术13-图3、图4）

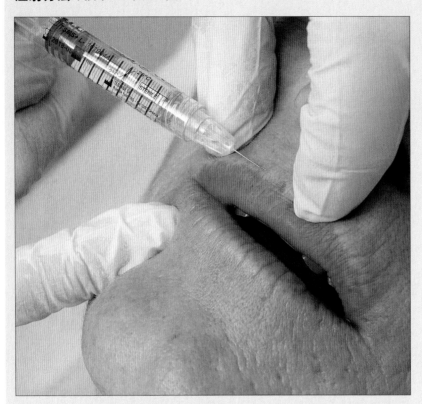

技术13-图3 轻轻拉伸皮肤，将针头斜面与皮肤平行方向进针，于浅表层向前水平推进约1mm，在整条皱纹内的多个点位行退针推注。针头斜面应朝向上方，浅表地插入每条皱纹的最深处，并重复以相同的方式完成整条皱纹的注射

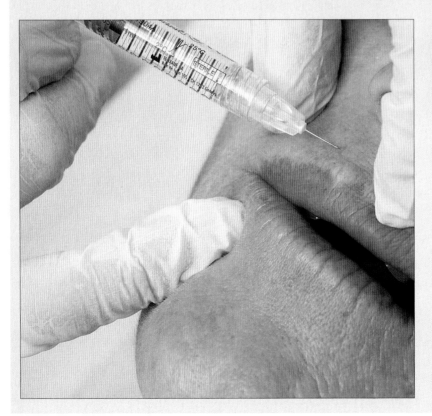

技术13-图4 以2～3mm的间隔重复该过程，每个象限的唇周皮肤注射20～30个点位。一种可行的替代方案是，以线状注射方式沿整条皱纹进行注射

♡ 重要说明

- 注射如此少量的透明质酸，要在退针时尽可能少浪费注射材料并不容易，因此需要缓慢而精准地完成注射。如果注射的材料稍多了一些，可以轻轻地将其按摩扩散到皮肤中。
- 建议注射时治疗师可以用展平拉伸手法将皱纹拉开辅助注射。或者将食指伸入唇后的口腔中，并用拇指拉动嘴唇以顶起有皱纹的皮肤，然后精准地进行注射。
- 如果皱纹已经非常明显，则可以使用线状注射技术。但如果只是由于皮肤失去弹性而稍有不均匀、尚未有明确的皱纹，则可以选择点状注射技术。
- 皱纹已经非常明显时，通常后续还需要1～2次注射来维持效果。

⚠ 可能的副作用

皮肤局部轻微发红，极少数患者出现炎症、血肿、肿胀。

⚠ 不良副作用

炎症感染，低交联度透明质酸过度注射产生的小凸起，局部组织坏死。

✐ 治疗流程一览表

- ▷ 询问患者注射史、面部评估和信息记录。
- ▷ 签署知情同意书。
- ▷ 照片存档：患者治疗前图像。
- ▷ 分析与标记注射区域。
- ▷ 清洁术区。
- ▷ 彻底消毒。
- ▷ 必要时可行局部麻醉（利多卡因乳膏）或神经阻滞麻醉。
- ▷ 注射方法：点状注射焕肤。
- ▷ 注射层次：唇部皮内层注射。
- ▷ 注射材料：极小/小分子类产品。
- ▷ 注射剂量：每个点位0.01～0.02mL。
- ▷ 注射针头：27～33G锐针。
- ▷ 无须按摩。
- ▷ 必要时可行术后冰敷。
- ▷ 如有血肿可用肝素乳膏，口服布洛芬，可外用山金车乳膏。
- ▷ 照片记录：患者术后即刻图像。
- ▷ 术后护理事宜："什么能做"及"什么不能做"。
- ▷ 预约术后复查时间：8～14天进行术后复查。

9

9.3.4　技术14　蕨叶状注射（根据Tom van Eijk提供的方法，锐针）

　　本节讨论的注射技术，其目的是在有效点（有效区）通过皮肤浅表层的注射破除皱纹的形态完整（见2007年van Eijk个人以及与Braun合作的论著）。即使对顽固性的皱纹，该注射方法的长期效果依旧非常惊人。可能的原因是，由多处轻微组织损伤激活产生的新胶原蛋白对皮肤组织的再生有积极的作用。

适用患者

- 吸烟纹、嘟嘴纹、口周纹、口周皮肤干燥、激素缺陷引起的衰老等多种内外因素导致的皱纹。

注射方案与计划（技术14-图1、图2）

　　注射需要在良好的照明条件下进行，以便治疗师可以准确地识别每条皱纹的最深处与最末端。针尖切面向上于皱纹末端插入皮肤，将透明质酸注射于皮内约3mm深度，沿一个方向侧向进行（例如都朝向右方）。以3mm的间隔沿皱纹重复进行注射，完成后，治疗师移动到患者另一侧，以相同的方式、交错的方向重复该过程（见右侧的示意图）：于对侧两个进针部位之间的皱纹末端进针，以便注射沿相反方向（向左）侧向进行，最终形成类似蕨类植物的状态。

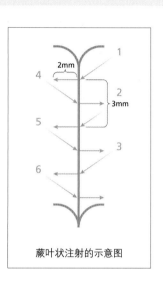

蕨叶状注射的示意图

注射方法：蕨叶状注射。

进针方向：从褶皱向外侧。

注射层次：唇部皮下层。

注射材料：小分子类产品。

注射剂量：每段不超过0.02mL。

注射针头：27～30G锐针。

麻醉方法：利多卡因乳膏，必要时可神经阻滞麻醉。

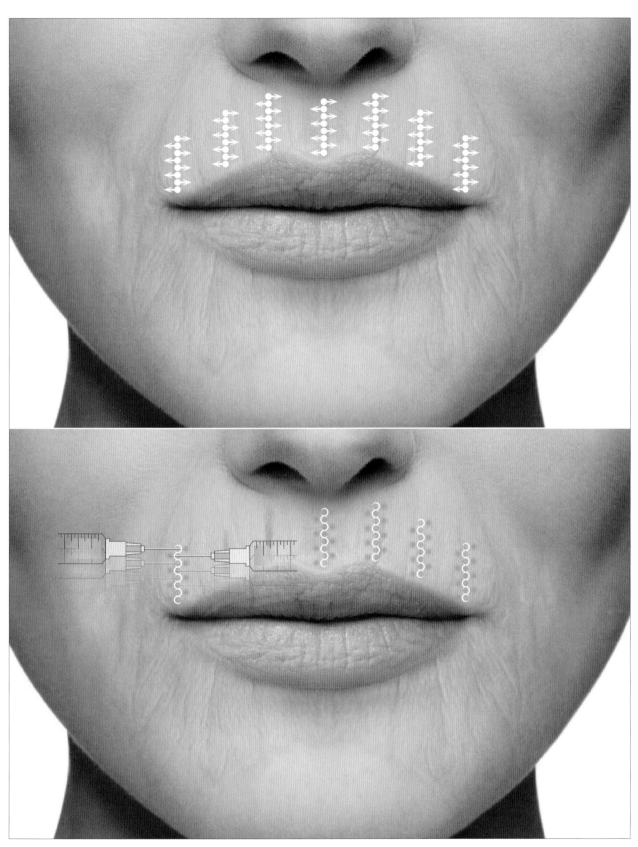

技术14-图1、图2　Tom van Eijk的蕨叶状注射法的注射方案及计划（锐针）

注射方法（技术14-图3~图6）

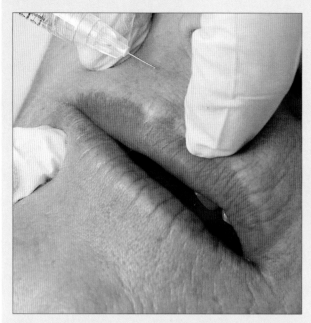

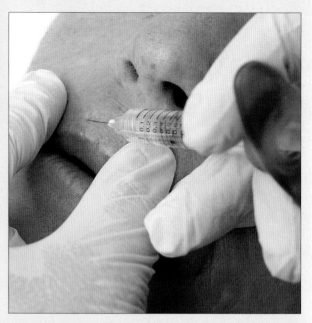

技术14-图3　蕨叶状注射法需要治疗师有熟练的技术和好视力，每侧注射线之间的距离不得超过3mm

技术14-图4　于对侧以相同的方式注射透明质酸，进针点需与原有注射点错开，使它们以3mm的间隔分布于先前的注射点之间。治疗师可预先进行一些练习和训练，以便能够有规律地完成微量注射

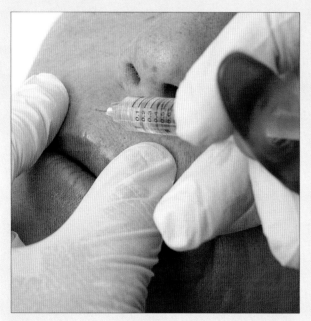

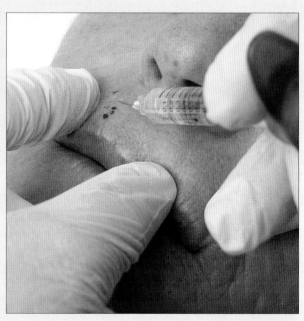

技术14-图5　当治疗师以拇指和食指拉伸上唇时，需确保组织没有太过平滑、皱纹仍然可见

技术14-图6　由于注射得非常精细，通常很难看到对侧的注射点。因此，可以先不急着擦除进针点的渗血，而是将它们留在原处作为标记

💡 重要说明

- 需要尽可能地避免过量注射，因为过量注射常会导致不必要的、可见的副作用。治疗师可以在推注时用拇指压迫注射材料，使其维持在所需的组织层次内，以避免产生"香肠状"的过度注射外观。
- 注射剂量较大且注射层次过浅时，可在皮肤下看到半透明的蓝色阴影，这一现象被称为丁达尔效应，在各类浅层注射中均有可能发生丁达尔效应。
- 如果治疗师将皮肤松松地捏在一起，皱纹会变得更加明显，但是，这会更难以实现对皱纹的精准定位。

⚠ 可能的副作用

皮肤局部轻微发红，极少数患者出现炎症、血肿、轻度到中重度肿胀、泛白。

⚠ 不良副作用

过度注射导致的条索或结节，注射不均匀导致的不对称，局部组织坏死。

✎ 治疗流程一览表

- 询问患者注射史、面部评估和信息记录。
- 签署知情同意书。
- 照片存档：患者治疗前图像。
- 分析与标记注射区域。
- 清洁术区。
- 彻底消毒。
- 必要时可行局部麻醉（利多卡因乳膏）或神经阻滞麻醉。
- 注射方法：蕨叶状注射，每条皱纹分别注射。
- 注射层次：皮下层。
- 注射材料：小分子类产品。
- 注射剂量：取决于皱纹数量，单条皱纹注射0.02mL。
- 注射针头：27～30G锐针。
- 无须按摩。
- 必要时可行术后冰敷。
- 如有血肿可用肝素乳膏，口服布洛芬，可外用山金车乳膏。
- 照片记录：患者术后即刻图像。
- 术后护理事宜："什么能做"及"什么不能做"。
- 预约术后复查时间：8～14天进行术后复查。

9

9.4 唇部容量

本节介绍了将唇部填充到不同程度的不同方法。

9.4.1 技术15 最小剂量四点填充注射法（锐针）

此技术是通过注射最小剂量材料来恢复唇部容量。

适用患者

- 轻度衰老性唇部体积萎缩的患者；希望较为自然地恢复唇部形态，唇部体积较薄的患者。
- 首次注射的患者，且不希望唇部形态改变很大的患者。

注射方案和计划（技术15-图1、图2）

四点填充注射方法是通过注射最小剂量材料来恢复唇部容量。此方法适用于调整唇部不对称性或在使用钝针补充容量后突出重点。使用锐针注射4个点位，每个象限各注射1个点位。

填充剂注射至定点中心，也可根据需要调整位置。在上唇，丘比特弓唇峰可作为定位，根据唇部形态，于低于丘比特弓0.5~0.7cm的位置进行注射，即容量缺失的部位。

注射方法： 点状注射。

进针方向： 从前面至唇红。

注射层次： 肌肉层，唇红内深度2~3mm。

注射材料： 中分子类产品。

注射剂量： 每个点位最多0.05mL，总量0.2mL。

注射针头： 27G锐针。

麻醉方法： 皮肤表面麻醉。

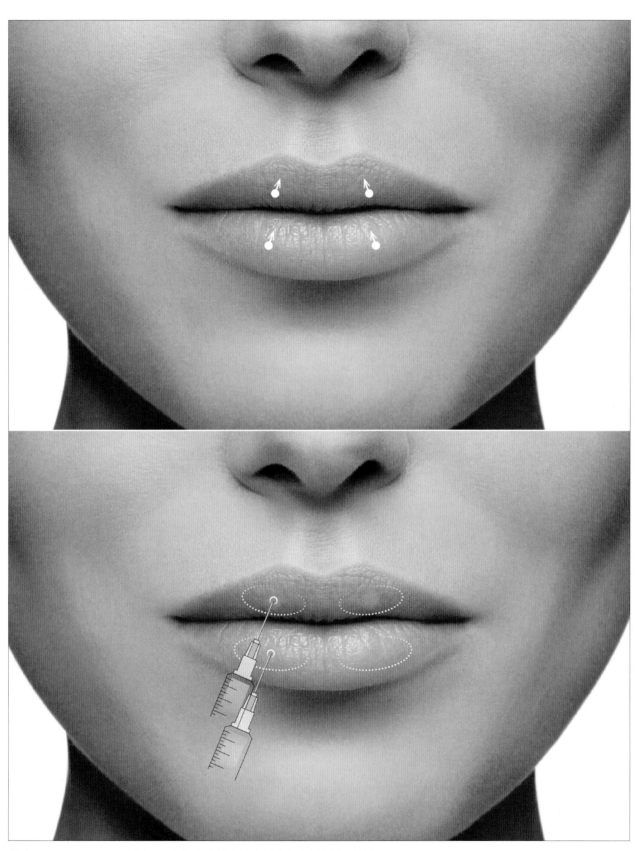

技术15–图1、图2　最小剂量四点填充注射法的注射方案和计划（锐针）

注射方法（技术15-图3～图6）

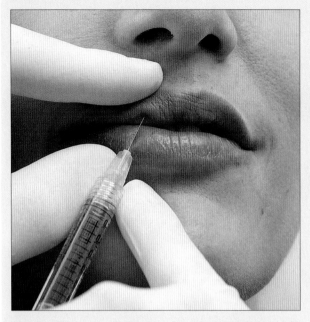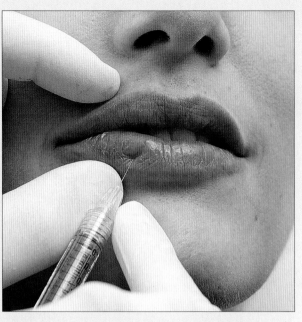

技术15-图3 向上轻轻翻转上唇以找到注射点中心，慢慢地进针以减轻患者疼痛感，注射深度为2～3mm，注射少量材料

技术15-图4 轻轻地外翻下唇，下唇的注射量要比上唇注射量稍多

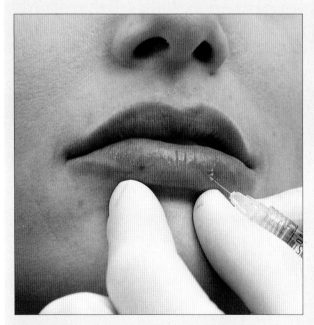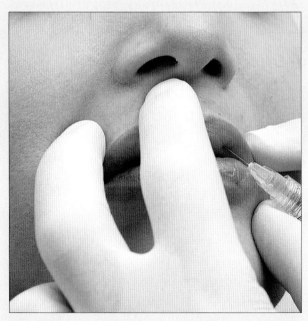

技术15-图5 注射点位和注射剂量的对称性非常重要

技术15-图6 当注射点越接近干湿唇交界处，唇缘向前弯曲程度越大，然而这种小剂量注射不会有很大的改变

💡 重要说明

- 注射过程中需密切观察注射器、注射剂量和皮肤颜色。
- 即使注射量很小，注射后的2~4天也会出现肿胀，肿胀会遮盖真正的效果。
- 建议使用低交联度的透明质酸，这样可触及或可见的结节可以经过按摩去除。
- 在注射后，嘱咐患者做大笑表情可展现注射即刻效果。

⚠ 可能的副作用

皮肤轻微发红，炎症较少见，血肿、肿胀较为常见。

⚠ 不良副作用

注射过量导致唇部结节；注射过浅导致唇部可视肿块。注射点位于口裂的黏膜边缘时，舌部可能会感受到结节，局部组织坏死。

📝 治疗流程一览表

- 询问患者注射史、面部评估和信息记录。
- 签署知情同意书。
- 照片存档：患者治疗前图像。
- 分析与标记注射区域。
- 清洁术区。
- 彻底消毒。
- 皮肤表面麻醉（利多卡因乳膏）或必要时可行神经阻滞麻醉。
- 注射方法：点状注射，每个象限注射1个点位。
- 注射层次：肌肉层，注射深度为2~3mm。
- 注射材料：中分子类产品。
- 注射剂量：每个点位最多0.05mL，总量0.2mL。
- 注射针头：27G锐针。
- 必要时可进行按摩。
- 必要时可行术后冷敷。
- 如有血肿可用肝素乳膏，口服布洛芬，可外用山金车乳膏。
- 照片记录：患者术后即刻图像。
- 术后护理事宜："什么能做"及"什么不能做"。
- 预约术后复查时间：8~14天进行术后复查。

9

9.4.2　技术16　微量填充（锐针）

此方法是集中于上下唇中央部的微量填充。

适用患者

- 衰老性唇部萎缩患者。
- 唇中央部容量不足患者。
- 需要时，进行补充性柔和唇部填充。

注射方案和计划（技术16-图1、图2）

该技术很简单，使用锐针逆向线状注射。注射部位为上唇下1/3处和下唇的中央处，长度为1～1.5cm。注射线条的确切长度取决于唇部的宽度和预期效果。建议注射前标记所需注射线条的长度。

注射方法：线状注射。

进针方向：顺肌肉走行方向。

注射层次：皮下层。

注射材料：小分子或中分子类柔软的产品。

注射剂量：每条注射线最多0.05～0.15mL，总量最多0.3mL。

注射针头：27G锐针，长20mm。

麻醉方法：皮肤表面麻醉。

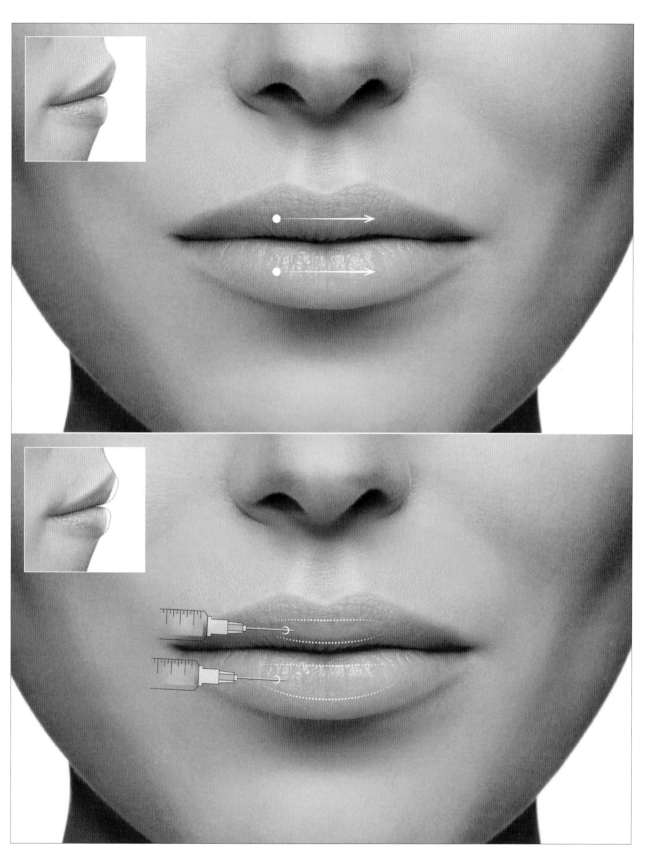

技术16-图1、图2 微量填充法的注射方案和计划（锐针）

注射方法（技术16-图3~图5）

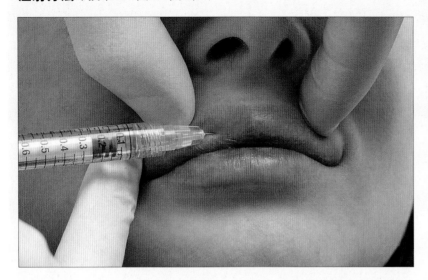

技术16-图3 注射时治疗师用拇指和食指拉伸及压住上唇使之产生一定的张力。注射时需保证对称性和均匀性。在上唇，注射部位越靠近干湿唇交界处，唇部越突出（见技术22）

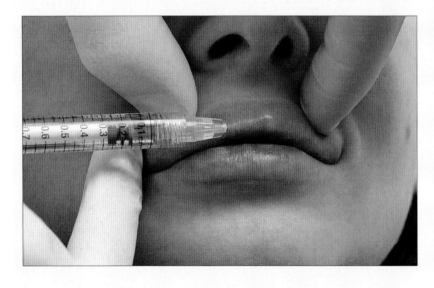

技术16-图4 轻提针头可见针头位置

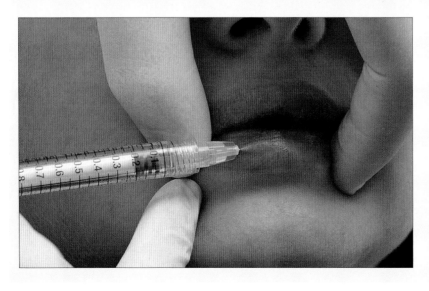

技术16-图5 注射时确保越靠近进针点注射量越小。一般来说，进出针点不应予以注射

💡 重要说明

- 根据美学标准，下唇要比上唇丰满一点，因此，若下唇容量不足，可通过增加注射量来平衡上下唇比例。
- 在注射后，可让患者做出大笑表情评估注射的即刻效果，也可以检查注射是否均匀。

⚠ 可能的副作用

皮肤轻微发红，炎症、血肿较少见，可发生轻度至重度肿胀。

⚠ 不良副作用

注射过量导致唇形改变或形成结节；注射不均匀导致不对称；局部组织坏死。

✍ 治疗流程一览表

- 询问患者注射史、面部评估和信息记录。
- 签署知情同意书。
- 照片存档：患者治疗前图像。
- 分析与标记注射区域。
- 清洁术区。
- 彻底消毒。
- 皮肤表面麻醉（利多卡因乳膏）或必要时可行神经阻滞麻醉。
- 注射方法：线状注射，上下唇各注射一条线。
- 注射层次：唇红皮下层。
- 注射材料：小/中分子类产品。
- 注射剂量：总量最多0.3mL。
- 注射针头：27G锐针。
- 无须按摩。
- 必要时可行术后冷敷。
- 如有血肿可用肝素乳膏，口服布洛芬，可外用山金车乳膏。
- 照片记录：患者术后即刻图像。
- 术后护理事宜："什么能做"及"什么不能做"。
- 预约术后复查时间：8~14天进行术后复查。

9

9.4.3　技术17　唇部微量填充（锐针）

　　自填充材料问世以来，微量唇部填充技术就一直在使用，适用于微量填充唇部。它可以精准地进行填充，所以操作简单，注射的均匀性是打造和谐唇形的关键。

适用患者

- 薄唇、小唇或唇部皱缩患者。
- 增加唇部容量。

注射方案和计划（技术17-图1、图2）

　　在唇部每个象限进行线状注射。透明质酸的黏度和注射线的长度决定了唇部形态。因为使用此方法注射时有很大的变化余地，因此需要精准的注射前设计，填充剂要注射至标记区域。因为唇部肿胀很快，所以注射时需密切观察注射量。此方法可有多种变化，可纠正唇部不对称，注射前需要规划预注射剂量。经过精准的分析，可以改善侧面角度中唇部任何扁平部分的曲度。

注射方法：线状注射。

进针方向：顺肌肉走行。

注射层次：唇红皮下层，口轮匝肌浅层。

注射材料：小分子或中分子类柔软的产品。

注射剂量：每条线最多0.05mL，总量最多0.4mL。

注射针头：27G锐针，长20mm。

麻醉方法：皮肤表面麻醉，必要时行神经阻滞麻醉。

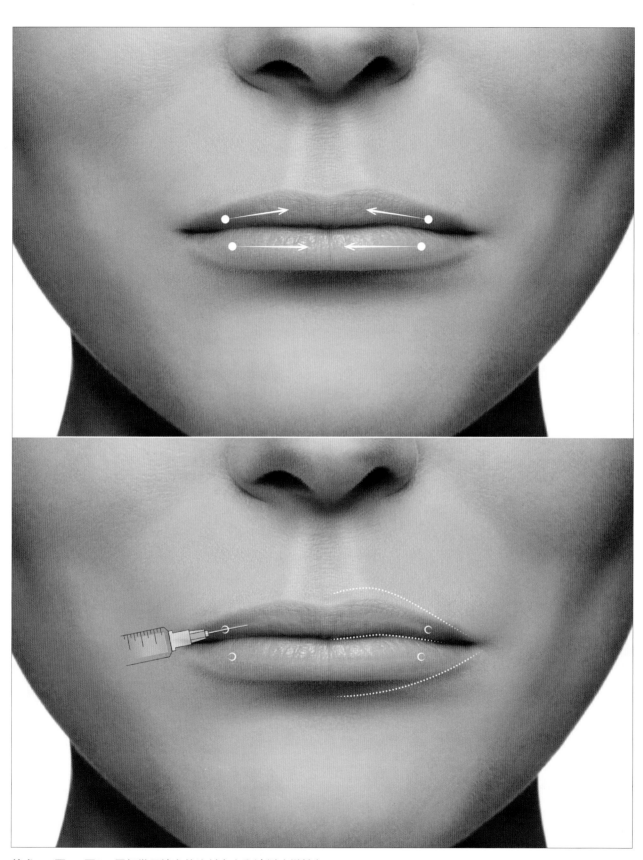

技术17-图1、图2 唇部微量填充的注射方案和计划（锐针）

注射方法（技术17-图3 ~ 图6）

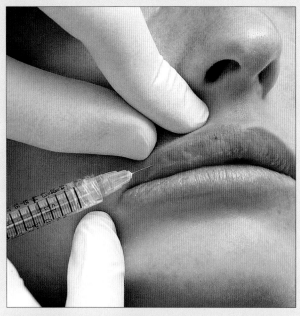

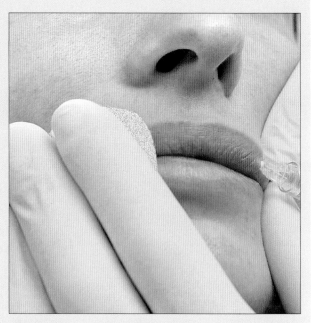

技术17-图3　治疗师用拇指和食指压住上唇并轻轻向上翻转，注射于唇红的皮下层，深度为1 ~ 2mm，逆行线状注射，需密切关注注射量

技术17-图4　注射时唇部会快速肿胀，先注射上唇，后注射下唇

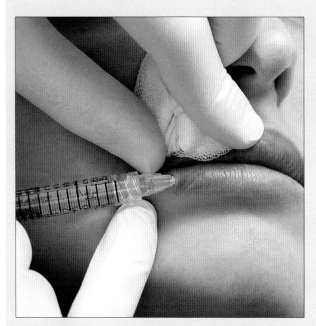

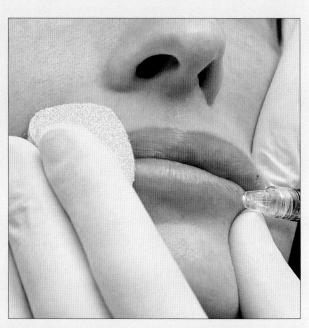

技术17-图5　注射时针头于唇红深层由外侧向内侧进针，这样可使唇形更柔和，填充剂可以更好地平铺于不规则的部位，注射层次不会过浅

技术17-图6　为在中央部增强注射效果，可于每侧唇脊部进行注射（图1.44）

🔆 重要说明

- 若注射层次过浅，唇部外观会不匀称。
- 注射时损伤血管会导致唇形不规则。如果一侧发生血肿，在对侧禁止注射更多剂量，说"茄子"检测方法是鉴别肿胀是由透明质酸注射过量或是血肿原因引起的好方法。
- 行微量唇部填充注射时较疼痛，所以注射前需要进行充分的麻醉，尤其是对于疼痛敏感的患者。
- 在注射后，可让患者做出大笑表情以评估注射的即刻效果，也可以检查注射是否均匀。

⚠ 可能的副作用

皮肤轻微发红，炎症、血肿较少见，可发生轻度至重度肿胀。

⚠ 不良副作用

注射过量导致唇形改变或形成结节；注射不均匀导致不对称；局部组织坏死。

📝 治疗流程一览表

- 询问患者注射史、面部评估和信息记录。
- 签署知情同意书。
- 照片存档：患者治疗前图像。
- 分析与标记注射区域。
- 清洁术区。
- 彻底消毒。
- 皮肤表面麻醉（利多卡因乳膏）或必要时可行神经阻滞麻醉。
- 注射方法：线状注射，上下唇各注射两条线。
- 注射层次：唇红皮下层，口轮匝肌浅层。
- 注射材料：小/中分子类产品。
- 注射剂量：总量最多0.4mL。
- 注射针头：27G锐针。
- 无须按摩。
- 必要时可行术后冷敷。
- 如有血肿可用肝素乳膏，口服布洛芬，可外用山金车乳膏。
- 照片记录：患者术后即刻图像。
- 术后护理事宜："什么能做"及"什么不能做"。
- 预约术后复查时间：8~14天进行术后复查。

9

9.4.4　技术18　经典唇部填充（锐针）

此方法是基础、经典的注射方法，通过填充唇红部打造匀称、柔和或者饱满的唇形。注射效果取决于填充剂的剂量、黏度和扇形注射线条的数量与长度。对于嘴唇较薄或老年患者，使用此注射方法可产生"鸭嘴"样外观。

适用患者

- 要求增加唇部整体容量的患者，此方法可注射至唇部末端。
- 唇形不对称患者。
- 衰老性唇部容量缺失患者。

注射方案和计划（技术18–图1~图4）

注射时可采用多条线性小剂量注射方法以达到柔和、适度的填充效果，多条线性大剂量的填充也可使唇部变饱满。从唇侧面进行扇形注射，从外侧进针后向内侧注射，每个象限进行2~3条线性注射。

除非存在不对称现象，注射时两侧需对称，注射前需标记所需注射区域。唇部的曲度对于唇部形态至关重要，所以需要在侧面观察唇部。若希望唇部呈现自然弯曲，应对唇部上1/3部分做广泛填充，若唇部没有弯曲就后缩了，应在平坦区域的中心注射一条较粗的线条以重新塑造唇部突出外形。

在每个象限注射后均应更换针头，以保证针尖的锋利从而减轻疼痛感，并建议采用适当的麻醉来限制疼痛感（见第5章）。

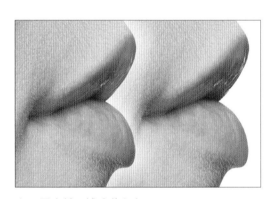

上下唇注射区域（蓝色）

注射方法：扇形注射。

进针方向：顺肌肉走行。

注射层次：唇红皮下层，口轮匝肌浅层。

注射材料：中分子或大分子类产品，根据所需填充的程度。

注射剂量：每条线最多0.08~0.1mL，总量最多1mL。

注射针头：27G锐针，长20mm。

麻醉方法：皮肤表面麻醉，神经阻滞麻醉。

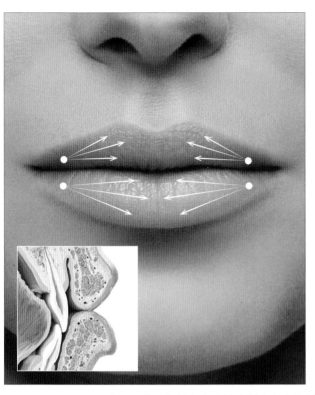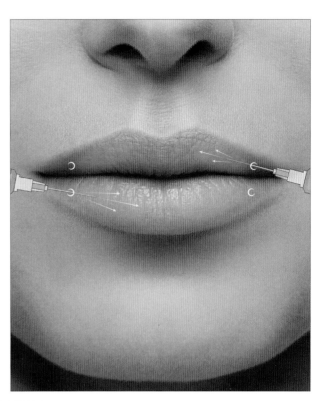

技术18-图1、图2　中量经典唇部填充方法的注射方案和计划（锐针）

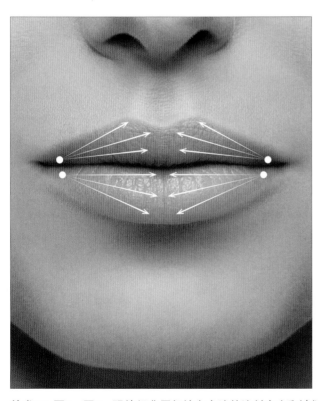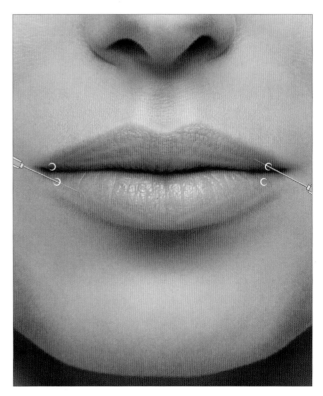

技术18-图3、图4　强效经典唇部填充方法的注射方案和计划（锐针）

注射方法（技术18-图5~图7）

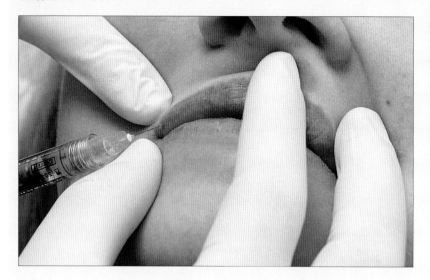

技术18-图5　注射时治疗师用食指轻轻压住唇部上方使唇部略微外翻，这样可更容易找到中线

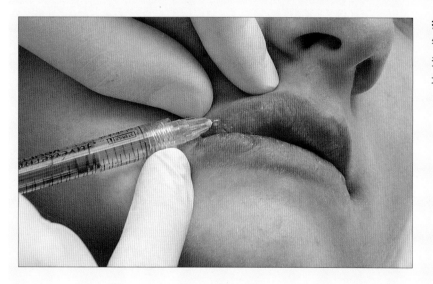

技术18-图6　治疗师拉伸唇部后进针，然后轻轻推入并提起针头，检查针头的层次是否正确，缓慢均匀地进行逆行注射

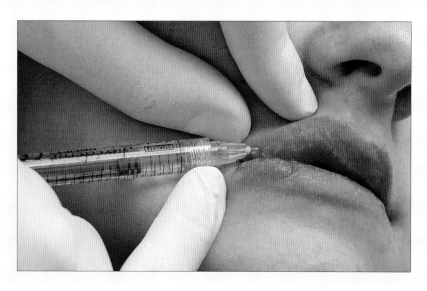

技术18-图7　使用锐针注射2~3条线（扇形注射）。注射时，需保证两侧的注射量一致，建议密切关注注射器的刻度，因为唇部会快速肿胀，从外观上看要比实际更丰满

💡 重要说明

- 注射材料和注射剂量需根据患者的唇部条件进行调整，过量注射会导致唇部外观不自然，尤其对于鼻唇间隙较窄的患者。
- 注射时建议同时使用多种注射方法以防止"鸭嘴"样外观，如恢复唇部皮肤部分的基础以增加唇部自然表面面积（Sattler & Sommer 2015）。
- 锐针多次注射会对唇部造成严重的创伤，导致出现较严重的肿胀，所以不应再进行按摩而对唇部组织再施加压力。

⚠ 可能的副作用

皮肤轻微发红，炎症、血肿较少见，轻度至重度肿胀，疼痛（注射后2~4天）。

⚠ 不良副作用

过度矫正导致不对称、唇形改变、产生结节；注射层次过浅导致唇部发白；局部组织坏死。

📝 治疗流程一览表

- 询问患者注射史、面部评估和信息记录。
- 签署知情同意书。
- 照片存档：患者治疗前图像。
- 分析与标记注射区域。
- 清洁术区。
- 彻底消毒。
- 皮肤表面麻醉（利多卡因乳膏）或必要时可行神经阻滞麻醉。
- 注射方法：扇形注射，上下唇每侧各注射2~3条线。
- 注射层次：唇红皮下层，口轮匝肌浅层。
- 注射材料：小/中分子类产品。
- 注射剂量：每条线最多0.08~0.1mL，总量1mL。
- 注射针头：27G锐针，20mm。
- 无须按摩。
- 必要时可行术后冷敷。
- 如有血肿可用肝素乳膏，口服布洛芬，可外用山金车乳膏。
- 照片记录：患者术后即刻图像。
- 术后护理事宜："什么能做"及"什么不能做"。
- 预约术后复查时间：8~14天进行术后复查。

9

9.4.5　技术19　中等容量填充（钝针）

此方法是使用钝针进行深层、水平方向注射的技术，以在唇部进行均匀的、柔和的填充。建议使用钝针，注射时损伤小，疼痛程度低。每个区域所需的注射量在注射前应精准设计，即使两侧细微的差别也会导致不对称。

适用患者

- 唇部容量不足患者。

注射方案和计划（技术19–图1、图2）

与锐针相比，此方法由于每侧只有一个进针点，损伤血管的可能性较小。用侧孔针在嘴角附近刺入进行破口，作为钝针的进针孔。有时进针孔较难找到，所以建议使用比钝针管径更大的侧孔针。钝针进入的方向是沿着颧肌止点的方向，位于降口角肌浅层。如果针头在不正确的层次，注射时会感受到阻力，不能暴力推注，这时应将针头拔出，

再次进入寻找正确的层次，进针时应平滑移动。填充剂应移动地注射到每侧唇部的中央部分。为了给填充剂留出空间，注射时唇部皮肤层被轻轻挑起。注射层次为唇红的口轮匝肌浅表层。若唇部的结节非常突出，注射时应避开它们。此时，医生的意见和患者的意愿是最优先考虑的。

注射方法：线状注射。

进针方向：顺着唇部的方向，从口角向唇中央方向均匀注射。

注射层次：皮下层，口轮匝肌浅层。

注射材料：中分子或小分子类产品。

注射剂量：总量0.5～1mL。

注射针头：27G钝针，长38mm，＞25G侧孔针。

麻醉方法：利多卡因乳膏。

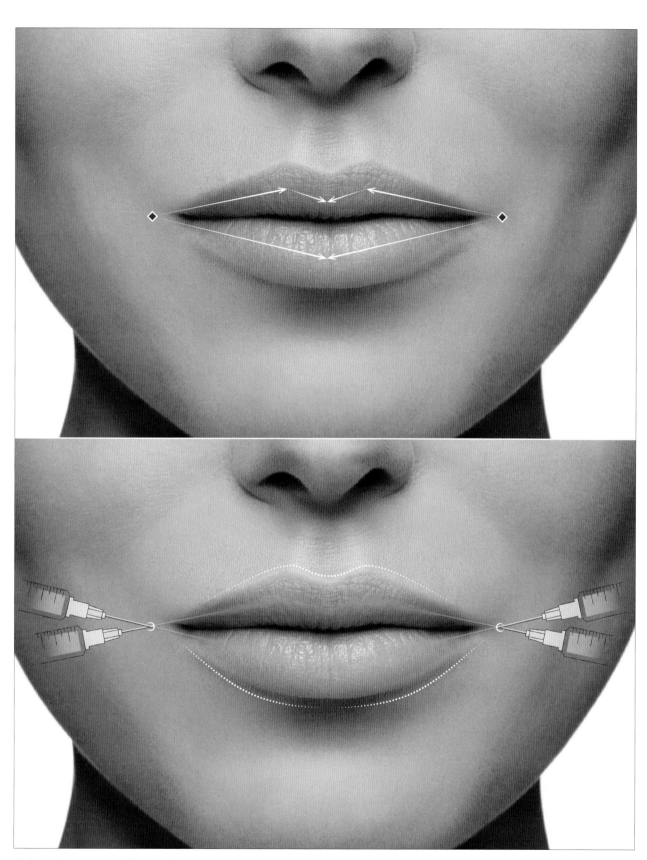

技术19–图1、图2　中等容量填充方法的注射方案和计划（钝针）

注射方法（技术19-图3～图7）

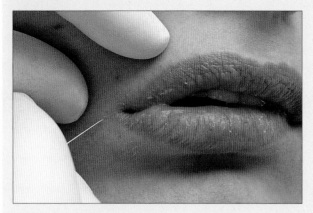

技术19-图3　注射之前先用侧孔针进行破口

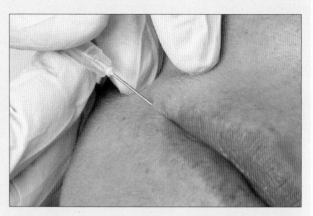

技术19-图4　进针点应选择在钝针长度能够到达每侧上下唇需要治疗区域的点。于进针点斜行方向进入皮肤深度1～2mm处

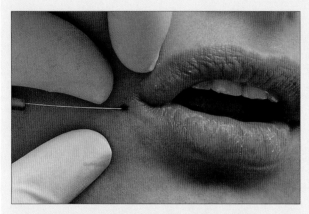

技术19-图5　于破口点插入钝针，在皮下层组织中找到一条无阻力的路径。注射时需全程进行检查和触诊。在下唇，钝针需要越过笑肌的肌腱，如果此操作遇到阻力，可改变进针角度或进针深度

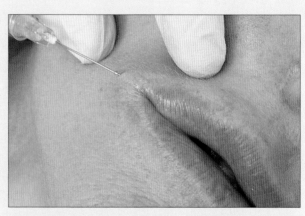

技术19-图6　当改变注射方向时，如从下唇到上唇，应将钝针针头约1mm的长度保留于进针点内，以避免进针点闭合而需要重新破口。如果钝针插入下唇较困难，则需要重新破口，侧孔针的进针方向应朝向下唇

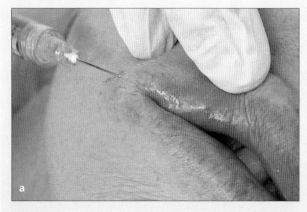

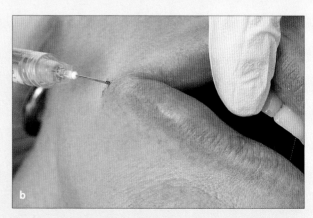

技术19-图7　提起钝针会显示出其针尖的位置以保证填充剂的精准注射。a. 在上唇，距嘴角1cm的区域应避免注射。b. 在下唇，明显突出的部位为应注射的区域

💡 重要说明

- 注射效果在很大程度上取决于唇部各象限注射的对称程度，关键在于注射量和注射部位的对称性。
- 过量注射可能会导致不自然的外观，所以注射时要少量。
- 注射后轻柔地按摩有利于填充剂均匀地分布。

⚠ 可能的副作用

炎症较少见，破口点血肿极少见，可见轻度肿胀。

⚠ 不良副作用

炎症，过量注射导致唇形改变，产生结节，因注射不均匀导致唇部不对称，局部组织坏死。

📝 治疗流程一览表

- 询问患者注射史、面部评估和信息记录。
- 签署知情同意书。
- 照片存档：患者治疗前图像。
- 分析与标记注射区域。
- 清洁术区。
- 彻底消毒。
- 必要时行皮肤表面麻醉（利多卡因乳膏）。
- 注射方法：线状注射，唇部每个象限各注射1条线。
- 注射层次：唇红皮下层，口轮匝肌浅层。
- 注射材料：小/中分子类产品。
- 注射剂量：总量0.5~1.0mL。
- 注射针头：27G钝针，长38mm，>25G侧孔针。
- 建议按摩。
- 必要时可行术后冷敷。
- 如有血肿可用肝素乳膏，口服布洛芬，可外用山金车乳膏。
- 照片记录：患者术后即刻图像。
- 术后护理事宜："什么能做"及"什么不能做"。
- 预约术后复查时间：8~14天进行术后复查。

9

9.4.6　技术20　经典至强效填充技术（钝针）

此技术是使用钝针进行深层水平方向注射来协调和填充唇部。钝针创伤小，更适合在不同维度均匀地填充唇部。

适用患者

- 患者希望增加唇部容量，此方法可最大限度填充唇部容量。
- 调整不对称和唇部的各种缺损。

注射方案和计划（技术20-图1、图2）

此方法每侧只有一个进针点，因此与锐针相比，损伤血管的可能性更小，并发症也更少，但注射时需要治疗师的技巧和经验。首先在嘴角外侧5mm处用侧孔针（锐针）进行破口，作为钝针的进针孔。有时进针孔较难找到，所以建议使用比钝针管径更大的侧孔针。钝针进入的方向是顺着降口角肌浅层的颧肌止点的方向。如果针头在错误的层次，注射时会感受到阻力，不能暴力推注，这时应将针头拔出，再进入寻找正确的层次，进针时应平滑移动，应移动地推注填充剂。若遇到任何唇部收缩或不规则活动，应小心地来回移动针头，使皮肤与下层分开（挑开各层组织）。注射层次为唇红的口轮匝肌浅层。不规则处可通过按摩来塑造唇形。

注射方法：扇形注射。

进针方向：顺着唇部的方向，从口角向唇中央方向均匀注射。

注射层次：皮下层，唇红的口轮匝肌浅层。

注射材料：中分子或大分子类产品。

注射剂量：每个象限最多0.3mL，总量1～1.2mL。

注射针头：27G钝针，长40mm，＞25G侧孔针。

麻醉方法：利多卡因乳膏。

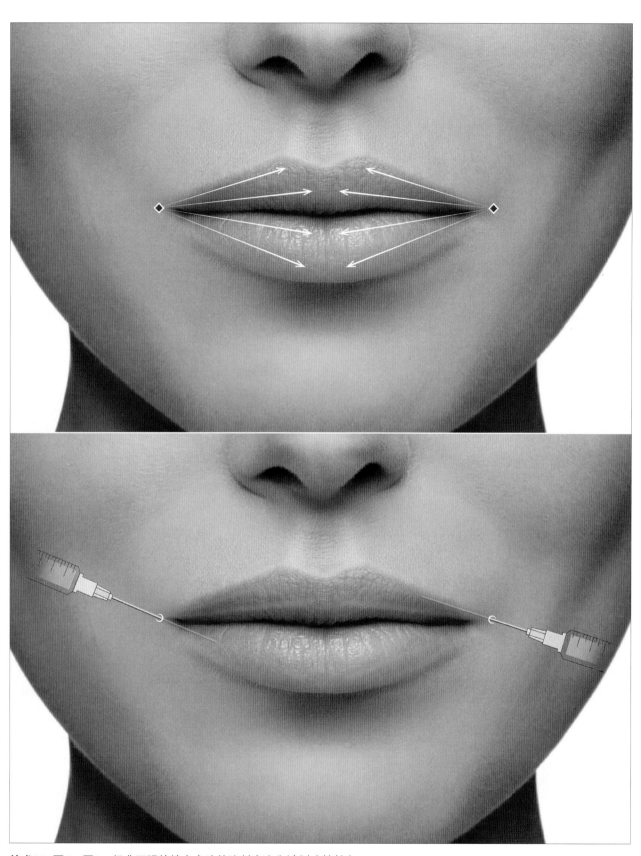

技术20-图1、图2 经典至强效填充方法的注射方案和计划（钝针）

注射方法（技术20-图3~图7）

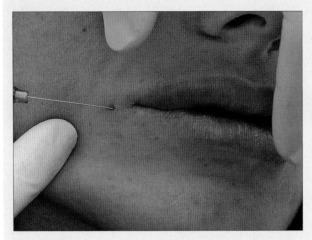

技术20-图3　首先用侧孔针在靠近嘴角处进行破口，作为钝针的进针孔

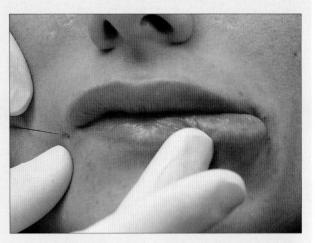

技术20-图4　治疗师用另一只手拉伸唇部，小心地将钝针从进针孔插入唇部，针头应顺着唇部皮肤的方向移动

9

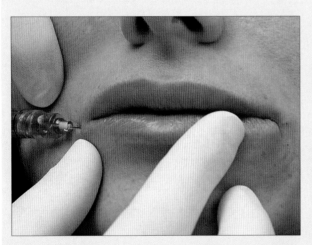

技术20-图5　注射过程中治疗师用手拉伸唇部，可更好地控制和引导针头

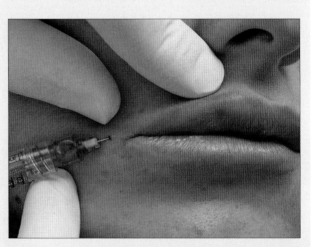

技术20-图6　钝针的针尖不应超过人中位置，在注射过程中应时刻检查针尖的位置，轻轻抬起针头将填充剂注射至唇部，反复重复此过程，直到达到所需的填充量

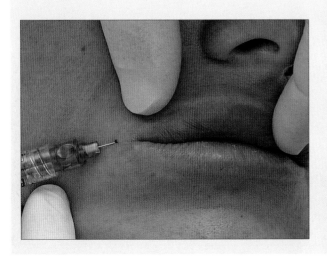

技术20-图7　在唇部每个象限采用此方法进行注射。唇部注射后会迅速肿胀，从外观看比实际更丰满，因此需要记录每个象限的实际注射量。靠近进针点5mm内的区域不应继续填充，否则进针孔不能闭合

💡 重要说明

- 当插入钝针时，可顺行注射少量填充剂，并等待数分钟直到注射物中的利多卡因发挥作用，这样可以减轻患者的疼痛感，使注射过程更轻松。
- 注射后轻柔地按摩有利于填充剂均匀地分布。

⚠ 可能的副作用

皮肤轻度发红，炎症、血肿较少见，可见轻度至重度肿胀，注射后2~3天唇部会有疼痛感。

⚠ 不良副作用

炎症，过量注射导致唇形改变，产生结节，因注射不均匀导致唇部不对称，局部组织坏死。

📝 治疗流程一览表

- 询问患者注射史、面部评估和信息记录。
- 签署知情同意书。
- 照片存档：患者治疗前图像。
- 分析与标记注射区域。
- 清洁术区。
- 彻底消毒。
- 必要时行皮肤表面麻醉（利多卡因乳膏）。
- 注射方法：扇形注射，唇部每个象限各注射2~3条线。
- 注射层次：唇红皮下层，口轮匝肌浅层。
- 注射材料：中/大分子类产品。
- 注射剂量：每象限最多0.3mL，总量1~1.2mL。
- 注射针头：27G钝针，长40mm，>25G侧孔针。
- 建议按摩。
- 必要时可行术后冷敷。
- 如有血肿可用肝素乳膏，口服布洛芬，可外用山金车乳膏。
- 照片记录：患者术后即刻图像。
- 术后护理事宜："什么能做"及"什么不能做"。
- 预约术后复查时间：8~14天进行术后复查。

9

此方法是通过大剂量填充来塑造唇形的，因为使用锐针更容易发生血肿和肿胀。

适用患者

- 唇部需要大容量填充的患者。

注射方案和计划（技术21–图1、图2）

对治疗区域进行精准的分析和标记是获得良好治疗效果的前提。点状注射结合扇形注射可以突出提升唇部中央部分。唇部增加的容量取决于注射量。建议先进行点状注射，尤其对于唇部较薄的患者。注射于唇部中央的4个团块决定了唇部形状。团块越大，唇外形越呈"蜂蜇状"外观。在此方法中，需进行全面的分析（见第1.6节），尊重潜在的解剖学条件是至关重要的，因为进行大容量唇部填充不可能不产生"鸭嘴"样外观或嘴角线条。此外，唇部组织结构的边界无法容纳过量的填充剂，填充剂可能会移位到其他区域而出现畸形。所以建议适度使用此方法，并与患者达成一致，即治疗目标需要循序渐进地实现。点状注射后再进行外侧注射。

注射方法：点状和扇形注射。

进针方向：进入唇红并穿过肌肉方向。

注射层次：肌肉层。

注射材料：中分子或大分子类产品。

注射剂量：根据患者需要，最多1.0mL，总量1.5mL。

注射针头：27～29G锐针，长20mm。

麻醉方法：皮肤表面麻醉，神经阻滞麻醉。

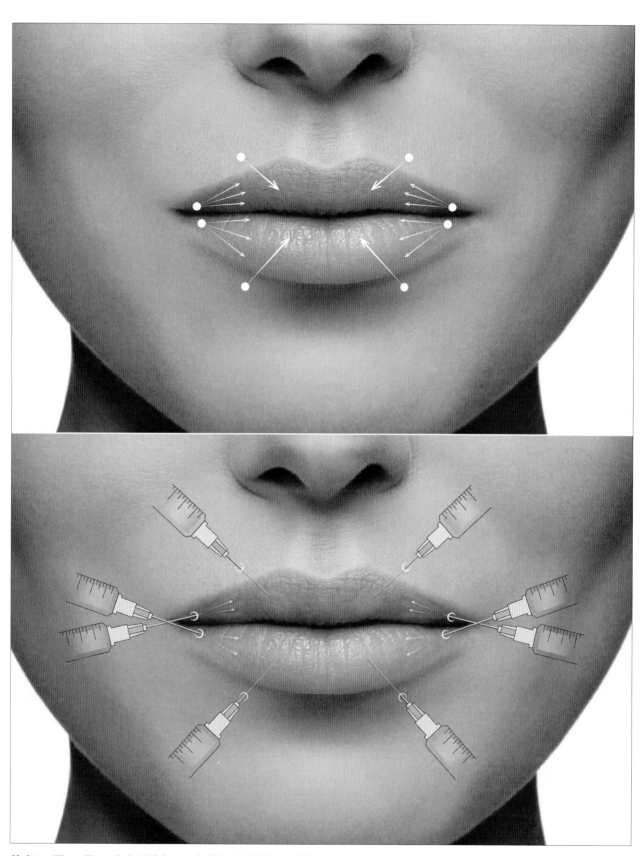

技术21-图1、图2　大容量填充——点状和扇形填充方法的注射方案和计划（锐针）

注射方法（技术21-图3~图8）

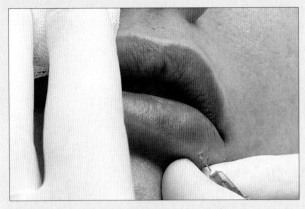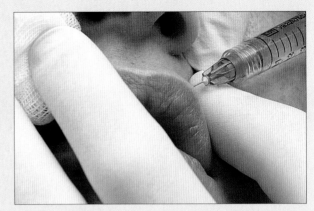

技术21-图3、图4 首先在每个象限注射1个团块，针头从唇部皮肤进针，针尖到达拟注射区域中心。注射前治疗师可用手指在唇部触摸针尖检查其位置。注射后，团块外形可立刻显现出来

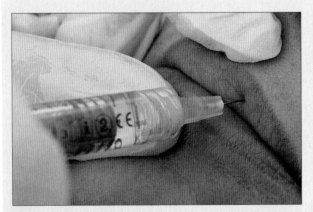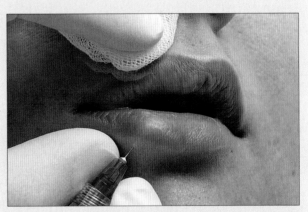

技术21-图5 也可以从前面垂直进针至唇部中心，这样操作更简单，但患者较痛苦

技术21-图6 若想塑造和谐的唇形，即使在极度丰满的唇部，也应保证最终的治疗效果是下唇比上唇体积大

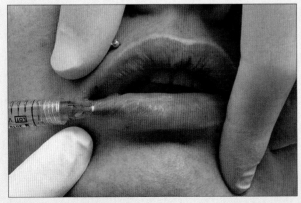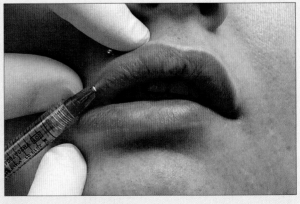

技术21-图7、图8 注射4个团块后，填充外侧来打造和谐的效果。外侧采用扇形注射，根据注射团块的剂量在外侧注射2~4条线，注射量由治疗师决定，但需和患者达成一致。注射剂量过多会使嘴巴变宽，外形不自然

💡 重要说明

- 注射量由治疗师决定，但需和患者达成一致。
- 过量注射会使嘴巴变宽、扭曲，产生"鸭嘴"样外观，外形不自然。

⚠ 可能的副作用

皮肤轻度发红，炎症较少见，血肿较常见，可见重度肿胀，注射后2~3天唇部会有疼痛感。

▲ 不良副作用

炎症，过量注射、注射不均匀导致唇形改变和不对称，产生结节，局部组织坏死。

📝 治疗流程一览表

- ▷ 询问患者注射史、面部评估和信息记录。
- ▷ 签署知情同意书。
- ▷ 照片存档：患者治疗前图像。
- ▷ 分析与标记注射区域。
- ▷ 清洁术区。
- ▷ 彻底消毒。
- ▷ 皮肤表面麻醉（利多卡因乳膏）或必要时行神经阻滞麻醉。
- ▷ 注射方法：点状注射和扇形注射。
- ▷ 注射层次：肌肉层。
- ▷ 注射材料：中/大分子类产品。
- ▷ 注射剂量：根据患者需要，最多1.0mL，总量1.5mL。
- ▷ 注射针头：27~29G锐针。
- ▷ 无须按摩。
- ▷ 必要时可行术后冷敷。
- ▷ 如有血肿可用肝素乳膏，口服布洛芬，可外用山金车乳膏。
- ▷ 照片记录：患者术后即刻图像。
- ▷ 术后护理事宜："什么能做"及"什么不能做"。
- ▷ 预约术后复查时间：8~14天进行术后复查。

9

9.4.8　技术22　干湿唇交界处填充（锐针）

　　此方法可使容量不足的唇部，即薄嘴唇略微增大。然而，如果唇部过薄，此方法也有一定的局限性。总体来说，自然的薄唇会比衰老性萎缩且体积倒置的唇部更美观。

适用患者

- 薄唇或唇红很少的患者。为选择合适的患者，需区分衰老性萎缩且体积倒置的唇部（见技术23）和容量不足的唇部。

注射方案和计划（技术22-图1、图2）

　　注射部位为干湿唇交界，上下唇各注射3条线。如果上唇的宽度也需要增加，在靠近嘴角处应注射2条线，注射量与中央部位相同。注射线向嘴角延伸得越远，唇部就越宽。如果中央部是填充的重点，注射线应向两侧逐渐变细。上唇容量没有下唇大，是因为上唇的形状和轮廓决定了唇部表情。如果改变过大，唇部外观就会很奇怪。

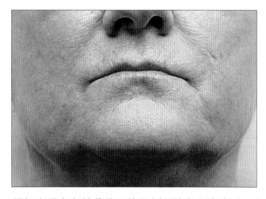
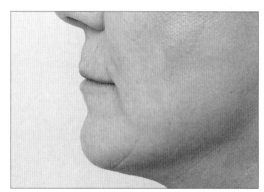

唇部出现衰老性萎缩且体积倒置的老年患者（左）；薄嘴唇的年轻患者（右）

注射方法：线状注射。

进针方向：沿着干湿唇交界的肌肉方向。

注射层次：唇红皮下层，口轮匝肌浅层。

注射材料：中分子类产品。

注射剂量：每条线最多0.1mL，总量0.6mL。

注射针头：27～29G锐针，长20mm。

麻醉方法：皮肤表面麻醉，必要时行神经阻滞麻醉。

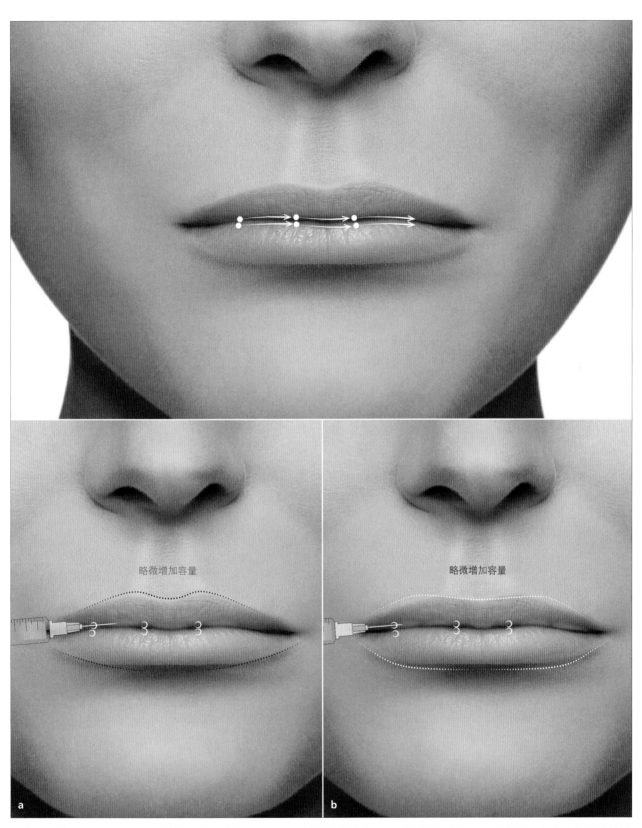

技术22-图1、图2　干湿唇交界处填充方法的注射方案和计划（锐针）。a. 若要增加唇部中心的容量，应在中央区域的干湿唇交界处进行注射。b. 若希望整个唇部轻微外翻，整个唇部均应进行注射

注射方法（技术22-图3、图4）

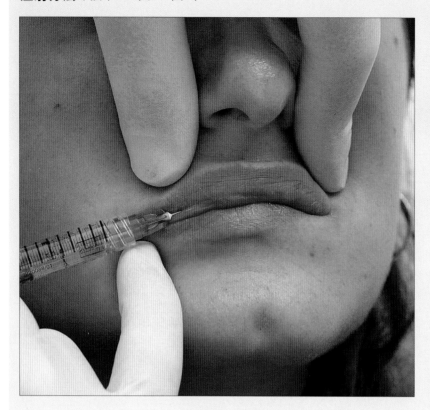

技术22-图3　黏膜后方注射量越大，唇部就会越突出。患者的舌头可能会感觉到注射团块（起到提升效果）。治疗师用拇指和食指轻轻拉伸唇部并向上翻，使干湿唇交界处清晰可见。缓慢地进行线状注射，并时刻观察注射剂量

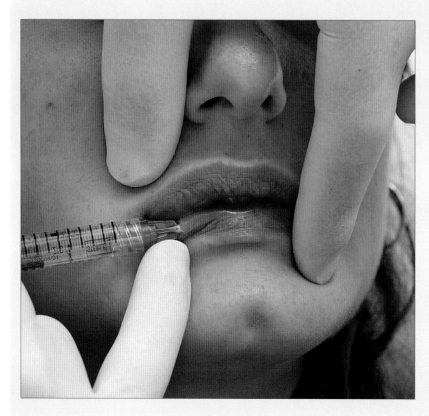

技术22-图4　治疗师也可以使唇部外翻，然后进行注射

9

重要说明

- 注射后，嘱咐患者张开嘴唇并微笑，可以展现出任何异常情况并予以纠正剂量。

⚠ 可能的副作用

炎症较少见，内部血肿较常见，可见轻度至重度肿胀。

⚠ 不良副作用

炎症，过量注射、注射不均匀导致唇形改变和不对称，产生结节。

治疗流程一览表

- 询问患者注射史、面部评估和信息记录。
- 签署知情同意书。
- 照片存档：患者治疗前图像。
- 分析与标记注射区域。
- 清洁术区。
- 彻底消毒。
- 皮肤表面麻醉（利多卡因乳膏）或必要时行神经阻滞麻醉。
- 注射方法：线状注射，上下唇各注射3条线。
- 注射层次：唇红皮下层，口轮匝肌浅层。
- 注射材料：中分子类产品。
- 注射剂量：每条线最多0.1mL，总量0.6mL。
- 注射针头：27~29G锐针，20mm。
- 必要时可按摩。
- 必要时可行术后冷敷。
- 如有血肿可用肝素乳膏，口服布洛芬，可外用山金车乳膏。
- 照片记录：患者术后即刻图像。
- 术后护理事宜："什么能做"及"什么不能做"。
- 预约术后复查时间：8~14天进行术后复查。

9

9.4.9 技术23 黏膜填充（锐针）

此方法的治疗目的是通过针对性的注射使薄且倒置的唇部向前突出。与技术22相反，注射部位为牙齿前方的黏膜，牙齿可作为支撑。

适用患者

- 薄且扁平的倒置唇部，唇红不清晰或衰老性唇萎缩患者。
- 下颌过度咬合的患者。

注射方案和计划（技术23-图1、图2）

彻底消毒后，在靠近干湿唇交界处的黏膜行垂直点状注射。因为在黏膜处行点状注射，牙齿提供了坚固的阻力，将唇部向前推并稍向外翻。当然，注射效果取决于患者牙齿的位置、颌骨的稳定性（见第1.6.3节）、自然的唇红和年龄。根据患者的潜在解剖学基础，在上唇注射3～7个点，每点约0.02mL。下唇建议注射3个点，使其看起来更突出。每个点约0.05mL或更多，注射量取决于牙齿在下颌骨的位置。

注射方法：点状注射。

进针方向：垂直进针或侧方进针。

注射层次：唇红与黏膜交界处的黏膜下层。

注射材料：中分子类产品。

注射剂量：根据缺少程度，上唇约0.2mL，下唇约0.3mL。

注射针头：27～29G锐针，长20mm。

麻醉方法：皮肤表面麻醉，必要时行神经阻滞麻醉。

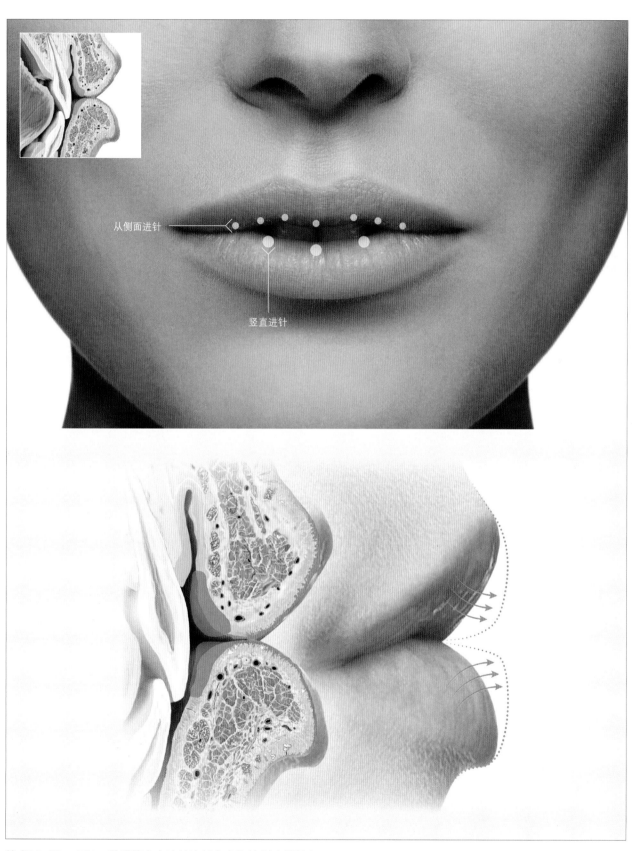

技术23–图1、图2 黏膜填充方法的注射方案和计划（锐针）

从侧面进针

竖直进针

注射方法（技术23-图3~图5）

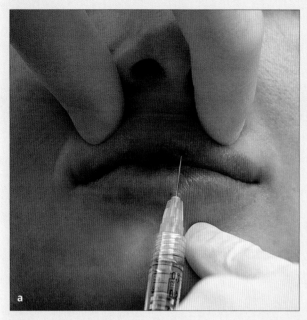

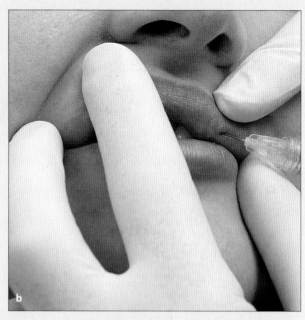

技术23-图3　治疗师在拇指和食指的辅助下使上唇外翻至黏膜清晰可见，再次消毒。根据需要于上唇处进行点状注射，每点约0.02mL。可垂直进针或侧方进针。注射结束后观察注射效果并根据需要进行调整。在对侧进行等量注射。a. 垂直进针。b. 侧方进针

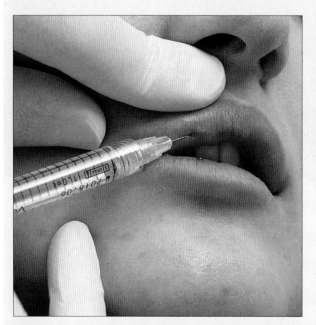

技术23-图4　针尖处可见注射团块

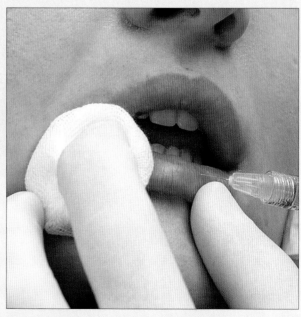

技术23-图5　下唇注射3个点，每个点约0.05mL，使下唇向前突出

9

💡 重要说明

- 注射操作时治疗师使用的手套需要保持干燥才能使患者唇部外翻。
- 唇部外翻后需固定牢靠，避免其向后滑动而注射至错误的层次。

⚠ 可能的副作用

皮肤轻度发红，炎症、血肿较少见，可见轻度至重度肿胀。

⚠ 不良副作用

炎症，过量注射导致不对称、结节，局部组织坏死。

📝 治疗流程一览表

- 询问患者注射史、面部评估和信息记录。
- 签署知情同意书。
- 照片存档：患者治疗前图像。
- 分析与标记注射区域。
- 清洁术区。
- 彻底消毒。
- 皮肤表面麻醉（利多卡因乳膏）或必要时行神经阻滞麻醉。
- 注射方法：点状注射。
- 注射层次：唇红与黏膜交界处的黏膜下层。
- 注射材料：中分子类产品。
- 注射剂量：根据缺少程度，上唇约0.2mL，下唇约0.3mL。
- 注射针头：27~29G锐针，长20mm。
- 无须按摩。
- 必要时可行术后冷敷。
- 如有血肿可用肝素乳膏，口服布洛芬，可外用山金车乳膏。
- 照片记录：患者术后即刻图像。
- 术后护理事宜："什么能做"及"什么不能做"。
- 预约术后复查时间：8~14天进行术后复查。

9

9.4.10 技术24 容量填充伴唇珠加强或不伴唇珠加强（锐针）

9

自从填充剂问世以来，此方法就一直在使用，适用于少量填充改善唇部外形（见技术17）。因为此方法可以实现非常精准的注射，所以操作简单。填充的均匀性是打造和谐唇部外观的关键。

该方法可存在多种潜在变化，也适用于调整不对称，这需要注射前精准的设计以确定注射剂量。

适用患者

- 薄唇、小唇或唇部皱缩患者。
- 增加唇部容量。

注射方案和计划（技术24-图1~图4）

在标记的区域进行注射，注射过程中需密切关注注射器以确定注射剂量，因为唇部会快速肿胀，会有两种变化。

变化1：沿上下唇的中线注射4条或更多条线（取决于针头长度），而无须考虑唇形变化，从而使上下唇中央部分无差别地增大。唇珠未被填满，因为针头未穿过唇缘（针头在唇部中心处停止），可细微调整口唇裂隙。这种方法适用于只需要增加容量的对称性、形态良好的唇部。经过精准的分析，可从侧面观察唇部的曲度并进行调整完善。若曲度向后退，则应在更靠近干湿唇交界处注射以增加唇部突度。

变化2：若唇珠需要重点填充突出，注射线条应平行于丘比特弓并在唇珠处交叉，可使唇部中心部分明显突出，呈现出特有的表情，于唇红处注射。注射位置在上唇的中心部位，使口裂呈"M"形，从侧面看使唇珠更突出。

注射方法：线状注射。

进针方向：顺着肌肉方向。

注射层次：唇红皮下层，口轮匝肌浅层。

注射材料：小分子或中分子类产品。

注射剂量：总量约0.6mL。

注射针头：27G锐针，长20mm。

麻醉方法：皮肤表面麻醉。

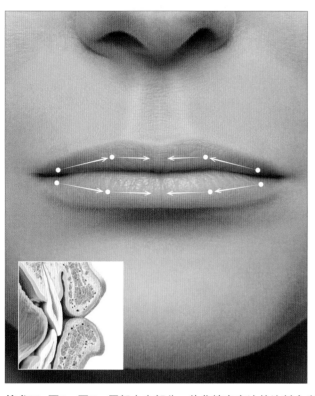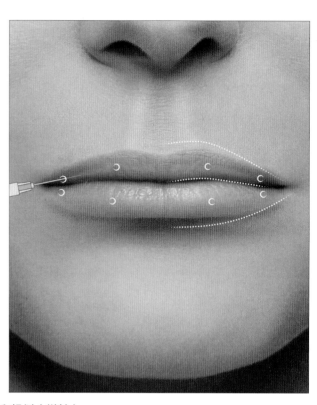

技术24-图1、图2 唇部中央部分一体化填充方法的注射方案和规划（锐针）

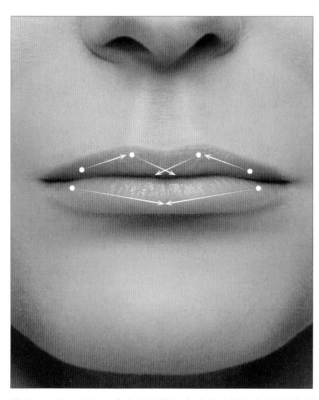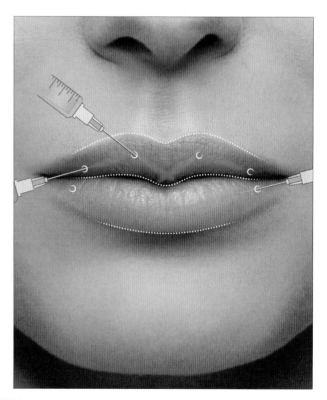

技术24-图3、图4 突出唇珠填充方法的注射方案和计划（锐针）

注射方法（技术24-图5～图11）

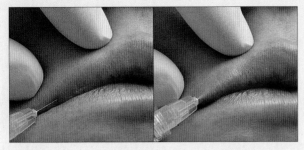

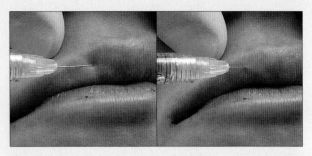

技术24-图5　治疗师用非注射手的拇指和食指轻轻压住上唇皮肤，拉伸唇部并使其略微外翻。针头插入约2cm长度，然后均匀地逆行注射，越靠近末端注射量越少。轻微外翻唇部时，针头清晰可见

技术24-图6　为了突出唇珠，轻轻地向上、向外拉动唇部，在丘比特弓水平向唇珠中心方向进针，逆行注射

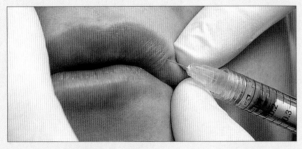

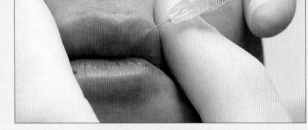

技术24-图7、图8　注射对侧时，需保证注射量相同。因此，注射时无须再拉伸唇部，治疗师可根据注射后组织向外提升的效果检查两侧的对称性

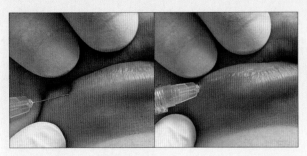

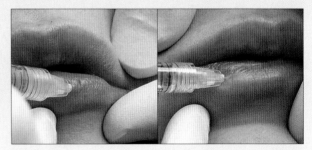

技术24-图9　治疗师用注射手的小指或另一只手的拇指轻轻外拉唇部，分3段进行逆行线状注射。在不同情况下，中央部分的注射量应比外侧嘴角部分的注射量略大。时刻检查注射剂量，保证注射均匀

技术24-图10　注射下唇时，可从一侧进针注射整个下唇。如从右侧进针，患者只需从右侧向左侧轻轻转动头部即可

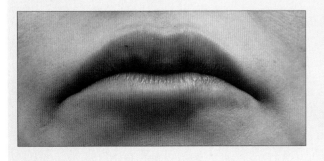

方法24-图11　最终的视诊和触诊非常重要，以确定是否存在任何不对称的区域

💡 重要说明

- 触诊非常重要，以确定是否存在结节或不规则的区域。
- 治疗师注射后即刻在唇部外涂伤口药膏并用双手的拇指和食指轻轻按摩唇部，可检查注射是否均匀，并可以纠正细小的不规则区域。
- 注射后嘱咐患者大笑可评估即刻注射效果，并可检查注射是否均匀。

⚠ 可能的副作用

皮肤轻度发红，炎症较少见，可见血肿、轻度至重度肿胀。

⚠ 不良副作用

过量注射导致唇形改变或形成结节，注射不均匀导致不对称，局部组织坏死。

📝 治疗流程一览表

- 询问患者注射史、面部评估和信息记录。
- 签署知情同意书。
- 照片存档：患者治疗前图像。
- 分析与标记注射区域。
- 清洁术区。
- 彻底消毒。
- 皮肤表面麻醉（利多卡因乳膏）或必要时行神经阻滞麻醉。
- 注射方法：线状注射，上唇注射4条线，下唇3~4条线。
- 注射层次：唇红区域口轮匝肌浅层的皮下层。
- 注射材料：小分子或中分子类产品。
- 注射剂量：总量约0.6mL。
- 注射针头：27G锐针，长20mm。
- 建议按摩。
- 必要时可行术后冷敷。
- 如有血肿可用肝素乳膏，口服布洛芬，可外用山金车乳膏。
- 照片记录：患者术后即刻图像。
- 术后护理事宜："什么能做"及"什么不能做"。
- 预约术后复查时间：8~14天进行术后复查。

9

9.4.11　技术25　点状注射填充（锐针）

此方法是通过直接在唇红处注射透明质酸来增强唇部的深度。注射前要对要填充的部位进行精确分析。

适用患者

- 唇部容量不足或希望强效丰唇的患者。
- 美观需求。
- 纠正不对称区域。

注射方案和计划（技术25-图1、图2）

用锐针在唇红深层进行注射，可从内侧或外侧斜向进针，也可从正面或背面垂直进针。应确定针尖在肌肉层，才能保证针尖在所要填充区域的中心。如果注射层次过浅，当患者说话或微笑时唇部填充团块可能较突出。注射时应关注注射剂量。所使用的透明质酸应是柔软的，即中等交联度和中等校准率（Salttler & Sommer 2015）。

注射方法： 点状注射。

进针方向： 垂直进针或斜向进针，进入肌肉层。

注射层次： 唇红区域口轮匝肌肌肉层。

注射材料： 大分子或中分子类产品。

注射剂量： 上唇每点最多0.25mL，下唇每点最多0.3～0.5mL，总量不超过1.5mL。

注射针头： 27G锐针。

麻醉方法： 皮肤表面麻醉，必要时行神经阻滞麻醉。

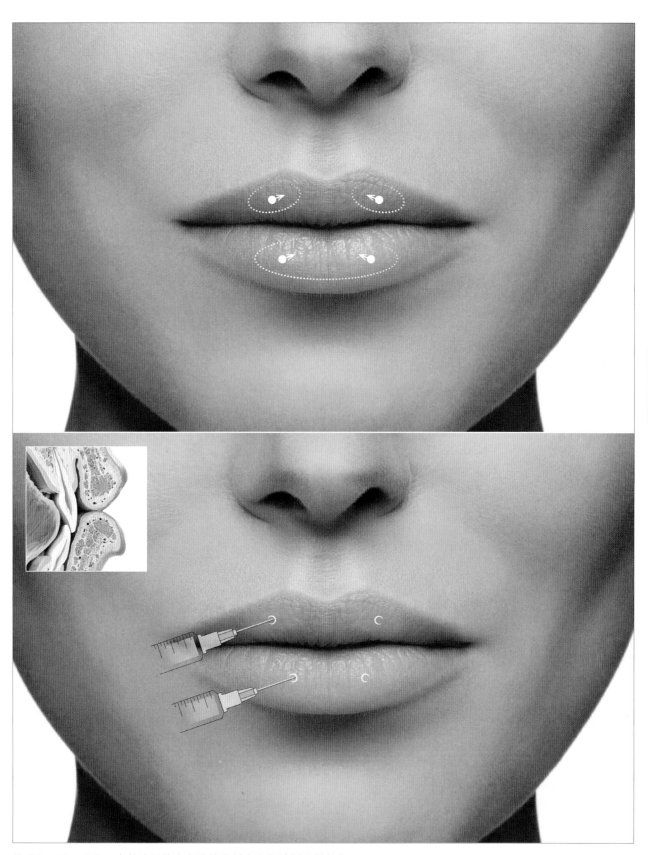

技术25-图1、图2　点状注射填充方法的注射方案和计划（锐针）

注射方法（技术25-图3 ~ 图6）

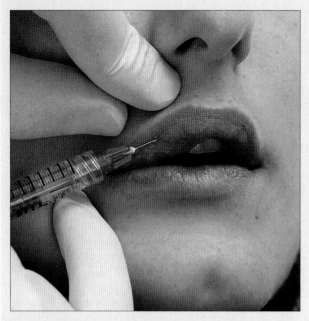

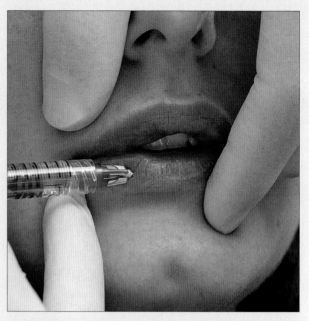

技术25-图3　注射部位为容量不足区域。这里，针头从外侧向中间方向进针，这样可使注射区域轻轻展开，很容易观察到填充剂的位置

技术25-图4　注射层次在肌肉层（注射深度3 ~ 5mm，取决于唇部厚度）。因为深层的注射团块表面附有软组织，所以这样注射丰唇外观更"柔软"

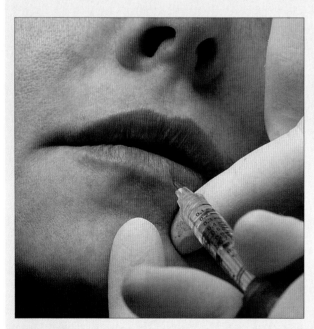

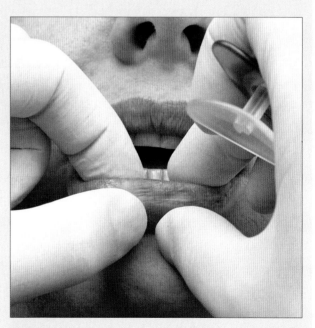

技术25-图5　也可以从正面垂直进针行点状注射，注射得稍微浅一些。这样可使填充剂固定在一点，增强了唇部向前的曲度，而不是分散在整个区域

技术25-图6　点状注射后建议适当按摩，以防止出现任何不均匀的地方

💡 重要说明

- 若点状注射过量，在少数病例中可能发生透明质酸的聚集融合，因此要少量注射。
- 应该注意的是，唇部在靠近嘴角处不应后退过多（尤其是对于唇部较小的患者），这时，应在嘴角区域进行额外的、小剂量的点状注射。

⚠ 可能的副作用

皮肤轻度发红，炎症较少见，血肿较常见，可见严重肿胀、注射团块聚集融合、结缔组织包裹硬化。

⚠ 不良副作用

炎症，注射过量导致唇形改变或形成结节，注射不均匀导致不对称，局部组织坏死。

📝 治疗流程一览表

- 询问患者注射史、面部评估和信息记录。
- 签署知情同意书。
- 照片存档：患者治疗前图像。
- 分析与标记注射区域。
- 清洁术区。
- 彻底消毒。
- 皮肤表面麻醉（利多卡因乳膏）或必要时行神经阻滞麻醉。
- 注射方法：点状注射，上下唇各注射2点。
- 注射层次：唇红区域口轮匝肌肌肉层。
- 注射材料：中分子或大分子类产品。
- 注射剂量：上唇每点最多0.25mL，下唇每点最多0.3~0.5mL，总量最多1.5mL。
- 注射针头：27G锐针。
- 建议按摩。
- 必要时可冷敷。
- 如有血肿可用肝素乳膏，口服布洛芬，可外用山金车乳膏。
- 照片记录：患者术后即刻图像。
- 术后护理事宜："什么能做"及"什么不能做"。
- 预约术后复查时间：8~14天进行术后复查。

9

9.4.12　技术26　唇部皮肤填充（锐针）

　　从唇部皮肤进针在唇红特定位置点状注射透明质酸以增加唇部容量。因为是从前面直接注射至唇红的，所以疼痛度比传统注射方法要轻。

适用患者

- 存在唇部容量不足或希望柔和至适度地丰唇的患者。
- 塑造特定的唇形。
- 纠正不对称。

注射方案和计划（技术26-图1、图2）

　　标记所需填充区域，锐针从唇部皮肤部分进针，并穿过皮肤至唇红中心。进针点分别位于唇缘上方或下方0.5～1.0cm处。针头透过唇部皮肤至唇缘下方唇部中线，进行点状注射。注射时需密切关注注射剂量。此方法可在特定的点进行针对性的填充。注射剂量根据需要而调整，一般来说，唇部中心的4个注射点的剂量要比靠近嘴角区域注射点的剂量大。

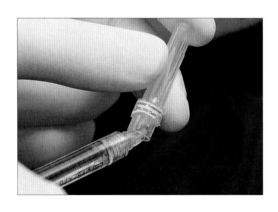

理想的进针角度为针头弯曲40°且斜面朝上，这样更容易到达目标区域

注射方法：点状注射。

进针方向：从唇部皮肤进针，进入唇红中心肌肉层，上唇从上向下，下唇从下向上。

注射层次：唇红区域口轮匝肌肌肉层。

注射材料：小分子或中分子类产品。

注射剂量：每点最多0.1mL，总量最多0.5mL。

注射针头：27～29G锐针，长20mm。

麻醉方法：皮肤表面麻醉。

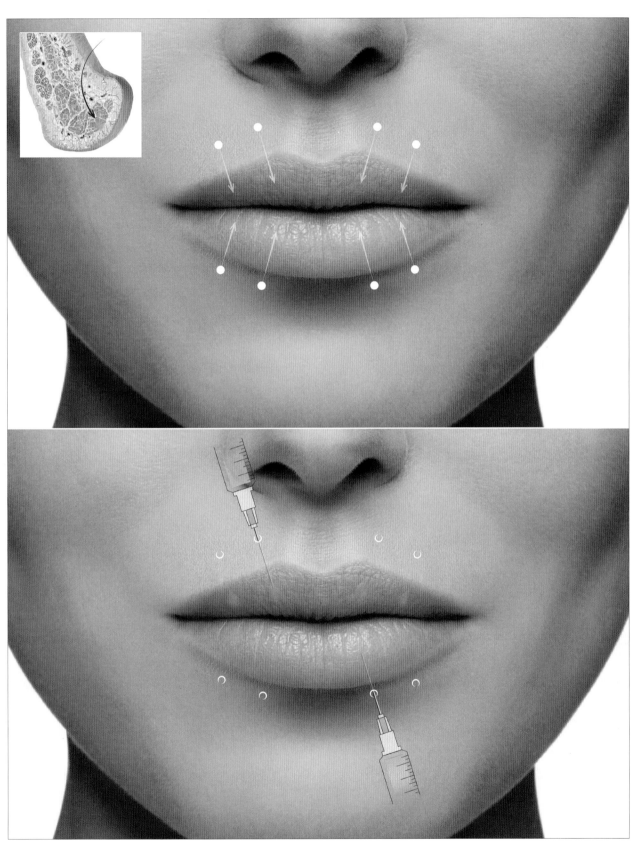

技术26-图1、图2　唇部皮肤填充方法的注射方案和计划（锐针）

注射方法（技术26-图3～图8）

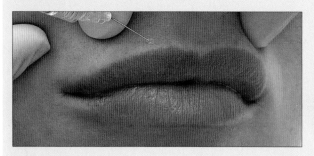

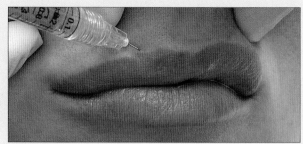

技术26-图3　进针时治疗师轻轻拉伸唇部，针头以凹拱形进入唇部中线

技术26-图4　点状注射填充，注射团块越大，唇部越突出

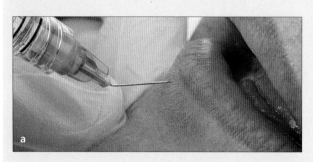

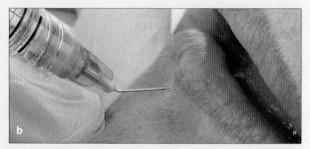

技术26-图5　轻轻弯曲针尖，使其斜面朝上（a. 使用安全帽开口端进行此操作，见视频），使针尖直接指向目标注射区域（b. 注射进针角度）。为尽可能地减轻患者疼痛感，针头要缓慢经过皮肤。注射时，不可拉伸皮肤才能观察到填充剂注射的位置。要密切关注注射剂量和注射区域才能保证注射的均匀性

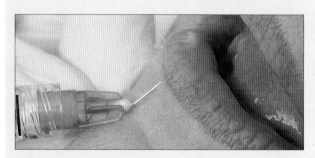

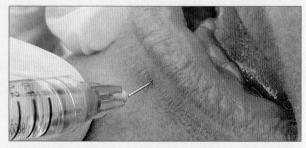

技术26-图6　当从下方进针时，将注射器向下倾斜，从而到达肌肉中心

技术26-图7　注射时，针头在组织内但不能损伤组织：嘴巴应轻微张开使唇部处于放松状态，这样便于治疗师观察注射的剂量。如果针尖进入唇部过多更靠近口腔黏膜注射，患者用舌头能感受到注射团块，治疗师注射时用手指感受针尖的位置可避免以上情况发生

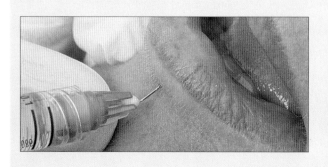

技术26-图8　填充后可使唇部轻微提升。针尖应位于皮肤深层3～5mm深度。若针尖位置太靠近皮肤浅层，填充剂会明显突出，导致产生不自然的唇形

9

💡 重要说明

- 注射结束后嘱咐患者张开嘴巴大笑可观察到
即刻效果，也可用于检查注射的均匀性。
- 建议按摩以去除不均匀的团块。

⚠ 可能的副作用

皮肤轻度发红，炎症较少见，可见血肿、轻度
至重度肿胀。

⚠ 不良副作用

过量注射导致唇形改变或形成结节，注射不均
匀导致不对称，局部组织坏死。

📝 治疗流程一览表

- 询问患者注射史、面部评估和信息记录。
- 签署知情同意书。
- 照片存档：患者治疗前图像。
- 分析与标记注射区域。
- 清洁术区。
- 彻底消毒。
- 皮肤表面麻醉（利多卡因乳膏）或必要时行
神经阻滞麻醉。
- 注射方法：点状注射，上下唇各注射4点。
- 注射层次：唇红区域口轮匝肌肌肉层。
- 注射材料：小分子或中分子类产品。
- 注射剂量：每点最多0.1mL，总量最多
0.5mL。
- 注射针头：27~29G锐针，长20mm。
- 必要时按摩。
- 必要时可行术后冷敷。
- 如有血肿可用肝素乳膏，口服布洛芬，可外
用山金车乳膏。
- 照片记录：患者术后即刻图像。
- 术后护理事宜："什么能做"及"什么不能
做"。
- 预约术后复查时间：8~14天进行术后复查。

9.4.13 技术27 极致填充和塑形——综合性填充（锐针）

此方法不仅可以打造突出的丰唇效果，也可以精准而简单地纠正容量不足或不对称区域。填充剂类型、注射剂量和注射线条的多少有很大的自由度，因此，需要明确和关注患者的意愿。因为注射层次不会靠近唇部表面，所以可塑造柔软而和谐的唇部外观。

适用患者

- 容量不足或希望极致丰唇的患者。
- 2018年以后的当代美学潮流。

注射方案和计划（技术27-图1～图5）

此方法用途广泛。用锐针进行缓慢的、仔细的注射来打造极致的丰唇效果。从唇缘进针，斜面朝上，朝唇红的口裂方向进针。在唇中央部分可顺行注射（注射至口轮匝肌浅层）或逆行注射，注射量靠近口角应逐渐变小。此方法有很大的变化空间，注射的方式和位置都会影响唇形。

注射方法：线状注射。

进针方向：穿过肌肉方向。

注射层次：唇红皮下层，口轮匝肌浅层。

注射材料：中分子类产品。

注射剂量：总量最多1.0～2.0mL。

注射针头：27～29G锐针。

麻醉方法：皮肤表面麻醉，必要时行神经阻滞麻醉。

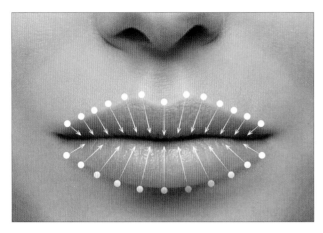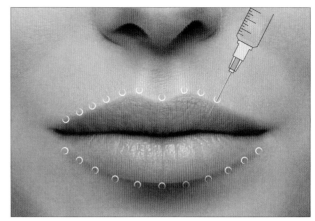

技术27-图1、图2　极致填充和塑形——综合性填充方法的注射方案和计划（锐针）

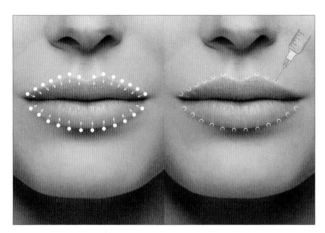

技术27-图3（方法1）　注射间距减小，注射深度变浅，填充剂会靠近唇缘，从而增强唇部的弯曲度

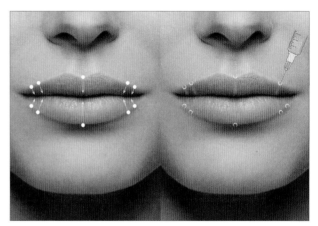

技术27-图4（方法2）　通过增加两侧的容量和着重填充中心的唇珠，使上唇呈现出"蝴蝶形"外观，加宽薄唇或填充靠近嘴角处唇部扁平的部分并向前突出

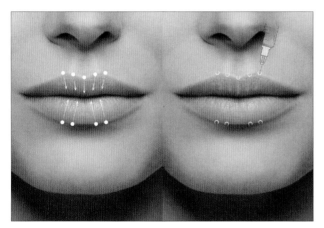

技术27-图5（方法3）　于唇部中央部分注射进行针对性塑形，或在唇部中央部分组织较薄处或退缩时进行加强填充

注射方法（技术27-图6、图7）

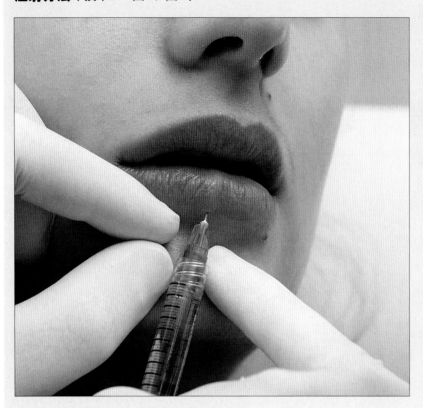

技术27-图6　注射时，唇部要保持放松状态，针头不能牵拉组织，否则不容易观察到注射剂量，应密切观察注射剂量

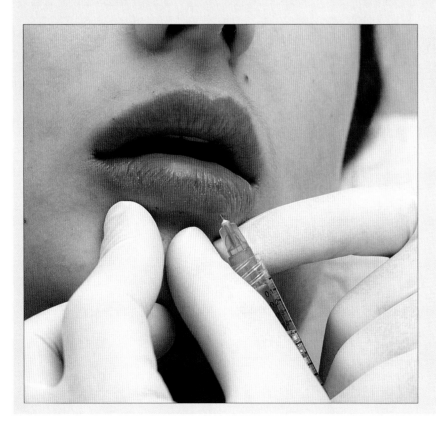

技术27-图7　可以用手指仔细检查针尖是否在正确位置和层次。针尖不能离黏膜太近，否则可能会形成团块，患者很可能感到刺激，并对注射效果产生疑问

💡 重要说明

- 注射前的准备阶段就需要确定注射剂量，填充剂的剂量和横向分布范围会影响口唇的厚度和宽度。
- 此方法创伤较大，会引起唇部疼痛和肿胀。
- 建议采用两阶段注射来优化注射效果。

⚠ 可能的副作用

皮肤轻度发红，炎症较少见，可见血肿、轻度至重度肿胀，注射后2~4天会有疼痛感。

⚠ 不良副作用

炎症，过量注射导致唇形改变或形成结节，注射不均匀导致不对称，局部组织坏死。

📝 治疗流程一览表

- 询问患者注射史、面部评估和信息记录。
- 签署知情同意书。
- 照片存档：患者治疗前图像。
- 分析与标记注射区域。
- 清洁术区。
- 彻底消毒。
- 皮肤表面麻醉（利多卡因乳膏）或必要时行神经阻滞麻醉。
- 注射方法：线状注射。
- 注射层次：唇红皮下层，口轮匝肌浅层。
- 注射材料：中分子类产品。
- 注射剂量：总量最多1.0~2.0mL。
- 注射针头：27~29G锐针。
- 无须按摩。
- 必要时可行术后冷敷。
- 如有血肿可用肝素乳膏，口服布洛芬，可外用山金车乳膏。
- 照片记录：患者术后即刻图像。
- 术后护理事宜："什么能做"及"什么不能做"。
- 预约术后复查时间：8~14天进行术后复查。

9

9.4.14　技术28　唇部填充和塑形——唇部隆起注射（根据Tom van Eijk提供的方法，锐针）

唇部隆起注射方法可增加上唇的凸曲程度（Tom van Eijk 2014，2017）。用锐针进行多处小剂量的注射使唇部轻微外翻，即唇红上方苍白色的软组织，同时优化唇弓的尖牙区域而不产生"鸭嘴"样外观，从而控制唇部的形状和容量（图1.5）。人中的形状可以通过增加唇部的曲度而改善，而不需要直接在人中区域注射。

适用患者

- 唇部容量不足或希望柔和地填充唇部容量的患者。
- 纠正不对称区域或改善唇形。
- 外侧后缩的小唇或窄唇，侧面可见唇部向内侧变平。

注射方案和计划（技术28-图1、图2）

唇部隆起注射方法是用锐针在唇缘外侧进行注射。于移行区进针，针头朝向唇部中央方向，退针时于肌肉层注射少量透明质酸（约0.03mL/针），增加肌肉层容量，形成柱状结构，突出移行区。移行区不能填充，以免使唇缘增厚，填充剂表面要有充足的软组织覆盖，即注射层次不能过浅从而避免产生任何注射剂痕迹。由于多处注射，可最大限度减少大剂量填充形成可触摸甚至可视结节的风险（Braun等2010）。

上唇从嘴角处开始向内侧注射，间隔2～3mm注射一针直到人中。下唇从距离嘴角5～7mm处开始向内侧注射，每间隔2～3mm注射一针直到下唇中央位置。因为在唇部中央部分的注射线是倾斜并相交的，增加了唇部中间的容量并增加其稳定性。

此方法会引起出血和创伤，因为注射点较多，如果不做神经阻滞麻醉患者疼痛感会较强。注射时需要很小剂量地均匀注射，所以需要治疗师的注射技巧和经验。

注射方法：线状注射。
进针方向：倾斜地穿过肌肉方向。
注射层次：唇红区域口轮匝肌层。
注射材料：小分子或中分子类产品。
注射剂量：总量1.0～1.5mL。
注射针头：27～30G锐针。
麻醉方法：含有肾上腺素的神经阻滞麻醉。

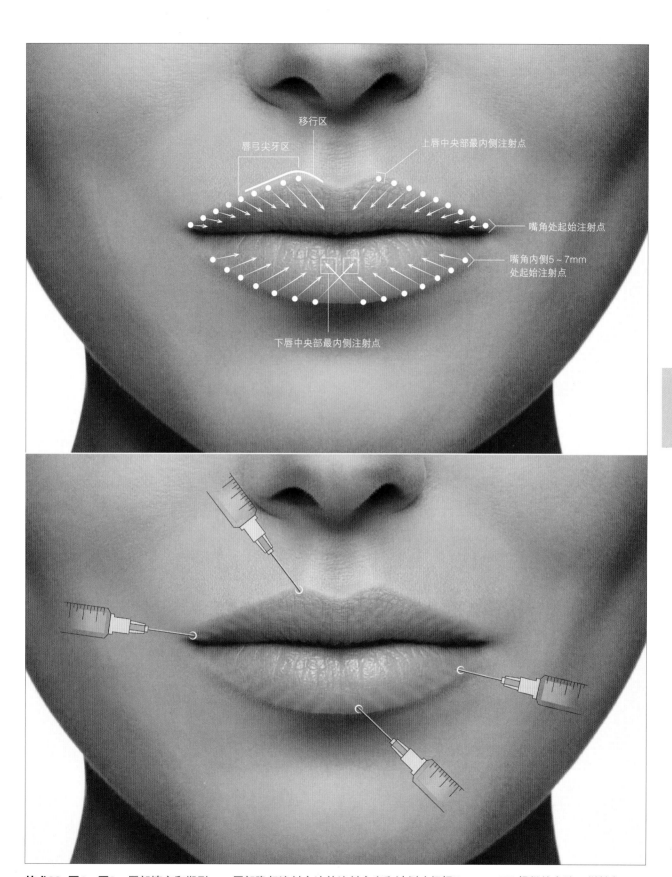

移行区

唇弓尖牙区

上唇中央部最内侧注射点

嘴角处起始注射点

嘴角内侧5～7mm
处起始注射点

下唇中央部最内侧注射点

技术28–图1、图2　唇部填充和塑形——唇部隆起注射方法的注射方案和计划（根据Tom van Eijk提供的方法，锐针）

注射方法（技术28-图3～图6）

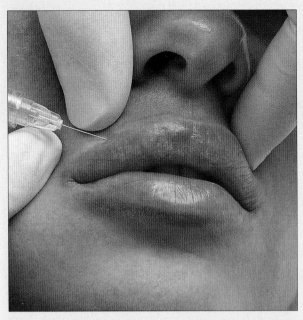

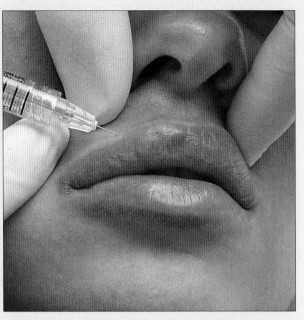

技术28-图3　注射时，治疗师用拇指和食指轻轻拉伸唇部，然后从移行区进针，针尖朝向唇部中央方向，于肌肉层进针约5mm，轻轻抬起针尖以确定其是否在正确层次。施加均匀的压力缓慢地逆行注射

技术28-图4　从嘴角开始每间隔2～3mm注射一针，直到唇部中央

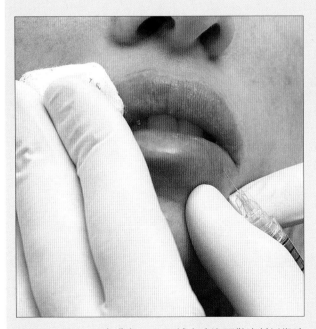

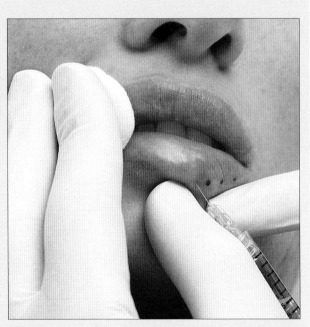

技术28-图5　距离嘴角5mm区域内建议不做注射以塑造自然的填充效果。从靠近嘴角处开始向内侧方向注射

技术28-图6　同时，治疗师轻轻地外翻和拉伸唇部，在中央区域注射线条应相交，这样可增加下唇中央区域的容量

9

💡 重要说明

- 若唇部存在不对称区域，可在此区域直接垂直进针，注射少量填充剂以纠正不对称。
- 通过在上唇相关象限行"唇部隆起注射方法"垂直注射稍多容量，可以恢复上唇的对称性。
- 若患者希望塑造更明显的丘比特弓，应在丘比特弓区域从移行区至干湿唇交界处进行垂直逆行注射。
- 此方法创伤较大，会引起唇部疼痛和肿胀，因此治疗前禁止使用稀释血液的药物。
- 建议频繁更换针头，因为针头很快就会变钝，进针时疼痛感更明显。
- 为优化填充效果，建议采用两阶段注射方法。

⚠ 可能的副作用

皮肤疼痛较常见，可见发红、重度内出血、血肿、轻度至重度肿胀，炎症较少见。

⚠ 不良副作用

过量注射导致唇形改变或形成结节，注射不均匀导致不对称，局部组织坏死。

📝 治疗流程一览表

- 询问患者注射史、面部评估和信息记录。
- 签署知情同意书。
- 照片存档：患者治疗前图像。
- 分析与标记注射区域。
- 清洁术区。
- 彻底消毒。
- 含有肾上腺素的神经阻滞麻醉。
- 注射方法：线状注射。
- 注射层次：唇红区域口轮匝肌层。
- 注射材料：小分子或中分子类产品。
- 注射剂量：总量1.0~1.5mL。
- 注射针头：27~30G锐针。
- 无须按摩。
- 必要时可行术后冷敷。
- 如有血肿可用肝素乳膏，口服布洛芬，可外用山金车乳膏。
- 照片记录：患者术后即刻图像。
- 术后护理事宜："什么能做"及"什么不能做"。
- 预约术后复查时间：8~14天进行术后复查。

9

9.5　口周容量

口周区域脂肪室容量的缺失表现为说话、咀嚼或吹口哨时在唇缘出现皱纹的现象。在早期，这些皱纹只会在唇部活动时表现明显。在晚期，容量缺失即使在唇部静止状态时也是显而易见的，表现为口周深纹、皱纹、口角下垂和木偶纹，面颊部的组织松垂会加重以上情况。本节的注射方法用以改善由于口周容量缺失和唇部活动时出现的皱纹和不平整现象。

9.5.1　技术29　颏唇沟填充（锐针）

颏唇沟的治疗主要是填补唇部和下巴之间的皱纹，在视觉上拉长颏部从而使面部年轻化。推荐团状注射和点状注射两种方法治疗该区域。

适用患者

- 口周容量缺失、衰老，或颏唇间距离较短的患者。
- 磨牙症引起的颏肌强烈收缩、骨质丢失、牙齿错位，或牙齿磨损而导致的颏唇间距短缩患者。

注射方法：团状注射（方法1），点状注射（方法2）。

进针方向：正面进针（方法1），水平进针（方法2）。

注射层次：骨膜上层注射（方法1），皮下层注射（方法2）。

注射材料：高/中等黏性产品（方法1），高/中等黏性产品（深度皱纹），稍柔软度产品（细小浅表层皱纹）（方法2）。

注射剂量：最多0.5mL。

注射针头：25G锐针。

麻醉方法：皮肤表面麻醉。

注射方案和规划（技术29-图1～图4）

　　方法1：团状注射适用于较深皱纹或凹陷。材料需注射至颏唇间皱纹最深处。通常需要在皱纹中心注射足够的材料。于皱纹中心垂直进针至骨膜层，退针1～2mm后开始注射至组织凸起，皱纹改善。

　　若注射剂量较大，则需要进行多点注射。如果治疗区域范围较大，单点团状注射0.5mL材料改善效果不显著，可将剩余材料分2～3点小团状注射（图1和图2），因为透明质酸的内聚性，单点注射过多在极

少数情况下可能会形成结节，多点小团状注射可最大限度减少这种风险。

　　方法2：厢式注射与团状注射的不同之处在于在唇颏沟正上方或两侧进行连续的小剂量点状注射，以形成"车厢"状。当唇颏沟凹陷很深时，厢式注射是首选的注射方法，以防止在同一位置注射较大剂量而形成结节，这种注射方法是首选。标记注射区域，针头于一侧水平方向进针，与唇部平行，注射层次为皮下层而不是骨膜上层。注射材料后组织凸起，皱纹减少。

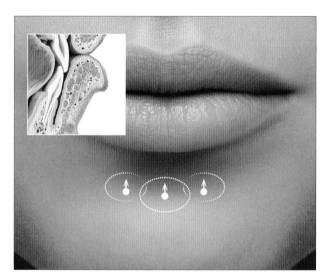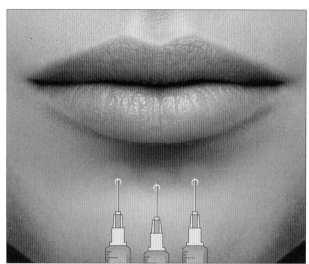

技术29-图1、图2　方法1：使用多点团状注射填充颏唇沟凹陷（锐针）

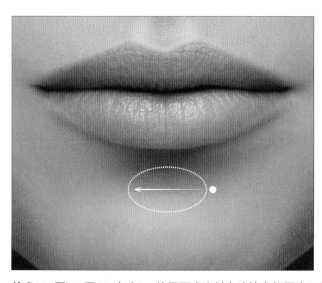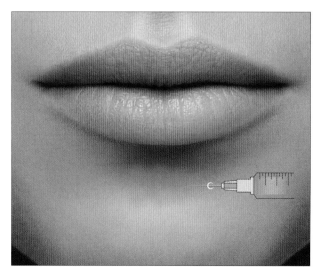

技术29-图3、图4　方法2：使用厢式注射方法填充颏唇沟凹陷（锐针）

注射方法（技术29-图5、图6）

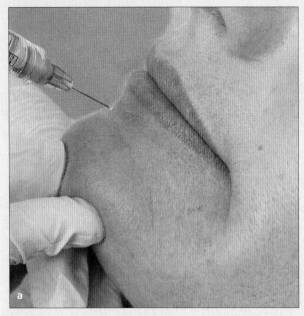
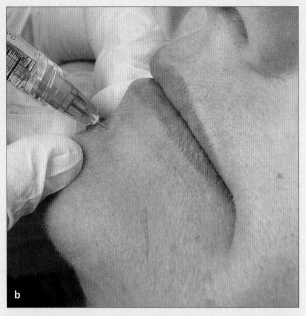

技术29-图5（方法1，团状注射）：a. 治疗师用小指抵住患者下巴以支撑注射手的稳定。注射手的稳定性非常重要，因为针头注射至骨膜层，注射手越稳定，患者疼痛感越轻。b. 于皱纹中心正面垂直进针至骨膜上层，当注射针头触到骨膜后，退针1~2mm，分1~3点进行团状注射。下颌骨可作为填充剂的支撑以使组织向前凸起，从而改善颏唇沟皱褶

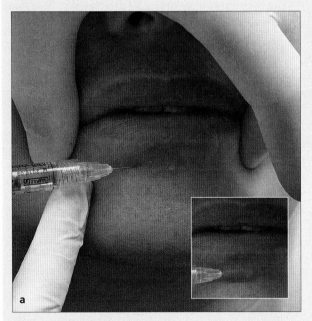
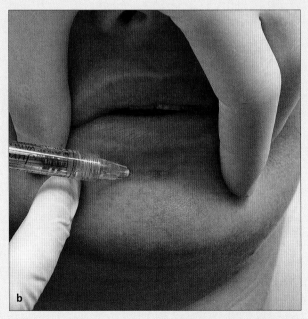

技术29-图6（方法2，厢式注射）：a. 标记注射区域，治疗师轻轻拉伸皮肤，于标记区域最外侧边缘进针。将针头推至标记区域的末端，逆行注射。轻轻抬起针头以检查针头是否在准确的层次（附图）：在皮下层，针头周围的皮肤轻轻隆起，继续注射直至皱纹消失。b. 组织凸起平复，注射物应主要注射至颏唇沟皱纹最凹陷处

💡 重要说明

- 注射前回抽以免将注射物注入血管内。
- 颏唇沟填充治疗通常与肉毒毒素联合治疗。颏部注射肉毒毒素可放松颏部及纠正"鹅卵石"样外观，从而减轻颏唇沟皱纹。
- 皮下层注射也可使用钝针。

⚠ 可能的副作用

皮肤轻度发红，感染及血肿少见，可见轻微肿胀，2天内会有轻微疼痛感。

⚠ 不良副作用

局部感染，过度矫正或形成结节，注射不均匀导致皮肤表面凹凸不平，局部组织坏死。

📝 治疗流程一览表

- 询问患者注射史、面部评估和信息记录。
- 签署知情同意书。
- 照片存档：患者治疗前图像。
- 分析与标记注射区域。
- 清洁术区。
- 彻底消毒。
- 必要时行皮肤表面麻醉（利多卡因乳膏）。
- 注射方法：团状注射（方法1）或厢式注射（方法2）。
- 注射层次：骨膜上层（方法1）和皮下层（方法2）。
- 注射材料：高/中等黏性产品或高/中等柔软度产品。
- 注射剂量：最多共0.5mL。
- 注射针头：25G锐针。
- 避免按摩。
- 必要时可行术后冷敷。
- 如有血肿可用肝素乳膏，口服布洛芬，可外用山金车乳膏。
- 照片记录：患者术后即刻图像。
- 术后护理事宜："什么能做"及"什么不能做"。
- 预约术后复查时间：8~14天进行术后复查。

9.5.2　技术30　颏部填充（锐针）

隆颏可提升口周区整体外观协调性。

适用患者

- 颏部短小或后缩患者。

注射方案和计划（技术30-图1、图2）

于患者正面和侧面部进行精确分析（见第1.6节），标记所需注射区域，于正面用锐针垂直注射，缓慢注射至组织向前凸起，缺陷被纠正。

应选用低交联度产品，单点不宜注射过量，避免形成结节。因此，在进行大剂量注射时，建议多点注射。

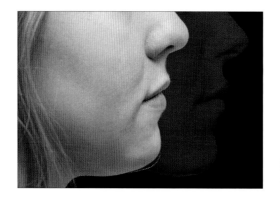

颏部填充可矫正略微后缩的颏部以提升口周和谐性

注射方法：团状注射。

进针方向：颏部中央。

注射层次：肌肉层，骨膜上层。

注射材料：高/中等黏性产品。

注射剂量：个性化设计，一般每点0.1~0.2mL。

注射针头：25G锐针。

麻醉方法：利多卡因乳膏。

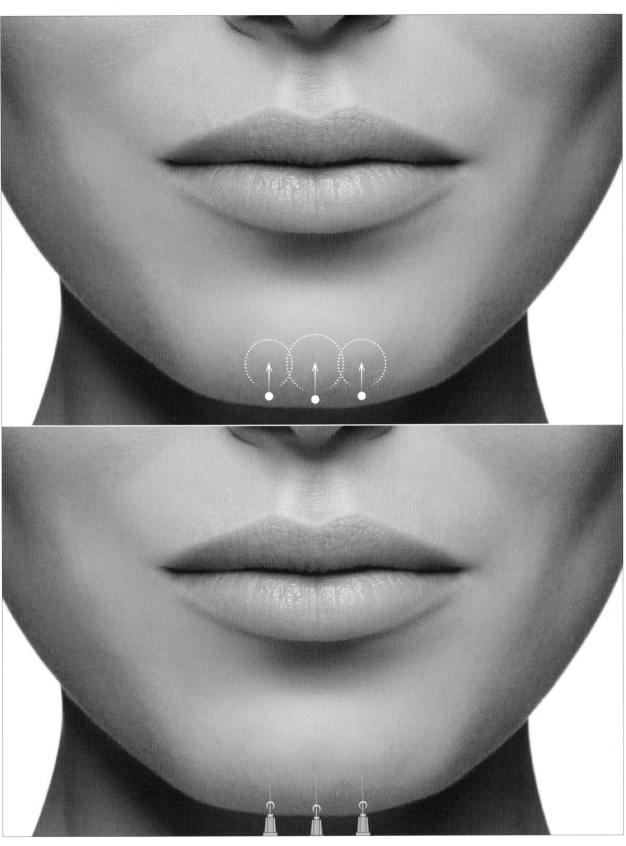

技术30-图1、图2　颏部填充注射方案和计划（锐针）

注射方法（技术30-图3）

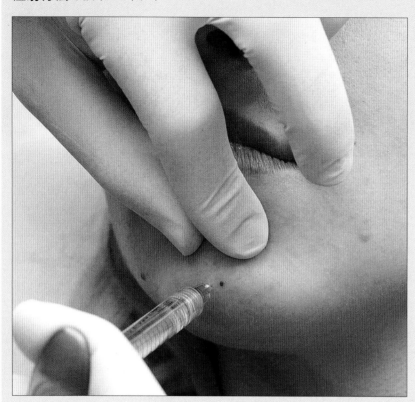

技术30-图3　治疗师用非注射手压住周围组织有助于进针，针头直接进入肌肉层，骨膜会起支撑作用，检查针尖是否位于目标注射区域。每点注射给药后应从侧面观察颏部，以确保不存在容量缺失点；若只是从正面观察，容量缺失点有时会被忽视

9

♀ 重要说明

- 建议注射前回抽，以免将注射物注入血管内。
- 注射针头应抵住骨面，以避免将材料注射至颏神经孔。

⚠ 可能的副作用

皮肤轻微发红，炎症和血肿较少见，可见轻度肿胀。

⚠ 不良副作用

局部感染，注射过量导致颏部变形或结节形成，局部组织坏死。

☑ 治疗流程一览表

- 询问患者注射史、面部评估和信息记录。
- 签署知情同意书。
- 照片存档：患者治疗前图像。
- 分析与标记注射区域。
- 清洁术区。
- 彻底消毒。
- 必要时行皮肤表面麻醉（利多卡因乳膏）。
- 注射方法：团状注射。
- 注射层次：肌肉层，骨膜上层。
- 注射材料：高/中等黏性产品。
- 注射剂量：个性化设计，一般0.1~0.2mL/点。
- 注射针头：25G锐针。
- 避免按摩。
- 必要时可行术后冷敷。
- 如有血肿可用肝素乳膏，口服布洛芬，可外用山金车乳膏。
- 照片记录：患者术后即刻图像。
- 术后护理事宜："什么能做"及"什么不能做"。
- 预约术后复查时间：8~14天进行术后复查。

9

9.5.3　技术31　垂直注射填充（锐针）

此方法可以纠正咀嚼或噘嘴时肌肉收缩所形成的皱纹、凹陷和阴影（见下图）。

适用患者

- 衰老性口周脂肪容量缺失或先天性口周容量不足患者。

注射方案和计划（技术31-图1、图2）

注射时唇部和颏部放松，锐针于肌肉凹陷中央处直接进针，注射至组织提升，皮肤凹陷消失。注射剂量应与皮肤凹陷程度相一致。填充剂应分多点小剂量注射，避免一点注射过量导致结缔组织包裹形成结节。注射物可轻微抑制肌肉活动，并可将凹陷区域填满。注射剂量差异很大，主要取决于皮肤凹陷程度。

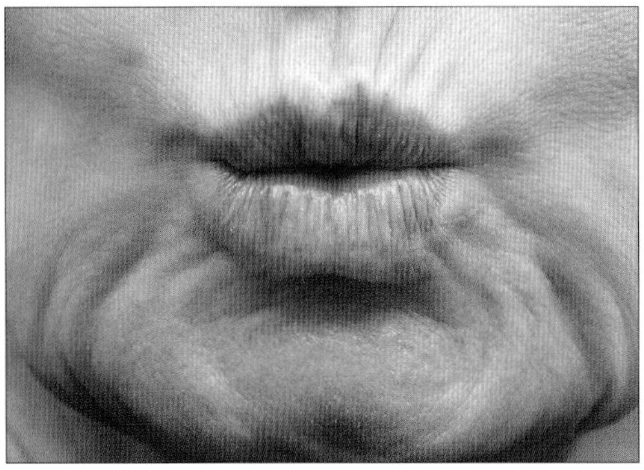

唇部放松时，褶皱几乎不可见，在噘嘴或牵拉皮肤时皮肤凹陷立即显现

注射方法： 团状注射。
进针方向： 朝向肌束内。
注射层次： 肌肉层。
注射材料： 浅表凹陷使用高/中等柔软度产品，较深凹陷使用高/中等黏性产品。
注射剂量： 取决于皮肤凹陷深度：0.5 ~ 1.0mL。
注射针头： 25G锐针。
麻醉方法： 利多卡因乳膏。

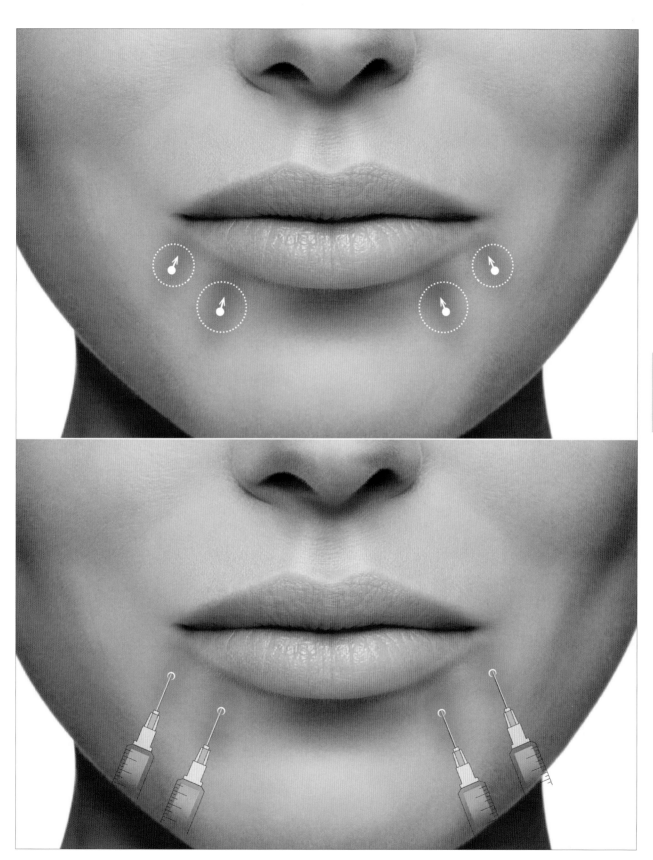

技术31–图1、图2 垂直注射填充方法的注射方案和计划（锐针）

注射方法（技术31-图3、图4）

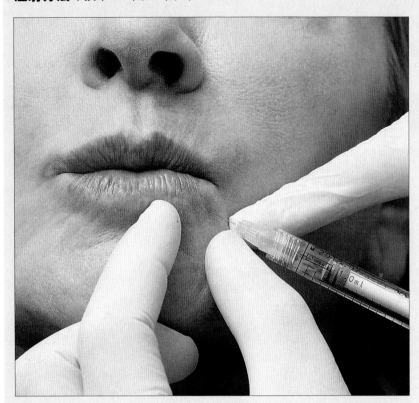

技术31-图3 注射过程并不复杂：唇部放松，回抽以防止注入血管内，缓慢注射至凹陷中心处。图中对侧已注射结束，可见注射区域明显提升

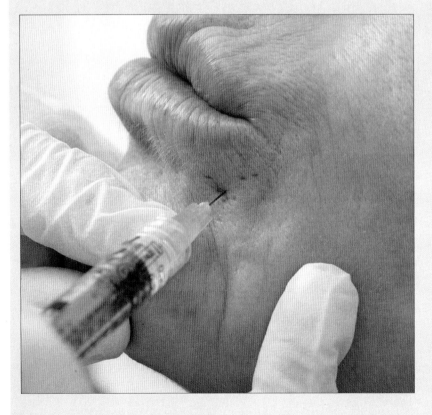

技术31-图4 嘱咐患者保持噘嘴状态，于凹陷处进针约3mm深，注射填充至凹陷消失。如图所示深度的凹陷可能需要注射0.2mL的材料

💡 重要说明

- 建议注射前回抽，以免将注射物注入血管内。
- 注射物应分多点小剂量注射，以避免一点注射过量导致结缔组织包裹形成结节。

⚠ 可能的副作用

皮肤轻度发红，炎症反应及血肿较少见，可见轻度肿胀。

⚠ 不良副作用

感染，注射过量导致结节形成，注射不均匀导致不对称。

✍ 治疗流程一览表

- 询问患者注射史、面部评估和信息记录。
- 签署知情同意书。
- 照片存档：患者治疗前图像。
- 分析与标记注射区域。
- 清洁术区。
- 彻底消毒。
- 必要时行皮肤表面麻醉（利多卡因乳膏）。
- 注射方法：团状注射。
- 注射层次：肌肉层。
- 注射材料：浅表凹陷使用高/中等柔软度产品，较深凹陷使用高/中等黏性产品。
- 注射剂量：取决于凹陷程度：0.5~1.0mL。
- 注射针头：25G锐针。
- 避免按摩。
- 必要时可行术后冷敷。
- 如有血肿可用肝素乳膏，口服布洛芬，可外用山金车乳膏。
- 照片记录：患者术后即刻图像。
- 术后护理事宜："什么能做"及"什么不能做"。
- 预约术后复查时间：8~14天进行术后复查。

9

9.5.4　技术32　木偶纹填充Ⅰ（锐针）

此注射方法（和技术33）的目的是微妙地、对称性地矫正早期口周木偶纹，并突出口角轮廓，可使唇部看起来更年轻美观。

适用患者

- 木偶纹和口角皱纹，口角扁平和/或轻度下垂的患者。

注射方案和计划（技术32-图1、图2）

4条注射线条组合改善了木偶纹，并稳定了口角。沿着两侧口角轮廓注射2条约1cm长的填充线条以稳定口角；于口角下方注射2条注射线以提供支撑，防止口角下垂。

第一条注射线应沿口角处的上唇轮廓注射。第二条注射线沿口角处的下唇轮廓注射。第三条注射线（长2cm）位于口角下方，垂直于唇缘注射。第四条注射线方向（长2cm）与唇缘略成锐角，靠近第三条注射线。

注射方法：线状注射。

进针方向：顺着和跨越口角唇部轮廓。

注射层次：皮下层。

注射材料：中等黏性产品。

注射剂量：每条注射线0.05mL，共0.4mL。

注射针头：27G锐针。

麻醉方法：利多卡因乳膏。

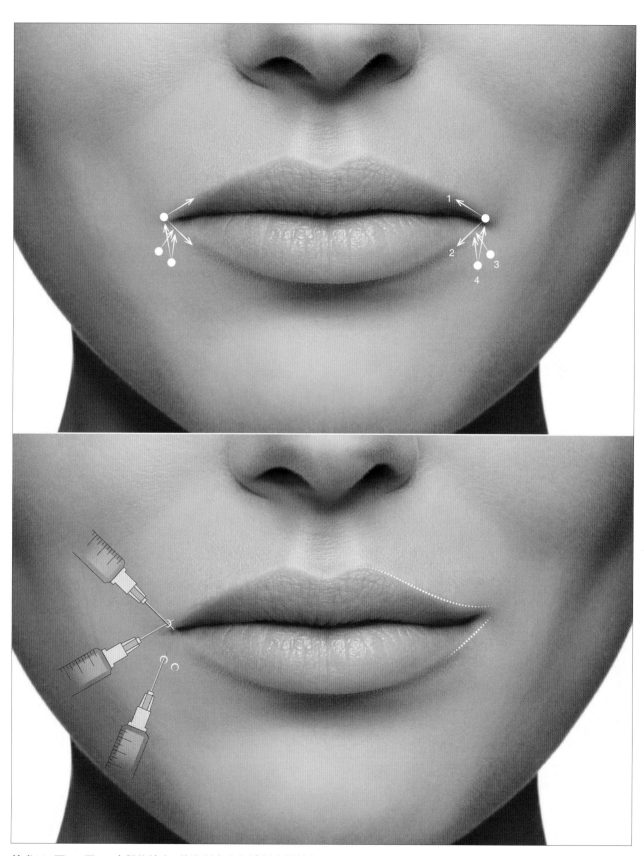

技术32-图1、图2　木偶纹填充Ⅰ的注射方案和计划（锐针）

注射方法（技术32-图3~图7）

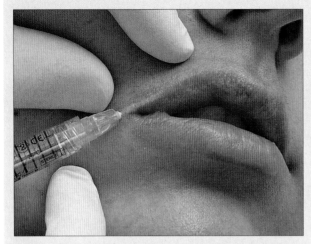

技术32-图3　于上唇口角处开始注射，以突出唇部轮廓

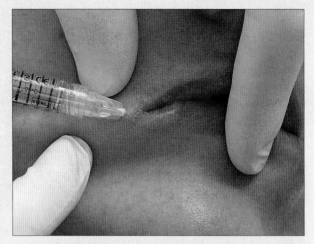

技术32-图4　于下唇口角处进行同样的操作

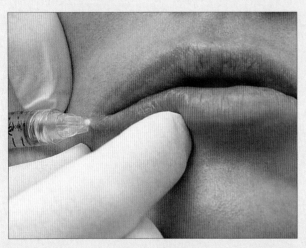

技术32-图5　上下唇可于口角处同一进针点进行线状注射

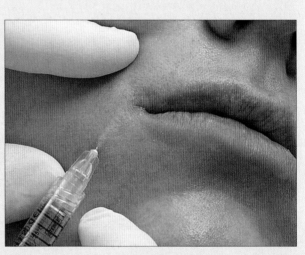

技术32-图6　于口角下方行扇形注射可强化口角轮廓。于口角外侧向内侧注射2~3条线

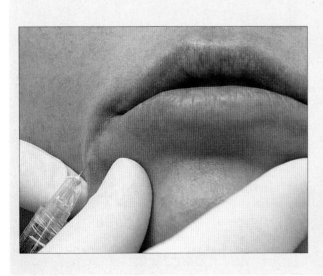

技术32-图7　若注射过程中皮肤出现不平整现象，治疗师可用拇指压平

💡 重要说明

- 注射前回抽，以免将注射物注入血管内。
- 注射前应检查口角处有无破溃或炎症，防止术后并发症的发生，延长愈合时间。
- 一般情况下，根据皱纹或下垂的严重程度，口角注射疗程为1~2次。口角注射治疗结合木偶纹治疗会取得更好的效果。

⚠ 可能的副作用

皮肤轻度发红，炎症、血肿较少见，可见轻度肿胀。

⚠ 不良副作用

局部感染，过量注射导致唇形改变或结节形成，注射不均匀导致皮肤表面凹凸不平，局部组织坏死。

✏ 治疗流程一览表

- 询问患者注射史、面部评估和信息记录。
- 签署知情同意书。
- 照片存档：患者治疗前图像。
- 分析与标记注射区域。
- 清洁术区。
- 彻底消毒。
- 皮肤表面麻醉（利多卡因乳膏）或必要时行神经阻滞麻醉。
- 注射方法：线性注射。
- 注射层次：皮下层。
- 注射材料：中等黏性产品。
- 注射剂量：每条注射线0.05mL，共0.4mL。
- 注射针头：27G锐针。
- 避免按摩。
- 必要时可行术后冷敷。
- 如有血肿可用肝素乳膏，口服布洛芬，可外用山金车乳膏。
- 照片记录：患者术后即刻图像。
- 术后护理事宜："什么能做"及"什么不能做"。
- 预约术后复查时间：8~14天进行术后复查。

9

9.5.5　技术33　木偶纹填充Ⅱ（锐针）

此注射方法可微妙地、对称性地填充木偶纹，并强化唇部轮廓，打造更为年轻美观的唇部。

适用患者

- 木偶纹和口角皱纹，口角扁平和/或轻度下垂的患者。

注射方案和计划（技术33–图1、图2）

技术32的替代方法是直接将材料团状注射至皮肤皱纹或凹陷中心处。标记注射区域，建议组织在压缩状态下进行团状注射，以保证精准注射而不会注射过量。注射时治疗师可用拇指和食指捏住注射区域，每点缓慢注射0.05~0.1mL。此方法可压迫周围血管，减少组织坏死风险，并防止注射物移位至口内。

注射方法：团状注射。

进针方向：从口角前方斜向上。

注射层次：皮下层，肌肉层（视组织厚度而定）。

注射材料：中等黏性产品。

注射剂量：每点0.05~0.1mL，共0.2mL。

注射针头：25~27G锐针。

麻醉方法：利多卡因乳膏。

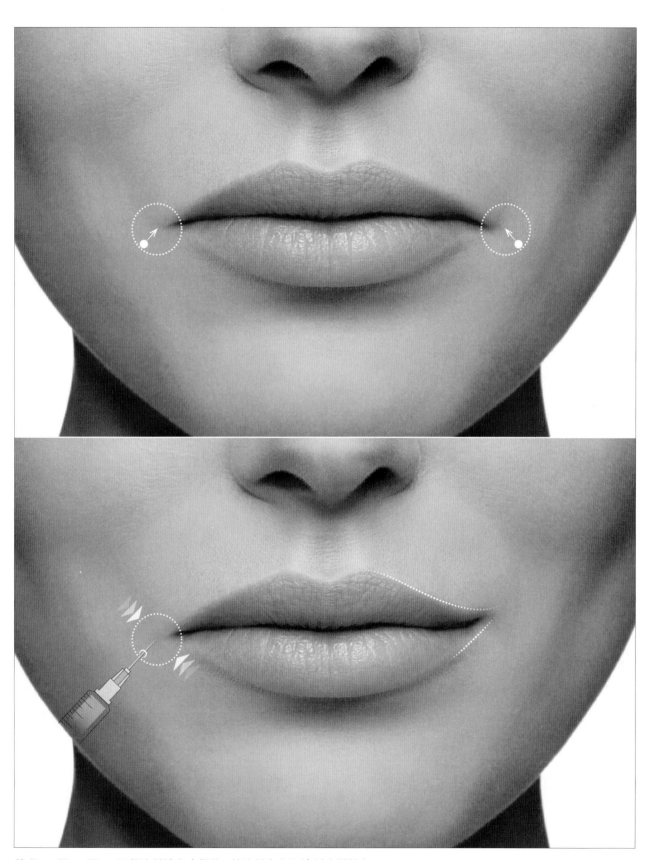

技术33-图1、图2　团状注射填充木偶纹Ⅱ的注射方案和计划（锐针）

注射方法（技术33-图3、图4）

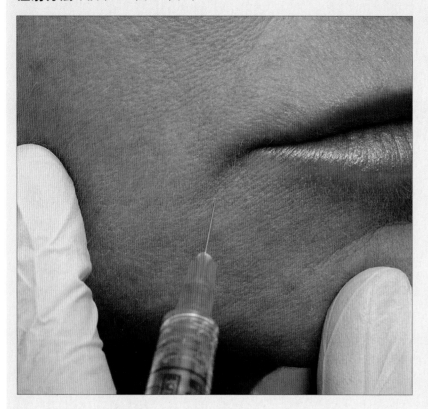

技术33-图3　将注射物直接注射至皱纹处，持续注射直至组织提升，皱纹消失

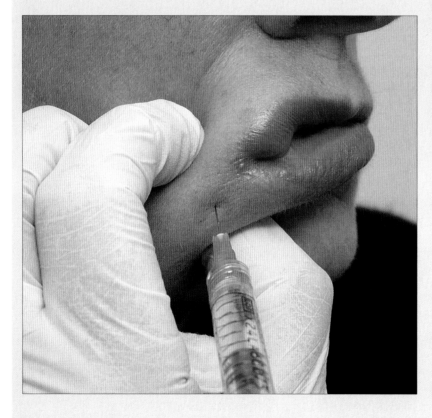

技术33-图4　另一种方法是治疗师用拇指和食指捏起注射区域使其向外突出，通过压力使注射物进入目标区域。当组织隔膜损伤时建议采用此方法，因为组织隔膜损伤很难将材料准确注射至目标区域。进针深度为1~3mm，缓慢注射

♀ 重要说明

- 注射前回抽，以免将注射物注入血管内。
- 注射前应检查口角处有无破溃或炎症，防止术后并发症的发生，延长愈合时间。
- 一般情况下，根据皱纹或下垂的严重程度，口角注射疗程为1～2次。口角注射治疗结合木偶纹治疗会取得更好的效果。
- 可叠加使用不同交联度的透明质酸，进一步改善治疗效果。

⚠ 可能的副作用

皮肤轻度发红，炎症、血肿较少见，可见轻度肿胀。

⚠ 不良副作用

局部感染，过量注射导致唇形改变或结节形成，注射不均匀导致皮肤表面凹凸不平，局部组织坏死。

✍ 治疗流程一览表

- 询问患者注射史、面部评估和信息记录。
- 签署知情同意书。
- 照片存档：患者治疗前图像。
- 分析与标记注射区域。
- 清洁术区。
- 彻底消毒。
- 皮肤表面麻醉（利多卡因乳膏）或必要时行神经阻滞麻醉。
- 注射方法：团状注射。
- 注射层次：皮下层，肌肉层。
- 注射材料：中等黏性产品。
- 注射剂量：每点0.05～0.1mL，共0.2mL。
- 注射针头：25～27G锐针。
- 避免按摩。
- 必要时可行术后冷敷。
- 如有血肿可用肝素乳膏，口服布洛芬，可外用山金车乳膏。
- 照片记录：患者术后即刻图像。
- 术后护理事宜："什么能做"及"什么不能做"。
- 预约术后复查时间：8～14天进行术后复查。

9

9.5.6　技术34　木偶纹填充（锐针）

　　此注射方法的治疗目标是实现木偶纹的协调性矫正：包括填充口角和颏肌止点间的区域，以微妙地、对称性地改善木偶纹。针对木偶纹有4种治疗方法，也可使用钝针注射（见技术35）。

适用患者

- 衰老性容量缺失或口角变薄患者。
- 脸形原因导致口角下垂或口角皱纹患者。
- 先天性鼻唇沟过度延伸患者。

注射方案和计划（技术34–图1～图8）

　　填充下唇皮肤部分可加强此区域，从而支撑口角上扬，使口唇区域皱纹消失从而恢复唇部年轻化。该方法为使用扇形注射柔和地填充木偶纹，以支撑附着的肌肉的活动。

注射方法：扇形注射，十字交叉注射。

进针方向：见技术34–图1～图8。

注射层次：真皮下层、皮下层。

注射材料：中等黏性或中等柔软度产品，视患者情况而定。

注射剂量：每条线注射0.05～0.1mL。

注射针头：27G锐针。

麻醉方法：利多卡因乳膏。

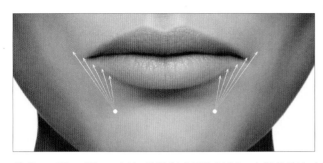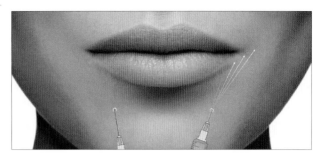

技术34-图1、图2 方法1的注射方案和计划：木偶纹填充（锐针）。将填充剂于两侧一个进针点（"扇形"顶点）行扇形注射至治疗区域。针头朝上注射，可在口角和唇末端注射更多剂量以增强支撑效果。在口角及唇部使用线状注射

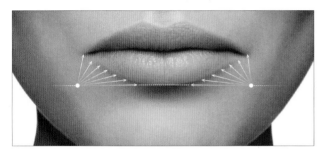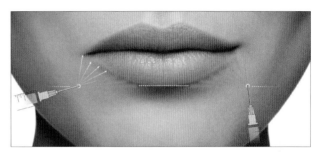

技术34-图3、图4 方法2的注射方案和计划：木偶纹填充（锐针）。若唇下缘外侧存在容量不足，则应在下唇最低点沿线（虚线处）标记进针点，进行多条线性注射填充至唇缘。治疗师可通过注射多条相邻的填充线条，精准地确定填充剂的注射位置，以纠正极细微的不对称

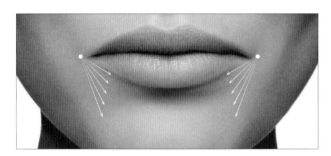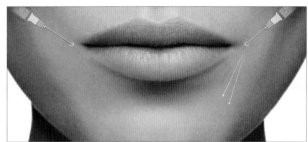

技术34-图5、图6 方法3的注射方案和计划：木偶纹填充（锐针）。直接从口角进针，此方法是同时塑造唇部轮廓的首选方法。每侧只需一个进针点，采用扇形注射方法向颏部中央注射多条填充线

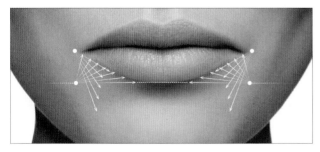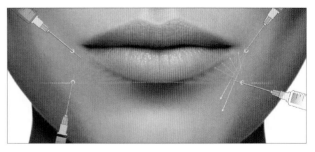

技术34-图7、图8 方法4的注射方案和计划：木偶纹填充（锐针）。对于明显的木偶纹推荐使用三明治注射方法，在补充容量的同时可支撑口角。首先，于皮下深层向颏部中央行扇形注射以补充容量，填补容量不足，然后在此基础上再叠加扇形注射（十字交叉注射），沿下唇轮廓于更为浅表的皮下层进行注射。此方法可消除动态皱纹，重塑口角轮廓

9

治疗方法（技术34-图9~图12）

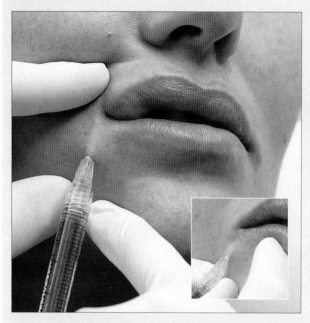

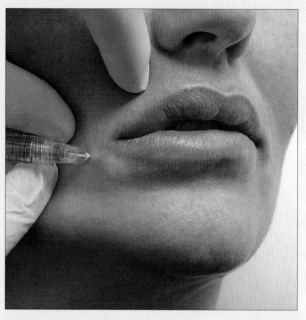

技术34-图9（方法1）首先从口角下方开始注射。于口角下1cm处进针，采用扇形注射方法在口角处注射多条填充线条，止于唇缘。注射区域的范围取决于针头的长度

技术34-图10（方法2）在口角外侧进针，向下唇下方行扇形注射治疗。如图所示，若出现不平整的凸起，治疗师可将食指伸入口内，用拇指和食指按压注射区域，直至皮肤表面平整

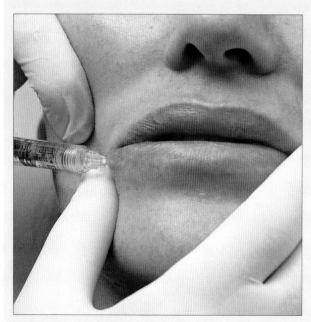

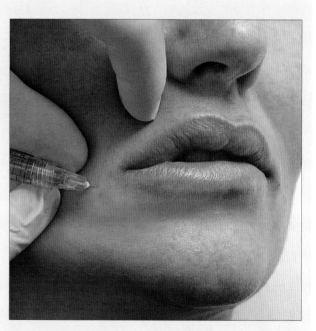

技术34-图11（方法3）拉伸整个下唇区域更容易注射治疗口角联合处

技术34-图12（方法4）多层次注射可能会导致局部略微不平整，可通过按摩来纠正

💡 重要说明

- 一般情况下，根据皱纹或口角下垂程度，注射治疗需重复1~2次。口角注射与木偶纹填充联合治疗效果更佳。

⚠ 可能的副作用

皮肤轻度发红，炎症反应较少见，血肿较常见，可见轻度肿胀。

⚠ 不良副作用

局部感染，过度矫正导致结节形成，注射不均匀导致表面凹凸不平，局部组织坏死。

✍ 治疗流程一览表

- 询问患者注射史、面部评估和信息记录。
- 签署知情同意书。
- 照片存档：患者治疗前图像。
- 分析与标记注射区域。
- 清洁术区。
- 彻底消毒。
- 必要时可行皮肤表面麻醉（利多卡因乳膏）。
- 注射方法：扇形注射，十字交叉注射。
- 注射层次：真皮下层，皮下层（根据皱纹深度）。
- 注射材料：中等黏性或中等柔软度产品。
- 注射剂量：每条线注射0.05~0.1mL。
- 注射针头：27G锐针。
- 轻柔按摩。
- 必要时可行术后冷敷。
- 如有血肿可用肝素乳膏，口服布洛芬，可外用山金车乳膏。
- 照片记录：患者术后即刻图像。
- 术后护理事宜："什么能做"及"什么不能做"。
- 预约术后复查时间：8~14天进行术后复查。

9

9.5.7　技术35　木偶纹填充（钝针）

此方法为协调地矫正木偶纹：使用钝针填充口角与颏肌末端之间的区域以对称性地强化口角联合处。此方法可实现皮下大范围的填充。使用钝针的优点是对血管损伤小，血肿和局部肿胀发生率低，患者的疼痛感也相对较轻。但是使用钝针在不同层次注射及进针时相对较难。

适用患者

- 衰老性容量缺失或口角变薄患者。
- 口角下垂或口角皱纹患者。
- 先天性鼻唇沟过度延伸患者。

注射方案和计划（技术35-图1~图6）

填充下唇皮肤的容量来支撑口角形态，口角区皱纹也会消除，恢复年轻化外观。采用扇形注射方法填充木偶纹，从而支撑附着肌肉的活动。于两侧单一进针点（扇形顶点）进针，采用扇形注射方法将材料注射至治疗区域。进针点的位置可根据治疗需求和适应证而变化。用破口针先进行破口，针头长度取决于注射区域。在材料注入前，可先使用钝针进行剥离，扩大材料分布范围。注射后若局部出现凹凸不平可通过按摩消除。下面介绍3种注射方法，注射过程会略有不同。

注射方法：扇形注射。

进针方向：参考技术35-图1~图6。

注射层次：皮下层。

注射材料：根据需要选用中等黏性或中等柔软度产品。

注射剂量：每条注射线0.05~0.1mL。

注射针头：27G钝针。

麻醉方法：利多卡因乳膏（局部注射）。

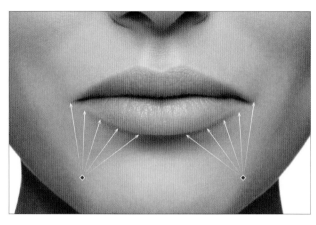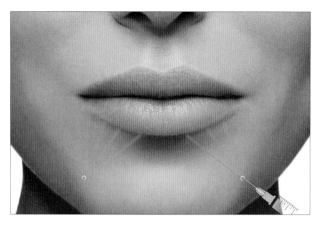

技术35-图1、图2　方法1的注射方案和计划：木偶纹填充（钝针）。此方法用于治疗容量不足或下垂引起的木偶纹；包括明显的动态纹或皱纹，以及脂肪室填充。于口角下方约2cm处进针，针头朝向下唇缘方向在口角处以扇形注射多条线条。直接将针头朝上，可以在口角和唇缘注射更多的填充剂以加强支撑效果。轻轻地将钝针推进，不要暴力推进，避免针尖穿透唇部。不同大小的治疗区域可选用不同长度的钝针

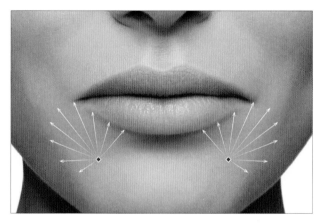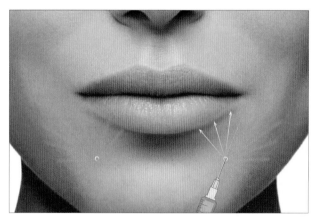

技术35-图3、图4　方法2的注射方案和计划：木偶纹填充（钝针）。此方法的进针点位于颏部中央水平、口角下方稍内侧，用于治疗矫正较深的木偶纹，同时提升唇外侧区域

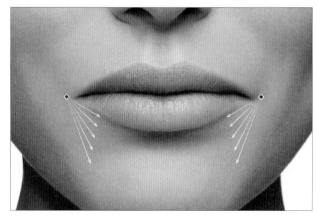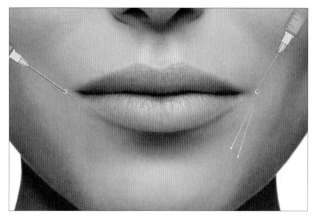

技术35-图5、图6　方法3的注射方案和计划：木偶纹填充（钝针）。这是最常用的钝针注射方法，不仅可以保持口角形态，强化下唇轮廓，还可以消除木偶纹。进针点位于两侧口角外2~3mm处，采用扇形注射方法朝向颏部中线注射数条填充线条

注射方法（技术35-图7、图8）

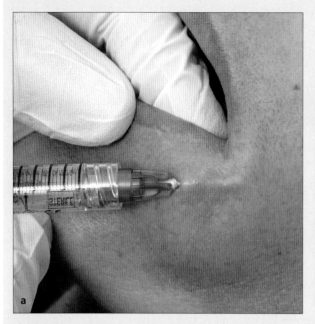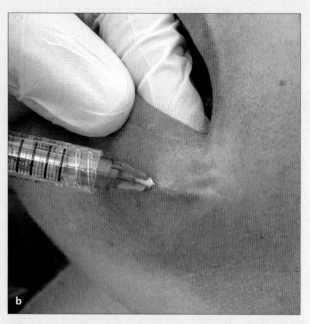

技术35-图7（方法2） 使用钝针行扇形注射，可填充皱纹并稳定组织。a、b. 此处使用的是短钝针（25mm）

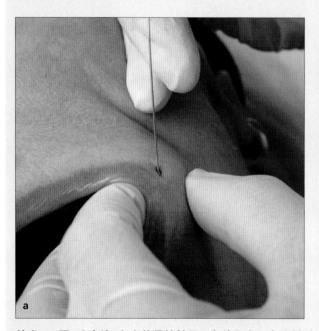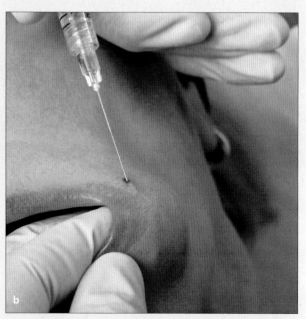

技术35-图8（方法3） 当使用钝针于口角处向内下方注射时，建议使用长钝针（38～50mm）。治疗师用拇指和食指将脸颊向前拉，可减少穿刺阻力，使钝针进入更容易。用拇指和食指将注射部位组织固定，更利于剥离组织，也更利于治疗师观察钝针位置

💡 重要说明

- 治疗椅向后倾斜30°~45°。治疗师侧身站于患者一侧更容易操作。
- 治疗师在正前方不能观察到注射区域，所以在注射前进行初步评估时，需准确记录每个注射区域的预计注射剂量；注射过程中需时刻关注注射器刻度变化，准确判断注射剂量。
- 应先少量注射透明质酸，让患者回到直立位，以观察注射效果。
- 根据皮肤厚度和皱纹深度选择透明质酸的黏性程度。组织需要较强支撑时应使用黏度高的材料，而细腻菲薄的皮肤则需要柔软、低黏性的透明质酸。

⚠ 可能的副作用

皮肤轻度发红，炎症反应较少见，开口针造成的血肿、轻度肿胀。

⚠ 不良副作用

局部感染，过度矫正导致结节形成，注射不均匀导致皮肤表面凹凸不平，局部组织坏死。

📝 治疗流程一览表

- ▷ 询问患者注射史、面部评估和信息记录。
- ▷ 签署知情同意书。
- ▷ 照片存档：患者治疗前图像。
- ▷ 分析与标记注射区域。
- ▷ 清洁术区。
- ▷ 彻底消毒。
- ▷ 必要时行皮肤表面麻醉（利多卡因乳膏）。
- ▷ 注射方法：扇形注射。
- ▷ 注射层次：皮下层。
- ▷ 注射材料：中等黏性或中等柔软度产品。
- ▷ 注射剂量：每条注射线0.05~0.1mL。
- ▷ 注射针头：27G锐针。
- ▷ 轻柔按摩。
- ▷ 必要时可行术后冷敷。
- ▷ 如有血肿可用肝素乳膏，口服布洛芬，可外用山金车乳膏。
- ▷ 照片记录：患者术后即刻图像。
- ▷ 术后护理事宜："什么能做"及"什么不能做"。
- ▷ 预约术后复查时间：8~14天进行术后复查。

9

9.5.8　技术36　"风车"式注射：木偶纹、唇部、口周区域填充（钝针）

此方法用钝针从一个进针点进针且在针头并不完全退出的情况下，填充整个口角区域。采用一定的技巧，甚至可以用同一钝针注射不同类型的材料，治疗半径也可增加。

适用患者

- 衰老性或先天性口角及唇部容量缺失、皱纹和木偶纹患者。

注射方案和计划（技术36-图1、图2）

当进针点位于口角外侧3～5mm处，则需用破口针向不同方向预穿刺皮肤。

首先，于皮下层用钝针向颏部中央进行扇形注射填充。然后，向下唇轮廓及下唇中央、干湿唇交界处、上唇中央及上唇轮廓、上唇唇周至鼻唇沟方向进行注射。也可以反过来从上唇开始注射。

根据适应证和治疗目的选用合适的填充材料：高黏性的透明质酸用于保持下唇形态，消除动态皱纹，而高柔软度的透明质酸用于补充容量，柔软且低黏性的透明质酸用于上唇年轻化治疗。注射过程中，建议将针头完全取出，更换材料及钝针，于同一进针点再次进针注射另一区域；也可以将针头不完全取出，只更换注射材料。

注射方法：扇形注射。

进针方向：口角外侧，半径范围约160°。

注射层次：皮下层。

注射材料：取决于注射区域及目的，选用中/低黏性或中/低柔软度产品。

注射剂量：每条线0.05～0.1mL。

注射针头：27G钝针。

麻醉方法：利多卡因乳膏（局部注射）。

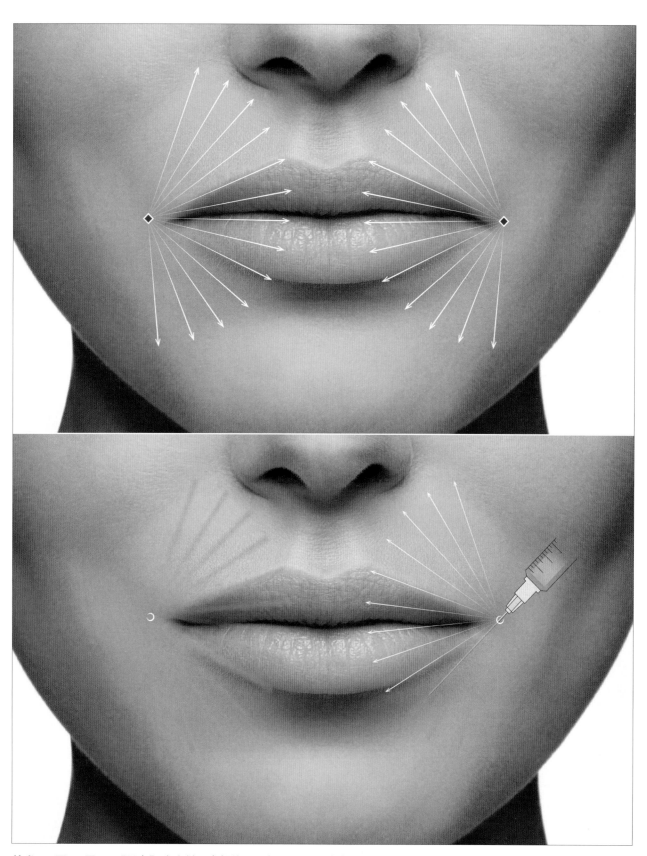

技术36-图1、图2 "风车"式注射：木偶纹、唇部、口周区域填充的注射方案和计划（钝针）

注射方法（技术36-图3～图5）

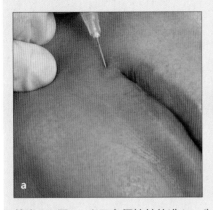
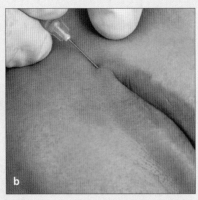
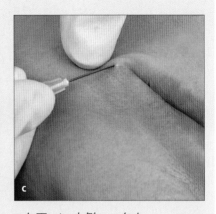

技术36-图3　为了方便钝针的进入，先使用破口针在需要注射的方向进行穿刺：a. 向下。b. 内侧。c. 向上

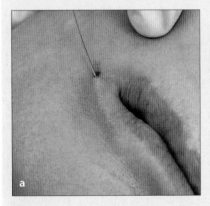
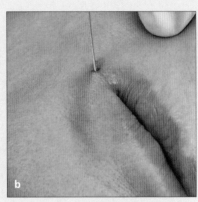
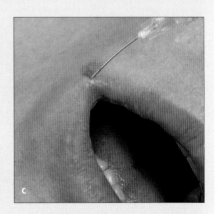

技术36-图4　下唇区域的注射。轻轻提起针头以判断其所在的层次：皮下层（a）。采用扇形注射方法向下方注射多条相邻的填充线条。治疗师拉展面颊部更易于钝针穿过组织至颏部皱褶处（b）。于患者右下唇直接向下注射时（c），可放低治疗椅，右利手的治疗师置于患者头部稍后方，更利于操作

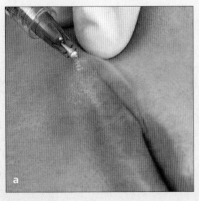
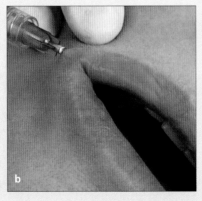
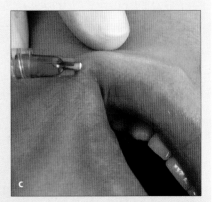

技术36-图5　上唇区域的注射。经同一进针点根据注射目的进行多隧道式注射（a），用扇形注射方法将材料向下注射，进行多隧道式注射。对于年龄稍大的患者，上唇区域只在干湿唇交界处注射一条填充线（b），少量填充并防止发生"鸭嘴"样外观。上唇皮肤可行水光注射补水（c）

💡 重要说明

- 可仅使用一个针头，注射后针头不从组织中完全拔出，只更换注射材料，以实现唇部不同部位注射不同材质的填充剂。
- 针头进针和拔针都有感染的风险，因此，拔出后应更换针头。
- 必须确保注射针头不接触注射区以外的任何非无菌区。
- 注射层次预先进行剥离，注射会更均匀，可避免注射后皮肤凹凸不平。

⚠ 可能的副作用

皮肤轻度发红，炎症反应较少见，破口针穿刺造成的血肿、轻度肿胀。

⚠ 不良副作用

局部感染，过度矫正导致结节形成，注射不均匀导致皮肤凹凸不平，局部组织坏死。

✍ 治疗流程一览表

- 询问患者注射史、面部评估和信息记录。
- 签署知情同意书。
- 照片存档：患者治疗前图像。
- 分析与标记注射区域。
- 清洁术区。
- 彻底消毒。
- 必要时行皮肤表面麻醉（利多卡因乳膏）。
- 注射方法：扇形注射。
- 注射层次：皮下层。
- 注射材料：低/中等黏性或低/中等柔软度产品。
- 注射剂量：每条注射线0.05~0.1mL。
- 注射针头：27G锐针。
- 轻柔按摩。
- 必要时可行术后冷敷。
- 如有血肿可用肝素乳膏，口服布洛芬，可外用山金车乳膏。
- 照片记录：患者术后即刻图像。
- 术后护理事宜："什么能做"及"什么不能做"。
- 预约术后复查时间：8~14天进行术后复查。

9

9.6　塑形、美化

　　本节介绍的技术涉及对不对称区域、先前治疗或先天畸形导致缺陷的唇部进行治疗。一些时尚趋势及个人的美容需求也在促使人们改变或美化唇形。本节内容同时涉及对正常的唇部进行塑形和改善使其年轻化，这被称为"美化"，例如强化填充唇弓和唇珠、提升口角、重塑唇形等。在本节中，我们着重讨论最常见的适应证，排除禁忌证。

9.6.1　技术37　口角微提升（锐针）

　　通过注射下唇外侧的轮廓来提升口角，使面部表情看起来更加愉悦。决定性因素有：注射材料和注射剂量。该技术适用于使用最小量的注射来支撑或强化提升口角。

适用患者

- 仅需要微小调整就可以达到提升效果的年轻、正常的唇部。

注射方案及计划（技术37–图1、图2）

　　通过最小量的注射为口角提供支撑并使其年轻化。在唇缘行真皮层注射，从口角开始向下唇延伸0.5～1cm。从口角处进针。

注意：不要注射到上唇角，在注射后使下唇微微向上弯曲并抬起口角。

注射方法：线状注射。

进针方向：从口角开始向下唇延伸0.5～1cm。

注射层次：真皮层。

注射材料：S/M高交联度产品。

注射剂量：每条线0.05～0.1mL。

注射针头：27～29G锐针。

麻醉方法：利多卡因乳膏。

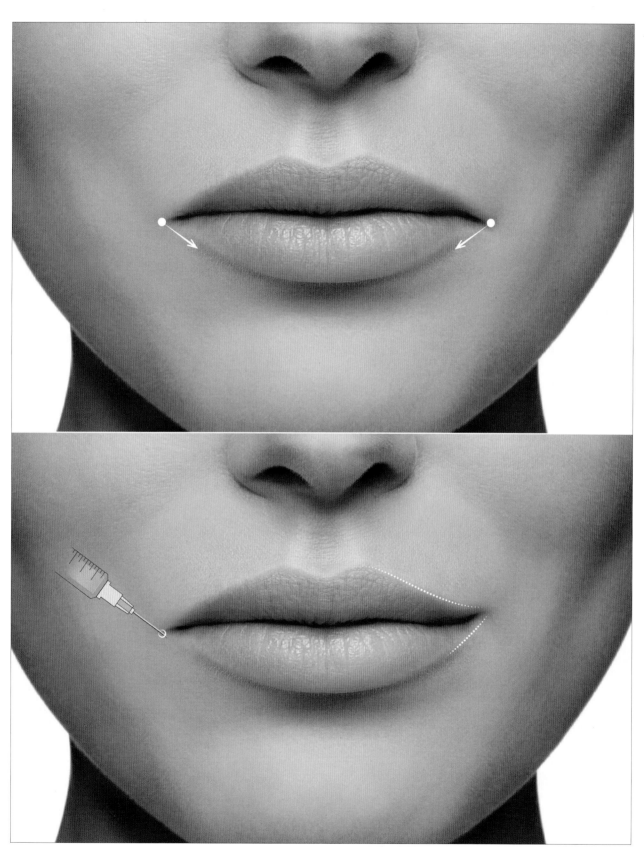

技术37-图1、图2　口角微提升的注射方案及计划（锐针）

治疗方法（技术37-图3、图4）

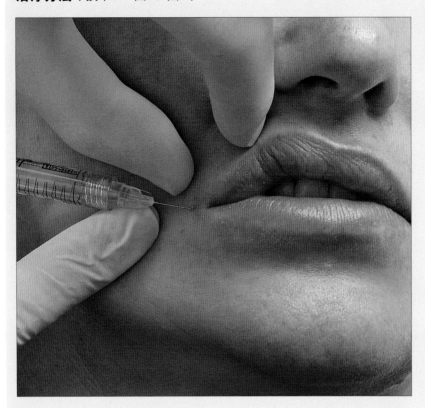

技术37-图3　治疗师用非注射手辅助将唇部稍微分开，口角清晰可见。将注射针精准地插入口角靠近下唇部分

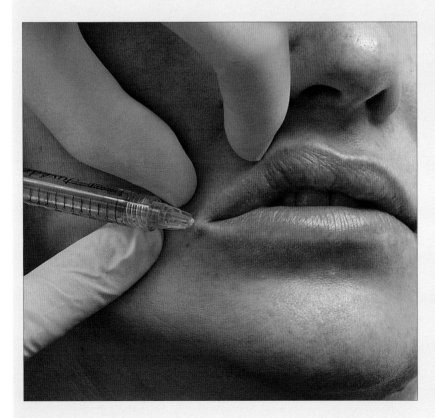

技术37-图4　于下唇轮廓处注射0.05~0.1mL。针尖沿唇缘自口角向下唇内侧伸入约0.5cm。逆行注射填充材料

💡 重要说明

- 对于皮肤老化且受损，或口角因重力下垂的患者，使用下一个技术（技术38）来达到满意的效果。
- 如果口角有明显下垂，需同时处理木偶纹。

⚠ 可能的副作用

皮肤轻微发红，炎症反应较少见，可见血肿、轻微肿胀。

⚠ 不良副作用

由于填充剂注射不均匀导致的不对称或结节形成，因注射层次过浅导致的丁达尔效应，局部组织坏死等。

✍ 治疗流程一览表

▶ 询问患者注射史、面部评估和信息记录。
▶ 签署知情同意书。
▶ 照片存档：患者治疗前图像。
▶ 分析与标记注射区域。
▶ 清洁术区。
▶ 彻底消毒。
▶ 必要时进行局部麻醉（利多卡因乳膏）。
▶ 注射技术：线状注射。
▶ 注射层次：真皮层。
▶ 注射材料：S/M高交联度产品。
▶ 注射剂量：0.05 ~ 0.1mL/线。
▶ 注射针头：27 ~ 29G锐针。
▶ 轻柔按摩。
▶ 必要时可行术后冷敷。
▶ 如有血肿可用肝素乳膏，口服布洛芬，可外用山金车乳膏。
▶ 照片记录：患者术后即刻图像。
▶ 术后护理事宜："什么能做"及"什么不能做"。
▶ 预约术后复查时间：8 ~ 14天进行术后复查。

9

9.6.2　技术38　经典口角提升（锐针）

通常，我们可以通过注射下唇外侧轮廓来提升口角，如果需要更大程度的矫正，需要联合上唇注射。根据口角下垂的程度，很难将其完全提升到水平线以上。然而，将口角提升到水平位置已可使面部表情产生非常积极的变化。

这里介绍两种方法，它们之间只有微小的差异，主要取决于治疗指征。决定性因素有：注射材料和注射剂量。根据口角下垂的程度决定采取哪种方法。

适用患者

- 适用于不同程度的口角下垂患者。

注射方案及计划（技术38–图1～图6）

如果口角只是轻微下垂，可以沿下唇缘行皮下层注射，方向为沿着唇至笑肌的假想线（右图）。在下唇距口角约0.5cm处进针，并指向口角。不建议行上唇注射，否则会失去提升效果。

如果口角下垂非常严重，需要在口角和上唇填充更多的材料（通过双线注射）来矫正。第一步，进针点在下唇缘距口角约1cm处，向上延伸至笑肌。第二步，沿下唇指向口角进行线状注射，给予口角区域额外的支持和加强。另外，在靠近口角的上唇处行1～2次线状注射。重要的是不要在距离口角处1～3mm处注射填充剂，以确保提升效果不被注射至上唇的填充剂建立的反压力所抵消。

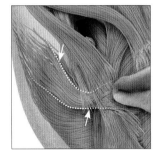

口腔区域的肌肉组织，包括笑肌

注射方法：线状注射。

进针方向：距口角约1.0cm处向笑肌方向；上唇：从距口角约0.5cm处向上唇中部。

注射层次：皮下层。

注射材料：S/M高交联度产品。

注射剂量：最多0.1mL/线，总量不超过0.4mL。

注射针头：27～29G锐针。

麻醉方法：利多卡因乳膏。

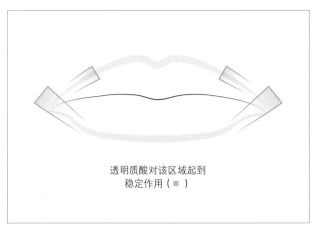

透明质酸对该区域起到
稳定作用（■）

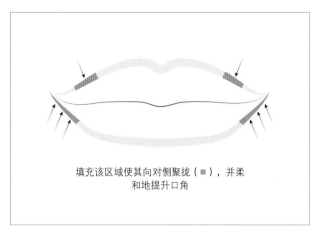

填充该区域使其向对侧聚拢（■），并柔
和地提升口角

技术38-图1、图2　通过在上唇进行线状注射来达到上唇区域的补充加强，从口角内侧约0.5cm处开始进针，注射时轻轻地将这部分向下推。之所以不处理靠近口角的上唇部分，是因为这部分会在下唇填充后向上的作用力下抬高：让口角略微抬高，给唇部一个微笑、积极的表情。要做到这一点，就必须保证在口角靠近上唇部1～2mm的唇缘处不要注射任何填充剂

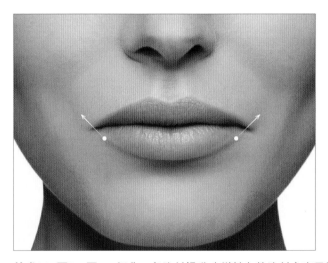

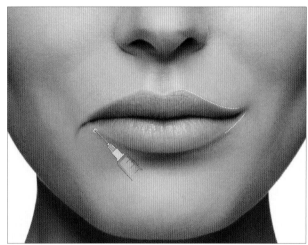

技术38-图3、图4　经典口角注射提升（锐针）的注射方案及计划（方案1）

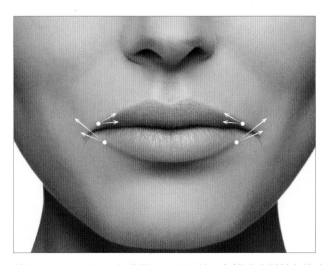

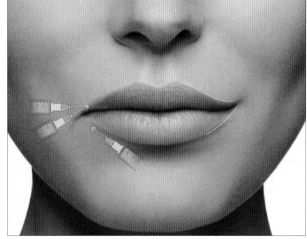

技术38-图5、图6　经典的上下唇注射口角提升（锐针）的注射方案及计划（方案2）

治疗方法（技术38-图7～图10）

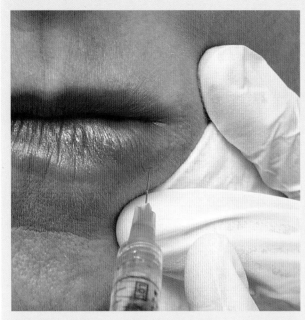

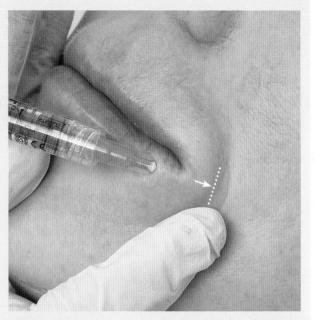

技术38-图7（方案1+方案2）　从距口角0.5～1cm处进针。稍微翻转唇部，以确保针的方向准确

技术38-图8（方案1）　从口角到笑肌行1次线状注射填充

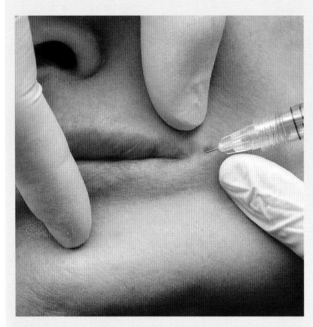

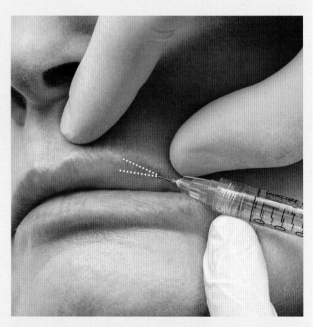

技术38-图9（方案1+方案2）　另一种选择是从口角的外侧进行注射。重要的是要确保在口角外侧0.5～1.0cm处注射填充材料

技术38-图10（方案2）　以扇形技术在距离口角3～5mm的上唇行1～2次线状逆行注射填充。这能产生口角提升的效果。注射时，用非注射手轻轻撑开唇部

9

💡 重要说明

- 如果有明显的口角下垂，需要同时处理木偶纹。

⚠ 可能的副作用

皮肤轻微发红，炎症反应较少见，血肿、轻微肿胀较少发生。

⚠ 不良副作用

由于填充剂注射不均匀导致的不对称或结节形成，因注射层次过浅导致的丁达尔效应，组织坏死等。

📝 治疗流程一览表

- 询问患者注射史、面部评估和信息记录。
- 签署知情同意书。
- 照片存档：患者治疗前图像。
- 分析与标记注射区域。
- 清洁术区。
- 彻底消毒。
- 必要时进行局部麻醉（利多卡因乳膏）。
- 注射技术：线状注射。
- 注射层次：皮下层。
- 注射材料：S/M高交联度产品。
- 注射剂量：每次注射最多0.1mL，总量不超过0.4mL。
- 注射针头：27～29G锐针。
- 轻柔按摩。
- 必要时可行术后冷敷。
- 如有血肿可用肝素乳膏，口服布洛芬，可外用山金车乳膏。
- 照片记录：患者术后即刻图像。
- 术后护理事宜："什么能做"及"什么不能做"。
- 预约术后复查时间：8～14天进行术后复查。

9

9.6.3 技术39 唇珠微填充（锐针）

这种技术可凸显唇珠，强调心形的唇部，尤其是在亚洲，这被认为是一种美学特征。

适用患者

- 有唇珠并且唇形对称，希望特征更加凸显的患者。
- 希望凸显唇珠的患者。

注射方案及计划（技术39-图1、图2）

突出的唇珠使上唇线在嘴巴闭合时向下弯曲，上下唇部呈心形。注射技术非常简单。从选定注射点的中心进行注射。经典的填充注射点位可以根据需要进行调整。在上唇填充时，必须注意确保填充材料注射于正确的点位。如果在干湿唇交界处进行注射，则上唇会出现明显的外翻，从而导致上唇肥厚。

注射方法：线状注射。

进针方向：从前面进入标记点的中心。

注射层次：从正面向唇缘深部插入3~5mm。

注射材料：S/M高交联度产品。

注射剂量：最多0.2mL/线。

注射针头：27~29G锐针。

麻醉方法：利多卡因乳膏。

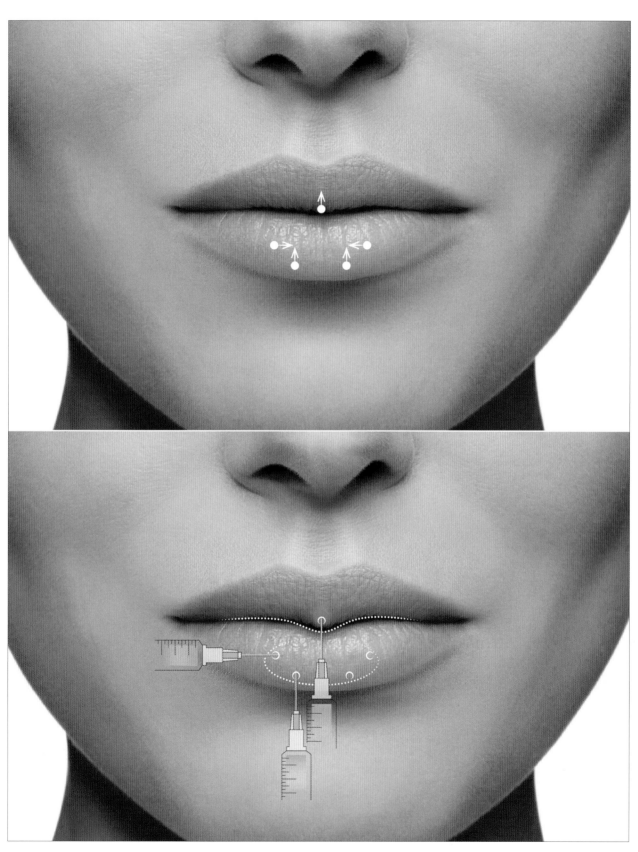

技术39-图1、图2 唇珠微填充（锐针）的注射方案和计划

治疗方法（技术39-图3~图5）

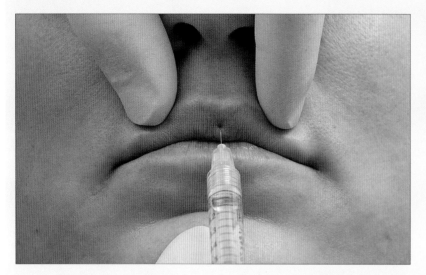

技术39-图3 治疗师用食指将上唇轻轻抬高，用拇指和食指轻轻地握住上唇。在唇红上的标记点进针，深度2~3mm。一边注射填充剂一边检查注射器。不应该于太靠近口腔黏膜处注射填充剂，因为这样患者就可以用舌头感觉到有肿物存在

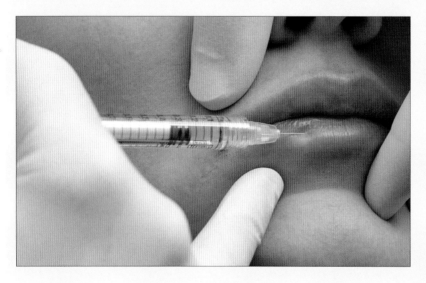

技术39-图4 如果需要使填充剂在整个区域上更均匀地分布，则在注射下唇结节时，将材料从一侧注射到目标区域

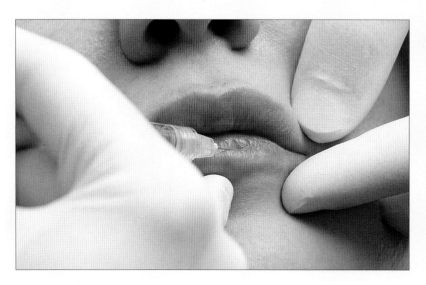

技术39-图5 如果下唇结节的弧度需要更加突出，可以从正面将材料注射到目标区域的中心

💡 重要说明

- 这种注射方法可能引起血管损伤，导致注射区域出血。
- 值得注意的是不要在每个部位注射过量的填充剂，因为它可能会被包膜包裹。
- 如果使用高交联度的产品，质地会比较硬；当患者微笑时，可能会出现可见的结节。
- 即使注射少量的填充剂，术后2～4天也可能会发生肿胀，掩盖了治疗的真实结果。
- 注射的直接效果可以通过让患者在治疗结束后立即张开嘴、露出灿烂的笑容来评估。这也可以用来检查材料是否分布均匀。
- 建议使用交联度较低的透明质酸产品：这些产品如果产生可触或可见的结节，可以通过按摩去除。

⚠ 可能的副作用

皮肤轻微发红，炎症反应和血肿较少出现，常出现轻微肿胀。

⚠ 不良副作用

矫正过度导致唇部形状的改变或结节形成；如果注射层次太浅，可见肿块，如果注射到干湿黏膜交界边缘，可以用舌头感觉到结节；局部组织坏死。

📝 治疗流程一览表

- 询问患者注射史、面部评估和信息记录。
- 签署知情同意书。
- 照片存档：患者治疗前图像。
- 分析与标记注射区域。
- 清洁术区。
- 彻底消毒。
- 必要时进行局部麻醉（利多卡因乳膏）、神经阻滞麻醉。
- 注射技术：线状注射。
- 注射层次：从正面向唇缘深部插入3～5mm。
- 注射材料：S/M高交联度产品。
- 注射剂量：最多0.2mL/线。
- 注射针头：27～29G锐针。
- 不可按摩，可轻柔地塑形。
- 必要时可行术后冷敷。
- 如有血肿可用肝素乳膏，口服布洛芬，可外用山金车乳膏。
- 照片记录：患者术后即刻图像。
- 术后护理事宜："什么能做"及"什么不能做"。
- 预约术后复查时间：8～14天进行术后复查。

9

9.6.4 技术40 口周轮廓塑形（根据Ph. Chang提供的方法，锐针）

这种治疗的目的是轻微抬高上唇，而不会产生"鸭嘴"样外观。这种技术的效果在于在上唇唇白部分的皮下层注射少量填充剂。这些填充剂分布在整个唇部周边区域，这导致整个区域显得柔软圆润，同时减少口周细纹（见医学博士Phillip Chang的"Virginia丰唇技术"视频）。

适用患者

- 与年龄相关轻度的唇萎缩和唇白部分变长患者。
- 正面观唇部稍有后缩，容量稍欠缺。

注射方案及计划（技术40-图1、图2）

沿着上唇轮廓填充上唇唇白部分，同时在下唇唇红内注射填充剂。使唇部略微向上和向外突出，使其更丰满。

用锐针（27G，38mm）从唇缘进针进行线状注射填充轮廓，均匀回退注射填充剂，每次线状注射剂量为0.15mL。第二次注射在第一次注射部位上方约5mm处进行，在皮下层进行线状注射0.15mL的填充剂。对于下唇轮廓，在唇红内注射填充剂（另见技术6）。整个下唇轮廓填充透明质酸总剂量为0.4mL。建议采用神经阻滞麻醉。

注射方法：线状注射。

进针方向：沿口周轮廓线，平行于轮廓线。

注射层次：在唇部的唇红/皮肤部分的皮下层和上唇唇白部分的皮下层。

注射材料：M高交联度产品。

注射剂量：总剂量最多1.0～1.2mL。

注射针头：27G锐针，38mm。

麻醉方法：用利多卡因乳膏行神经阻滞麻醉。

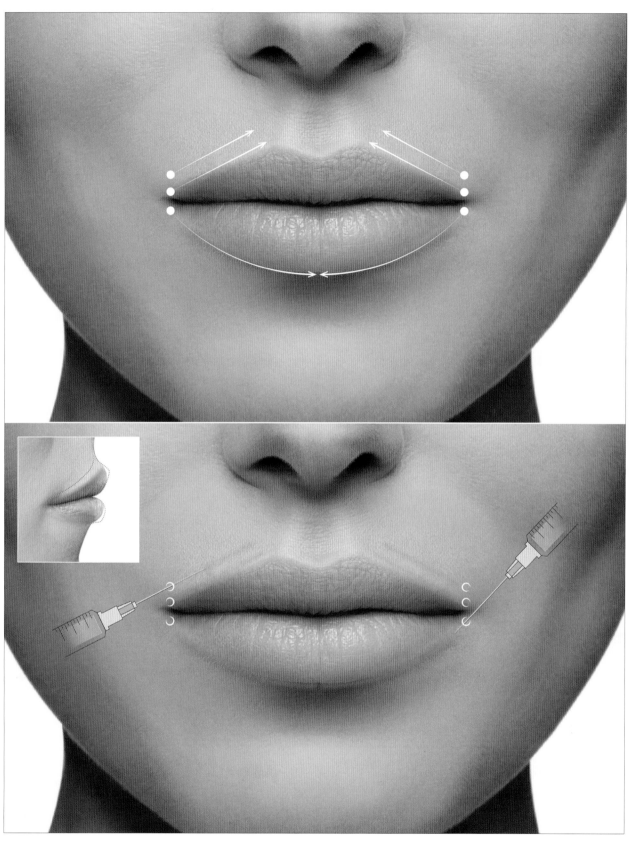

技术40-图1、图2 口周轮廓塑形（根据Ph. Chang提供的方法，锐针）的注射方案和计划

治疗方案（技术40-图3、图4）

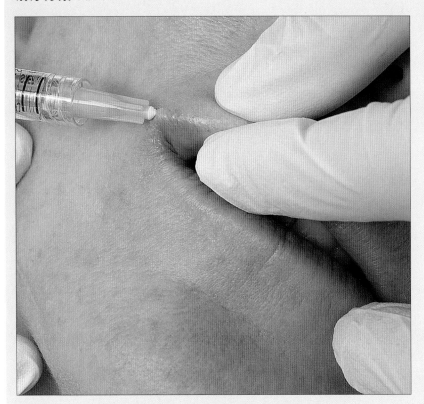

技术40-图3　治疗师用拇指和食指捏住唇部，于上唇缘准确进针。在唇缘向人中方向进针，回退注射填充透明质酸

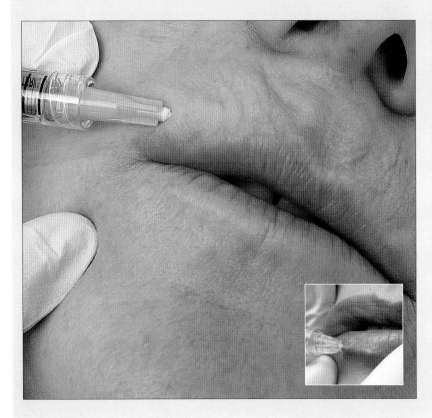

技术40-图4　第二次注射在唇缘上5mm处皮下层进行。注射针向上推进到人中嵴。抬起针尖，检查它是否位于正确的层次。通过回退注射的方式进行填充。使用技术6描述的经典方法注射下唇轮廓

💡 重要说明

⚠ 可能的副作用

皮肤轻微发红，炎症反应较少见，可见血肿、肿胀。

⚠ 不良副作用

炎症，矫正过度导致唇形改变或结节形成，因填充剂注射不均匀而导致的不对称，局部组织坏死。

🖉 治疗流程一览表

▷ 询问患者注射史、面部评估和信息记录。

▷ 签署知情同意书。

▷ 照片存档：患者治疗前图像。

▷ 分析与标记注射区域。

▷ 清洁术区。

▷ 彻底消毒。

▷ 必要时进行局部麻醉（利多卡因乳膏），神经阻滞麻醉。

▷ 注射技术：线状注射。

▷ 注射层次：在唇部的唇红/皮肤部分的皮下层和上唇唇白部分的皮下层。

▷ 注射材料：M高交联度产品。

▷ 注射剂量：总量最多1.0~1.2mL。

▷ 注射针头：27G锐针，38mm。

▷ 不可按摩。

▷ 必要时可行术后冷敷。

▷ 如有血肿可用肝素乳膏，口服布洛芬，可外用山金车乳膏。

▷ 照片记录：患者术后即刻图像。

▷ 术后护理事宜："什么能做"及"什么不能做"。

▷ 预约术后复查时间：8~14天进行术后复查。

9

9.6.5　技术41　唇部中央凹塑形（锐针）

　　用一根长的牙线结合团状注射在下唇形成一个中间凹痕，可以通过同样的技术塑造性感的上唇。

适用患者

- 想用这种方式改变唇部外观的患者。
- 如果唇部中心的自然凹陷因老化而变平，而患者希望修复它。
- 上下唇之间和/或左右唇之间的体积有差异。

注射方案及计划（技术41–图1、图2）

　　这种技术主要用于下唇。但上唇也可以这样处理，使中央的凹陷更明显。经过精确的分析，将上下唇部标记为4个象限。用一根15cm长的牙线一端打结，穿过两颗下颌前牙，使线结卡在牙齿内侧之间并可以拉紧。将牙线从上唇的标记点拉到颏部，使下唇分成两部分。

　　在紧拉的牙线左右两侧的口轮匝肌注射相同剂量的透明质酸，从而产生一个人造凹痕，达到所需的视觉效果。

　　如果需要，可以在上唇重复这个步骤。治疗结果取决于注射填充剂的剂量：如果上唇唇珠非常大，或者唇珠太突出，唇部可能会变成畸形，产生不自然的外观。

注射方法：团状注射。

进针方向：刺入肌肉内。

注射层次：唇红区域口轮匝肌内。

注射材料：M低交联度产品。

注射剂量：最多0.15mL/团，共0.6~1mL。

注射针头：27~29G锐针。

麻醉方法：利多卡因乳膏，神经阻滞麻醉。

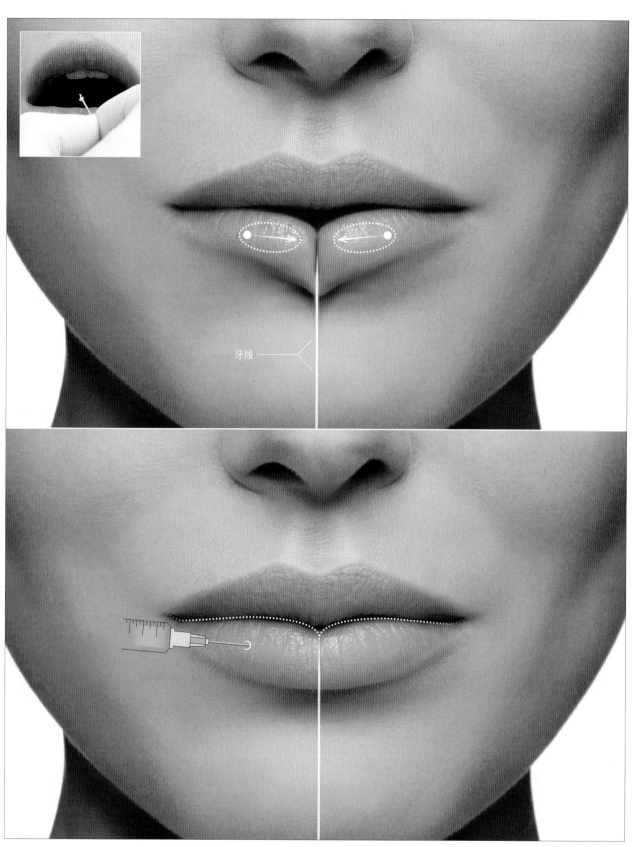

牙线

技术41–图1、图2 下唇中央凹塑形（锐针）的注射方案和计划

治疗方案（技术41-图3 ~ 图8）

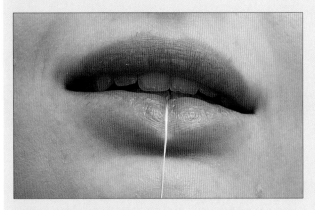

技术41-图3 将牙线的一端打结，在下颌两个中切牙之间穿过，这样牙线就正好在中间。在治疗过程中，助手、治疗师或患者需要牢牢握住牙线，维持相同程度的拉力

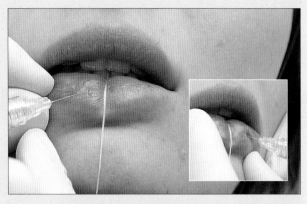

技术41-图4 在给下唇一侧注射填充剂时，要全程关注注射器刻度检查注射剂量。注射后的组织凸起清晰可见。在下唇的另一侧注入同样剂量的填充剂

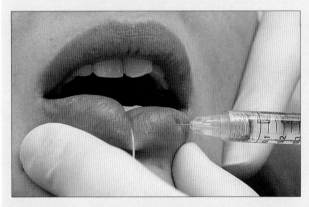

技术41-图5 填充剂注射得越靠近牙线，凹槽就越深。相反，填充剂注射得越远离牙线，唇中央的凹槽越柔和

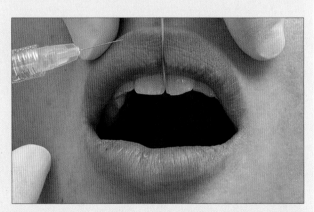

技术41-图6 这一步骤可以在上唇适度地重复。牙线打结，把它固定在上颌两个中门牙之间，然后向上拉向鼻子方向。如果没有助手，治疗师用非注射手向上拉牙线，保持手稳定，拇指和食指放在患者的上唇上

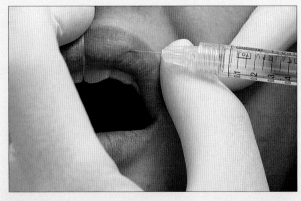

技术41-图7 或者，治疗师可以用一个手指将牙线固定在唇上。从侧面插入针头注射填充剂。在上唇的另一侧重复同样的动作

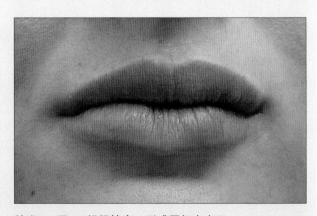

技术41-图8 轻轻按摩，形成唇部中央凹

💡 重要说明

- 如果唇部本身是不对称的，治疗师就需要通过在每一侧注入不同剂量的填充剂来平衡这一点。因此，预处理分析是非常重要的。

- 如果患者的中门牙是固定的假牙或两颗牙之间缝隙太小，该技术就不可行。如果空隙很宽，可以在线的末端系上一个塑料珠或一块1cm长的小木头（例如从牙签上折下来的），以便将牙线固定在牙齿之间。

⚠ 可能的副作用

皮肤轻微发红，炎症、血肿较少见，可见中度到重度肿胀。

⚠ 不良副作用

炎症，矫正过度导致唇形改变或结节形成，因填充剂注射不均匀而导致的不对称，局部组织坏死。

✏ 治疗流程一览表

- ▶ 询问患者注射史、面部评估和信息记录。
- ▶ 签署知情同意书。
- ▶ 照片存档：患者治疗前图像。
- ▶ 分析与标记注射区域。
- ▶ 清洁术区。
- ▶ 彻底消毒。
- ▶ 必要时进行局部麻醉（利多卡因乳膏），神经阻滞麻醉。
- ▶ 注射技术：团状注射，下唇和上唇各注射2团。
- ▶ 注射层次：唇红区域口轮匝肌内。
- ▶ 注射材料：M低交联度产品。
- ▶ 注射剂量：最多0.15mL/团，共0.6~1mL。
- ▶ 注射针头：27~29G锐针。
- ▶ 不可按摩，可轻柔地塑形。
- ▶ 必要时可行术后冷敷。
- ▶ 如有血肿可用肝素乳膏，口服布洛芬，可外用山金车乳膏。
- ▶ 照片记录：患者术后即刻图像。
- ▶ 术后护理事宜："什么能做"及"什么不能做"。
- ▶ 预约术后复查时间：8~14天进行术后复查。

9

9.6.6 技术42 下唇弓扩充（锐针）

该技术的目的是使用透明质酸注射，对下唇弓进行细微的、对称的横向调整，以使下唇看起来更饱满。

适用患者

- 丘比特弓太宽而下唇较薄的患者。
- 需要塑形和美化治疗的患者。

注射方案及计划（技术42-图1、图2）

下唇与丘比特弓之间相对的点被微妙地强化。随着注射点之间的距离增加，下唇的两侧增宽。操作室使用锐针进行线状注射。将针头插入下唇轮廓线以下1cm处，相对于唇峰的下方，从口角到中心不超过整个唇部宽度的1/3（技术42-图2，左）。填充剂沿着颏部向唇红方向注射，针头向上。只有当针头进入唇红时，填充剂才会被注射进去。注射填充剂的剂量取决于唇缘要突出的程度。通过回退注射填充剂。如果目的是在视觉上拓宽下唇，那么到口角的距离就会缩短（技术42-图2，右）。

可选：为了进一步调整和稳定两点之间的唇部轮廓，可以在之前注射两点之间的下唇中再进行线状注射，为了明确两点之间的轮廓，治疗师可以在注射时用拇指和食指对填充剂施加压力。

注射方法：线状注射。

进针方向：从下往上。

注射层次：皮下层。

注射材料：M高交联度产品。

注射剂量：约0.1mL/线或团，总共大约0.2mL。

注射针头：27G锐针。

麻醉方法：利多卡因乳膏。

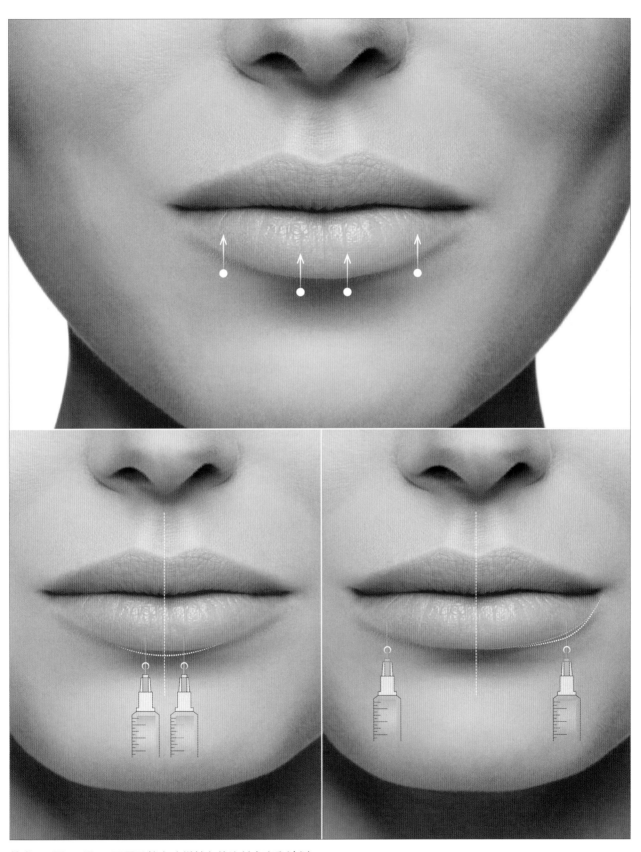

技术42—图1、图2 下唇弓扩充（锐针）的注射方案和计划

治疗方案（技术42-图3、图4）

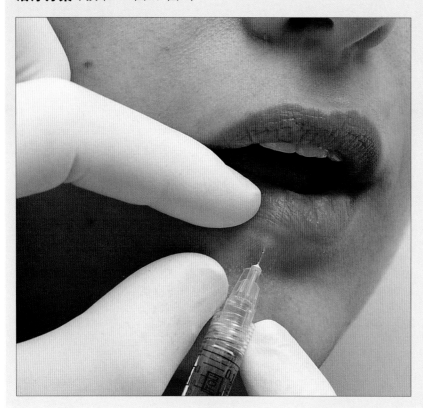

技术42-图3　在注射前标明要治疗的区域。治疗师轻轻地向上拉唇部，使唇部保持在适当的位置，以便针可以准确地进入。将填充剂以团块的形式注射，注射剂量逐渐减少，以形成所需的下唇轮廓

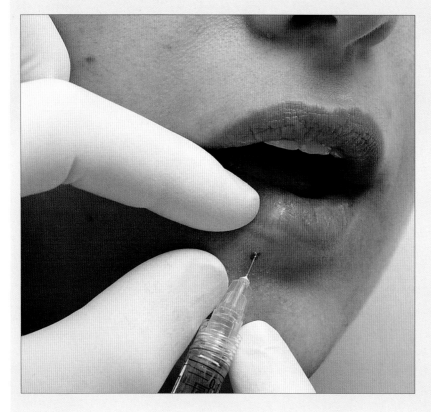

技术42-图4　填充剂在接近唇部轮廓处显示为一个小凸起

💡 重要说明

- 不可以在浅表层进行注射，当注射针头进入唇红时开始注射填充。
- 为了使唇部的轮廓更突出，治疗师可以用拇指和食指轻轻地塑形。

⚠ 可能的副作用

皮肤轻微发红，偶发炎症反应，偶发血肿，偶发肿胀。

⚠ 不良副作用

炎症，过度矫正导致的唇形改变或结节形成，因填充剂注射不均匀而导致不对称，局部组织坏死。

📝 治疗流程一览表

- 询问患者注射史、面部评估和信息记录。
- 签署知情同意书。
- 照片存档：患者治疗前图像。
- 分析与标记注射区域。
- 清洁术区。
- 彻底消毒。
- 必要时进行局部麻醉（利多卡因乳膏）。
- 注射技术：线状注射。
- 注射层次：皮下层。
- 注射材料：M高交联度产品。
- 注射剂量：约0.1mL/线或团，总共大约0.2mL。
- 注射针头：27G锐针。
- 不可按摩，可轻柔地塑形。
- 必要时可行术后冷敷。
- 如有血肿可用肝素乳膏，口服布洛芬，可外用山金车乳膏。
- 照片记录：患者术后即刻图像。
- 术后护理事宜："什么能做"及"什么不能做"。
- 预约术后复查时间：8～14天进行术后复查。

9

9.6.7　技术43　唇部再次矫正注射（锐针）

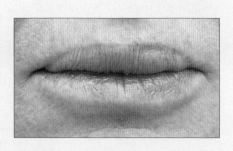

当患者要求对之前治疗过的唇部进行矫正时，通常是因为唇形不规则、可触到的结节和可以明显看到的不对称（右图）。其原因有包覆的透明质酸或过量的透明质酸堆积在一个地方，注射不均匀，甚至是频繁注射造成瘢痕。治疗的目的是纠正这些畸形，可以通过破坏或溶解结节（见第6.4.1节），或如这里所示，通过注射透明质酸来纠正唇形不规则的情况。

填充剂治疗的一个常见和不良的副作用是，注射的透明质酸在某些点被结缔组织包裹，或是由于填充剂注射不均匀或超量注射，导致填充剂不能被吸收。如果治疗师无法溶解或破坏这些包裹的结节，可以在结节周围组织中填充一种低交联度的透明质酸，使不规则的外形均匀化。

此外，如果频繁地给唇部注射填充剂，一旦这些填充剂被吸收，在组织中可能形成空洞，如果在注射过程中，填充剂"滑入"这些空洞，而不能均匀地分布在组织中，也会导致不规则。在这种情况下，建议少量注射或分两次进行治疗。

适用患者

- 在填充剂治疗后唇部有明显不规则情况的患者。

注射方案及计划（技术43-图1~图6）

矫正之前治疗过的唇部对每个治疗师来说都是一个挑战。首先，必须确定之前注射的是什么产品以及何时注射的。然后，治疗师需要决定是否给之前治疗过的唇部注射透明质酸来改善唇部不规则的情况，还是以其他方式纠正它们。根据适应证，矫正治疗需要使用线状注射、点状和/或团状注射。

注射方法：线状注射、点状和/或团状注射，取决于注射层次及注射剂量。
注射材料：S/M低交联度产品。
注射剂量：取决于需求量。
注射针头：27~30G锐针。
麻醉方法：利多卡因乳膏，神经阻滞麻醉。

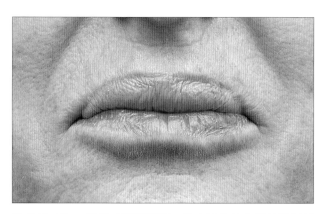

技术43-图1 让患者紧闭嘴唇,这个动作就会清楚地显示出不规则情况

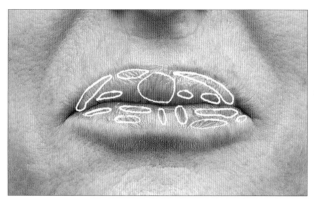

技术43-图2 在制订治疗方案时,用记号笔对不规则部位进行精确的标记是必不可少的,也是获得良好治疗效果的先决条件。这些标记显示了之前治疗造成的不规则,确定了需要注射的区域,以平衡唇部的凹凸不平感

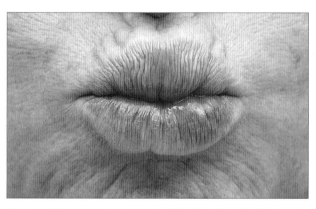

技术43-图3 为了综合分析治疗要求,要观察唇部活动时的情况

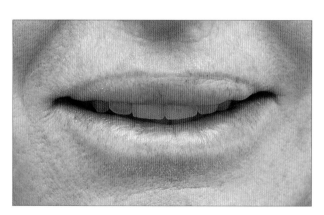

技术43-图4 当唇部处于放松状态时

9

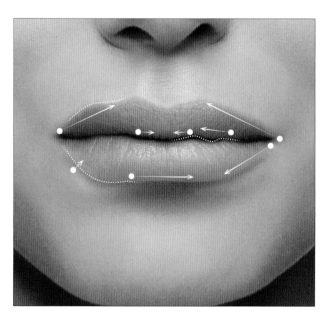

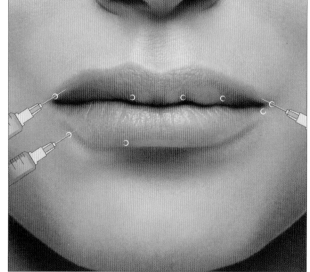

技术43-图5、图6 矫正先前治疗过的唇部的方案和计划(锐针)

治疗方案（技术43-图7～图10）

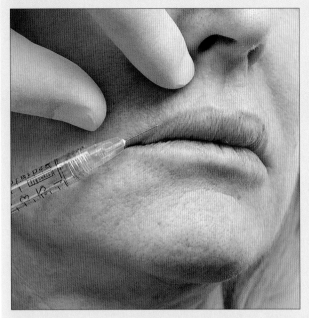

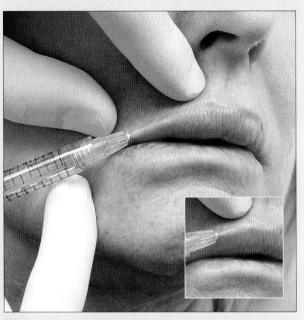

技术43-图7　治疗师用拇指和食指轻轻拉伸皮肤区域，以减轻患者疼痛感。首先将注射针沿着唇部轮廓下方的阴影插入唇红，并向人中方向进针

技术43-图8　当注射填充剂时，嘱咐患者放松唇部，这样治疗师可以观察到填充剂注射的位置

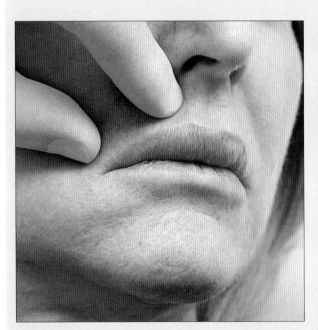

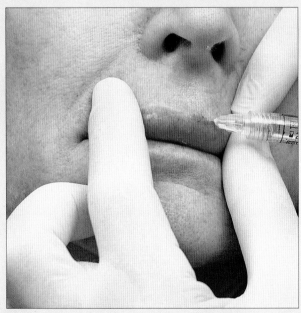

技术43-图9　目测：对比左侧，观察不规则的右上唇注射矫正后的结果

技术43-图10　先前治疗后残留的可见结节需要通过在其周围注射透明质酸使其平整。注射时需固定好组织，不要拉伸。必须避免任何矫枉过正的行为

💡 重要说明

- 要均匀地矫正大结节常常是一项挑战。

⚠ 可能的副作用

皮肤轻微发红，很少发炎，常见血肿、严重肿胀，疼痛2~3天。

⚠ 不良副作用

炎症，过度矫正导致的唇形改变或结节形成，因填充剂注射不均匀而导致不对称，局部组织坏死。

📝 治疗流程一览表

- 询问患者注射史、面部评估和信息记录。
- 签署知情同意书。
- 照片存档：患者治疗前图像。
- 分析与标记注射区域。
- 清洁术区。
- 彻底消毒。
- 局部麻醉（利多卡因乳膏），必要时进行神经阻滞麻醉。
- 注射技术：线状注射、点状和/或团状注射。
- 注射层次：根据实际情况。
- 注射材料：S/M低交联度产品。
- 注射剂量：取决于需求量。
- 注射针头：27~30G锐针。
- 不可按摩。
- 必要时可行术后冷敷。
- 如有血肿可用肝素乳膏，口服布洛芬，可外用山金车乳膏。
- 照片记录：患者术后即刻图像。
- 术后护理事宜："什么能做"及"什么不能做"。
- 预约术后复查时间：8~14天进行术后复查。

9

9.6.8　技术44　矫正不对称（锐针/钝针）

在大多数情况下，任何唇部的不对称——不管它是由外伤引起的，还是注射治疗的副作用，或是由先天性遗传因素决定的，都只能在有限的程度上得到矫正。

适用患者

- 唇部不对称的患者。

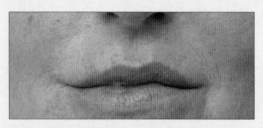 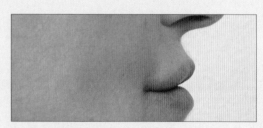

需要矫正的不对称的上下唇　　　　　　　　右上唇内翻的侧面观

注射方案及计划（技术44–图1、图2）

对每个治疗师来说矫正不对称的唇部都是一个挑战，因为其通常由解剖学条件所限制。一旦确定了唇部不对称的原因，就可以对唇部进行详细的分析，并标记出需要处理的区域，如下面的例子：

1. 下唇左侧色素脱失。这不能通过注射透明质酸来矫正。由于体积缺失导致左下唇萎缩，可通过定向注射透明质酸来矫正（见技术25或技术26）。

2. 右上唇上部变平。对于这种情况，治疗师可以尝试用钝针或用锐针来注射矫正。

3. 右侧上唇在口角和丘比特弓之间的倒置。可使用桥墩注射技术（见技术45）将透明质酸注射到干湿唇交界处，试图使其略微倾斜并向前推进，使唇红更明显。

4. 右侧人中扁平，右侧丘比特弓顶点比左侧低。这可以通过技术9和技术10进行调整。

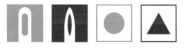

注射方法：线状注射、点状和/或团状注射，取决于注射层次及注射剂量。

注射材料：S/M低交联度或高交联度产品，根据实际情况选择。

注射剂量：根据需求量。

注射针头：27～29G锐针，27G钝针。

麻醉方法：利多卡因乳膏，神经阻滞麻醉。

9

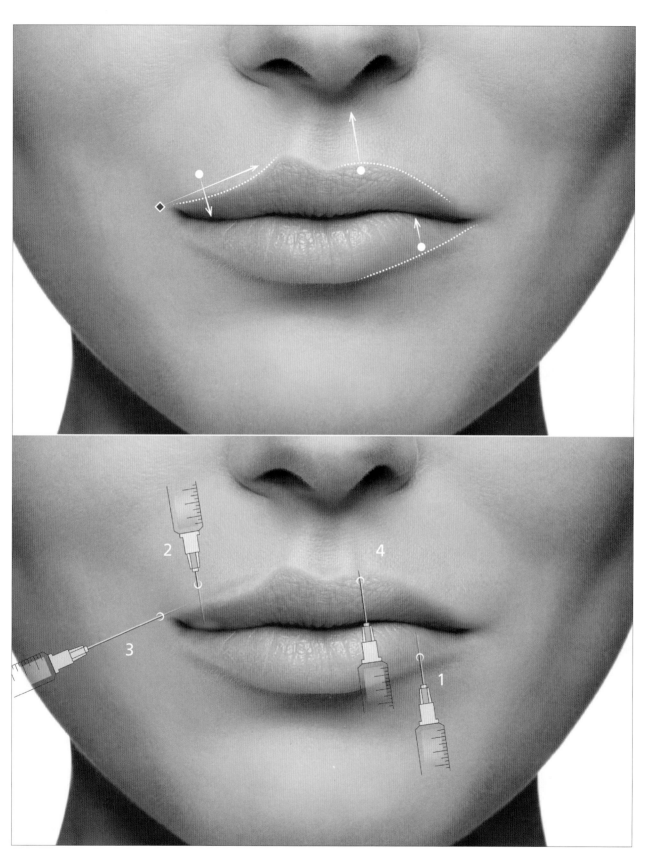

技术44–图1、图2 注射矫正不对称（锐针/钝针）区域的方案和计划

治疗方案（技术44–图3～图8）

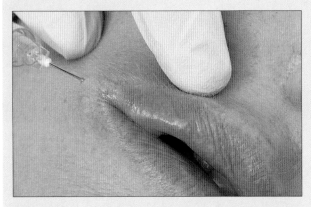

技术44–图3　采用线状注射方法，用钝针将透明质酸沿干湿唇交界处注射填充右上唇的下部

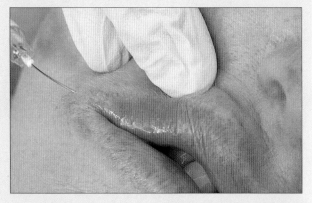

技术44–图4　治疗师用另一只手向上拉上唇，这样唇部的干湿唇交界就会清晰可见。将钝针插入湿性唇红，剥离皮下组织，通过1～2次线状注射，将透明质酸填充于右上唇，使其向前突出。下唇也要进行少量的填充使效果更完美（图中未见）

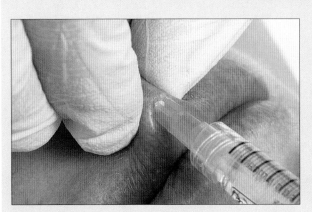

技术44–图5　通过右侧人中的注射填充可以使右侧丘比特弓顶点抬高

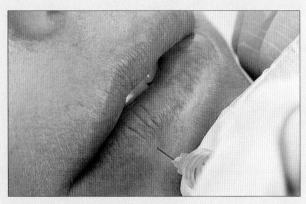

技术44–图6　如果需要使唇部的特定部位向前突，可以通过团状注射在所需部位进行注射填充（技术24）

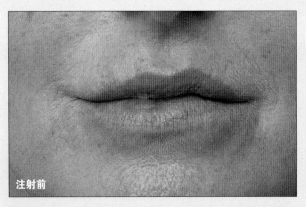

注射前

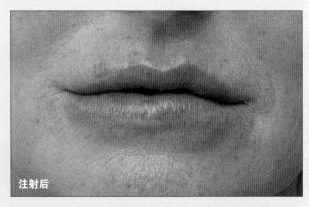

注射后

技术44–图7、图8　注射前后对比：上唇只在不对称方面有轻微改善的效果，下唇需要用永久的妆容以优化效果

💡 重要说明

- 对于任何不对称的部位，其可行性往往受到限制。遗传因素导致的唇形不对称只能在有限的程度上得到矫正，这同样适用于任何机械因素导致的不对称。
- 在治疗过程中，每次注射透明质酸后，应从正面观察患者放松状态下的情况，看其唇部形状是否已对称平整。
- 治疗结束后，应要求患者说"茄子"、噘起嘴唇、微微张开嘴唇、轻轻地闭上嘴唇并微笑。这种唇部的活动使我们可以看到透明质酸是否分布均匀。

⚠ 可能的副作用

皮肤轻微发红，很少发炎，常出现血肿、严重肿胀，疼痛2~3天。

⚠ 不良副作用

炎症，过度矫正导致的唇形改变或结节形成，因填充剂注射不均匀而导致不对称，局部组织坏死。

✐ 治疗流程一览表

- ▶ 询问患者注射史、面部评估和信息记录。
- ▶ 签署知情同意书。
- ▶ 照片存档：患者治疗前图像。
- ▶ 分析与标记注射区域。
- ▶ 清洁术区。
- ▶ 彻底消毒。
- ▶ 局部麻醉（利多卡因乳膏），必要时进行神经阻滞麻醉。
- ▶ 注射技术：线状注射、点状和/或团状注射。
- ▶ 注射层次：根据实际情况选择。
- ▶ 注射材料：S/M低交联度或高交联度产品，根据实际情况选择。
- ▶ 注射剂量：取决于需求量。
- ▶ 注射针头：27~29G锐针，27G钝针。
- ▶ 不可按摩。
- ▶ 必要时可行术后冷敷。
- ▶ 如有血肿可用肝素乳膏，口服布洛芬，可外用山金车乳膏。
- ▶ 照片记录：患者术后即刻图像。
- ▶ 术后护理事宜："什么能做"及"什么不能做"。
- ▶ 预约术后复查时间：8~14天进行术后复查。

9

9.6.9　技术45　上唇填充——桥墩注射（锐针）

这种技术（Rajani 2019）可以改善上唇部扁平导致的唇红外露减少。首先要分析的是造成这种情况是唇部内翻还是体积过小导致的。如果唇部非常薄，体积很小，这种方法就有其局限性。

适用患者

- 上唇外侧非常薄且内翻患者。
- 唇红几乎看不见，而唇中段正常的患者。

注射方案及计划（技术45-图1、图2）

该技术包括在每半个上唇的干湿唇交界处标记5~6个针孔：注射针每次自唇缘插入，进入唇红，穿过口轮匝肌，直到到达唇红的干湿交界口裂处。根据需要，填充剂以单点注射的形式逆行注射，随着注射针回退，注射的剂量逐渐减少，直到从轮廓线拔出注射针，确保在一条直线上注射填充剂，在注射过程中上唇需保持轻微外翻。注射过程中要时刻关注填充的情况。

注射方法：线状和团状混合注射。

进针方向：从唇缘进针直到干湿唇交界处。

注射层次：从唇缘进入穿过口轮匝肌直到干湿唇交界处。

注射材料：M低交联度或高交联度产品。

注射剂量：最多0.05mL/线或0.05mL/团，总剂量最多0.5mL。

注射针头：27G锐针。

麻醉方法：利多卡因乳膏，必要时可行神经阻滞麻醉。

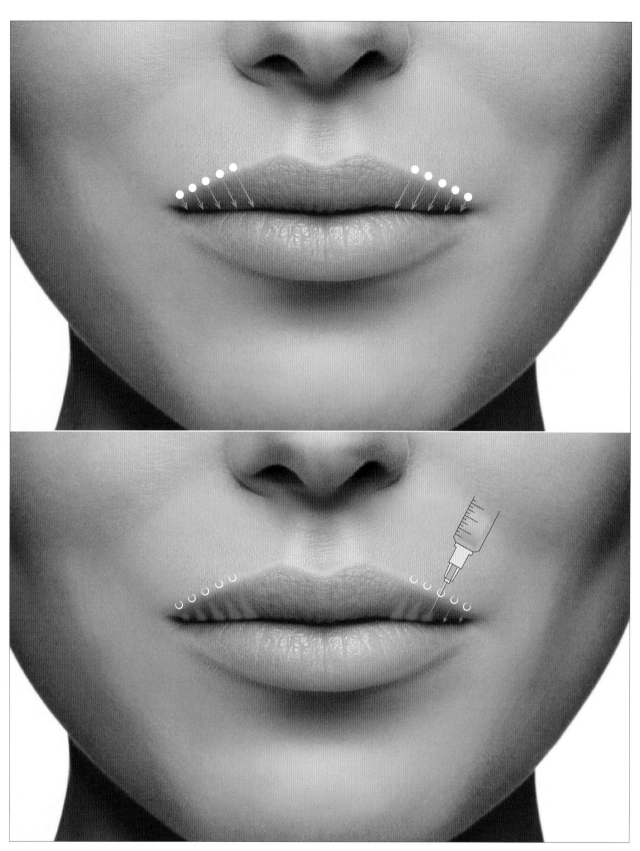

技术45-图1、图2　上唇填充——桥墩注射（依据Anil Rajani，锐针）注射方案及计划

治疗方案（技术45-图3、图4）

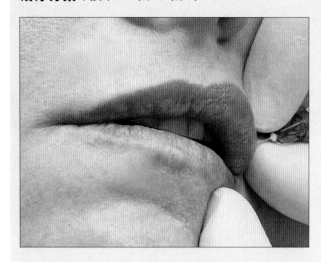

技术45-图3　将填充剂注射到上唇的干湿唇交界处。治疗师用另一只手轻轻翻开上唇，直到可以看到干湿唇交界处。从唇缘开始，将注射针直接穿过肌肉，直到干湿唇交界，不要刺穿那里的皮肤。将填充剂少量、点状注射（如团块）。重复这一步骤，从口角侧开始，向唇部中央，注射剂量和点位取决于上唇缺失的容量

9

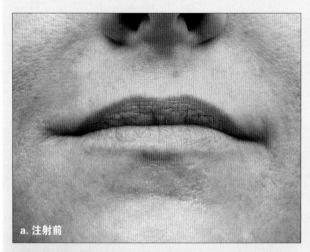

a. 注射前

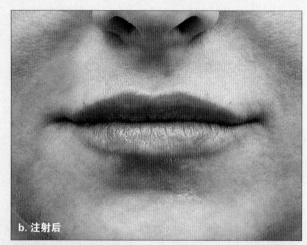

b. 注射后

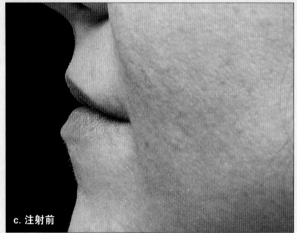

c. 注射前

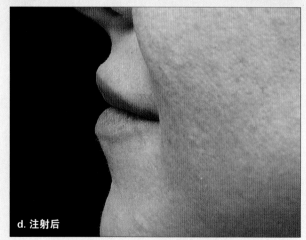

d. 注射后

技术45-图4　注射前后对比：正面和侧面都有明显的改善

💡 重要说明

- 如果患者唇部非常窄，体积很小，就不会得到完美的改善效果。
- 治疗结束后，应该要求患者张开嘴唇并微笑，以发现任何不正常的地方，以便纠正。

⚠ 可能的副作用

炎症较少发生，可发生内部血肿、轻度到较严重肿胀。

⚠ 不良副作用

由于填充剂注射不均匀而导致的结节或不对称。

✍ 治疗流程一览表

- ▷ 询问患者注射史、面部评估和信息记录。
- ▷ 签署知情同意书。
- ▷ 照片存档：患者治疗前图像。
- ▷ 分析与标记注射区域。
- ▷ 清洁术区。
- ▷ 彻底消毒。
- ▷ 局部麻醉（利多卡因乳膏），必要时进行神经阻滞麻醉。
- ▷ 注射技术：线状和团状混合注射。
- ▷ 注射层次：从唇缘进入穿过口轮匝肌直到干湿唇交界。
- ▷ 注射材料：各种中分子产品。
- ▷ 注射剂量：最多0.05mL/线或0.05mL/团，总剂量最多0.5mL。
- ▷ 注射针头：27G锐针。
- ▷ 不可按摩。
- ▷ 必要时可行术后冷敷。
- ▷ 如有血肿可用肝素乳膏，口服布洛芬，可外用山金车乳膏。
- ▷ 照片记录：患者术后即刻图像。
- ▷ 术后护理事宜："什么能做"及"什么不能做"。
- ▷ 预约术后复查时间：8~14天进行术后复查。

10

45种唇部治疗技术概述

10　45种唇部治疗技术概述

本章中的表格列出了45种唇部治疗技术及其主要特点，为治疗师提供了针对每种适应证的治疗相关方面的概览指南。为每个治疗目标选择的技术由治疗师自行决定并取决于治疗师的技能。我们对困难适应证的建议尤其是接受使用各种技术的培训，是为了扩展您的经验。

- **补水、活化**：技术1~4涉及皮肤浅层。通过多针穿刺嘴唇皮肤组织来刺激胶原蛋白新生。由于某些类型的透明质酸（HA）的吸水能力强，组织是水合的。
- **强化**：在技术5~10中，对于部分唇部区域进行小容量强化，而不会显著改变唇部外观。
- **口周纹**：技术11~14旨在治疗口周放射纹、模仿纹和吸烟纹；应该注意的是，这3种皱纹类型之间的界限是流动的。
- **唇部容量**：技术15~28使用各种方法以不同程度填充唇部。
- **口周容量**：技术29~36治疗由口周区域容量不足和模拟活动引起的阴影和不均匀区域。
- **塑形、美化**：技术37~45涉及改变嘴唇的形状以解决先天性不对称、先前治疗的未纠正效果，以及基因决定的缺陷。它们还用于响应患者改变嘴唇形状、轮廓或表情的愿望。这还涉及对年轻、完整的嘴唇进行改变和改善，被称为"美化"。这种变化往往是由受时尚和潮流影响的理想美趋势推动的。

概要表

No.	唇部治疗技术	分类	难度	适应证
技术1	水合作用和活化嘴唇的皮肤部分（锐针）	补水、活化	💉	干性皮肤、光化性皮肤损伤、细纹
技术2	口周区域补水（钝针）	补水、活化	💉💉	干性皮肤、光化性皮肤损伤、细纹
技术3	唇红补水（钝针）	补水、活化	💉💉	干性唇
技术4	唇红焕活（根据P. Trevedic提供的方法，锐针）	补水、活化	💉💉	干性唇
技术5	焕唇术（锐针）	强化	💉	扁平唇、老化唇、想要微丰唇的患者
技术6	轮廓加强（锐针）	强化	💉	不规则或扁平的轮廓、放射纹
技术7	轮廓加强（钝针）	强化	💉💉	不规则或扁平的轮廓、放射纹、想要突出轮廓的患者
技术8	加强/重塑丘比特弓轮廓（锐针）	强化	💉	丘比特弓模糊
技术9	人中注射（锐针）	强化	💉	固有的或与年龄相关的人中扁平化
技术10	人中与丘比特弓塑形（锐针）	强化	💉💉	丘比特弓和人中先天性或与年龄相关的扁平化，需要心形上唇的患者

使用HA填充剂的"45种唇部治疗技术概述"中的缩写和符号：

No.　唇部治疗技术编号

✎　唇部治疗技术难易程度：1级

✎✎　唇部治疗技术难易程度：2级

SN　锐针

BC　钝针

XS　HA粒径（代表没有提升能力的薄材料，适合皮肤的活化和保湿）

S　HA粒径（代表颗粒非常小的材料，适合细纹和皱纹）

M　HA粒度（代表具有提升能力的中等厚度的材料，适用于中等深度层次的治疗）

L　HA粒度（代表具有提升能力的较厚的材料，适用于深层治疗）

●　**低交联度HA**（低交联度凝胶）

▲　**高交联度HA**（高交联度凝胶）

mL　毫升

10

治疗目标	锐针/钝针	材料	HA交联度	注射技术	针头直径（G）	HA总量（c.）
年轻化	SN	XS	●	点状注射	30~33	0.01mL/点，总量<1.0mL
年轻化	BC	XS	●	扇形注射	27~30	1.0~1.5mL
年轻化	BC	XS/S	●	线状注射	27~30	1.0mL
年轻化	SN	XS	●	扇形注射	27	1.0mL
年轻化	SN	S/M	▲	点状注射	27~30	0.03mL/点
年轻化	SN	S/M	▲	线状注射	27~30	0.5mL
年轻化	BC	S/M	▲	线状注射	27~30	0.5mL
年轻化/美容	SN	S/M	▲	线状注射	27~30	0.2mL
年轻化/美容	SN	M	▲	线状注射	27	0.2mL
年轻化/美容	SN	S/M	▲	线状注射	27~30	0.4mL

No.	唇部治疗技术	分类	难度	适应证
技术11	口周纹的线状注射及鱼骨式注射（锐针）	口周纹		口角弧线、较深的放射纹
技术12	口周点状注射与手法塑形（锐针）	口周纹		口角弧线、较深的放射纹
技术13	口周焕肤（锐针）	口周纹		口角弧线、较浅的放射纹
技术14	蕨叶状注射（根据Tom van Eijk提供的方法，锐针）	口周纹		中度至重度交错放射纹
技术15	最小剂量四点填充注射法（锐针）	唇部容量S（微小）		想要适度丰唇的患者
技术16	微量填充（锐针）	唇部容量S（微小）		容量缺失、薄唇、老化唇
技术17	唇部微量填充（锐针）	唇部容量M（适中）		容量缺失、薄唇、老化唇
技术18	经典唇部填充（锐针）	唇部容量L（强）		容量缺失、薄唇
技术19	中等容量填充（钝针）	唇部容量M（适中）		容量缺失、薄唇、老化唇
技术20	经典至强效填充技术（钝针）	唇部容量L（强）		需要显著丰唇的患者
技术21	大容量填充——点状和扇形填充（锐针）	唇部容量L（强）		需要显著丰唇的患者
技术22	干湿唇交界处填充（锐针）	唇部容量S（微小）		非常薄的唇
技术23	黏膜填充（锐针）	唇部容量S（微小）		非常薄的唇、倒置唇、在牙齿错位的情况下
技术24	容量填充伴唇珠加强或不伴唇珠加强（锐针）	唇部容量M（适中）		薄唇、唇珠扁平、老化唇、想要塑形和美化的患者
技术25	点状注射填充（锐针）	唇部容量L（强）		薄唇、需要补充容量的患者、与年龄相关的唇部萎缩
技术26	唇部皮肤填充（锐针）	唇部容量M（适中）		容量补充，改善不对称、塑形
技术27	极致填充和塑形——综合性填充（锐针）	唇部容量L（强）		想要强烈加强和定义唇形的患者
技术28	唇部填充和塑形——唇部隆起注射（根据Tom van Eijk提供的方法，锐针）	唇部容量M（适中）		想要更多容量、增强、改善、塑形的患者

10

治疗目标	锐针/钝针	材料	HA交联度	注射技术	针头直径（G）	HA总量（c.）
年轻化	SN	XS/S	●	线状注射、鱼骨式注射	27～30	<0.5mL
年轻化	SN	XS/S	●	点状注射、线状注射	27～30	<0.5mL
年轻化	SN	XS/S	●	点状注射焕肤	27～33	0.01～0.02mL/点，总量<0.5mL
年轻化	SN	S	▲	蕨叶状注射	27～30	<0.02mL/线
年轻化/美容	SN	M	●	点状注射	27	0.2mL
年轻化/美容	SN	S/M	●	线状注射	27	0.3mL
年轻化/美容	SN	S/M	●	线状注射	27	<0.4mL
美容	SN	M/L	●	扇形注射	27	1.0mL
年轻化/美容	BC	S/M	●	线状注射	27	0.5～1.0mL
美容	BC	M/L	●	扇形注射	27	1.0～1.2mL
美容	SN	M/L	●	点状注射/扇形注射	27～29	1.0～1.5mL
年轻化/美容	SN	M	●	线状注射	27～29	0.6mL
美容	SN	M	●	点状注射	27	上唇0.2mL 下唇0.3mL
年轻化/美容	SN	S/M	●	线状注射	27	0.6mL
年轻化/美容	SN	M/L	●	点状注射	27	1.0～1.5mL
年轻化/美容	SN	S/M	●	点状注射	27～29	0.5mL
美容	SN	M	●	线状注射	27～29	1.0～2.0mL
年轻化/美容	SN	S/M	▲	线状注射	27～30	1.0～1.5mL

10

No.	唇部治疗技术	分类	难度	适应证
技术29	颏唇沟填充（锐针）	口周容量		延长下唇，改善年龄相关的唇颏缩短
技术30	颏部填充（锐针）	口周容量		颏部和谐化
技术31	垂直注射填充（锐针）	口周容量		活动引起的口周阴影
技术32	木偶纹填充Ⅰ（锐针）	口周容量		下垂的口角、皱纹、口角线
技术33	木偶纹填充Ⅱ（锐针）	口周容量		下垂的口角、皱纹、口角线
技术34	木偶纹填充（锐针）	口周容量		木偶纹、阴影
技术35	木偶纹填充（钝针）	口周容量		木偶纹、阴影
技术36	"风车"式注射：木偶纹、唇部、口周区域填充（钝针）	口周容量		木偶纹、阴影
技术37	口角微提升（锐针）	塑形、美化		口角下垂
技术38	经典口角提升（锐针）	塑形、美化		口角下垂
技术39	唇珠微填充（锐针）	塑形、美化		唇珠定义或塑形
技术40	口周轮廓塑形（根据Ph. Chang提供的方法，锐针）	塑形、美化		抬升上唇
技术41	唇部中央凹塑形（锐针）	塑形、美化		定义唇中心
技术42	下唇弓扩充（锐针）	塑形、美化		改善下唇过小
技术43	唇部再次矫正注射（锐针）	塑形、美化		改善缺陷
技术44	矫正不对称（锐针/钝针）	塑形、美化		协调和美化
技术45	上唇填充——桥墩注射（锐针）	塑形、美化		协调和美化上唇

10

治疗目标	锐针/钝针	材料	HA交联度	注射技术	针头直径（G）	HA总量（c.）
年轻化/美容	SN	M/L	● ▲	团状注射、点状注射	25	0.5mL
美容	SN	M/L	▲	团状注射	25	<0.2mL/次
年轻化	SN	M/L	● ▲	团状注射	25	0.5~1.0mL
年轻化	SN	M	▲	线状注射	27	0.4mL
年轻化	SN	M	▲	团状注射	25~27	0.2mL
年轻化	SN	M	● ▲	扇形注射/十字交叉注射	27	0.5~1.0mL
年轻化	BC	M	● ▲	扇形注射	27	0.5~1.0mL
年轻化	BC	M	● ▲	扇形注射	27	0.5~1.0mL
美容	SN	S/M	▲	线状注射	27~29	0.05~0.1mL/线
美容	SN	S/M	▲	线状注射	27~29	0.4mL
美容	SN	S/M	●	线状注射	27~29	0.2mL
年轻化/美容	SN	M	▲	线状注射	27；38mm	1.0~1.2mL
美容	SN	M	●	团状注射	27~29	0.6~1.0mL
美容	SN	M	▲	线状注射	27	0.2mL
美容	SN	S/M	●	线状注射、点状注射、团状注射	27~30	根据需求量
美容	SN/BC	S/M	● ▲	线状注射、点状注射、团状注射	SN：27~29 BC：27	根据需求量
美容	SN	M	● ▲	线状/团状注射联合	27	最多0.5mL

11 案例分析

11　案例分析

下面的案例包括在日常工作中遇到的一些棘手适应证，例如"老化的唇部""薄唇"或"既往治疗过的唇部"。当涉及老化唇部时，适应证往往是相似的，患者强烈的治疗需求是决定因素。治疗师选择的治疗方法取决于适应证、治疗师经验和患者经济条件。对于本章中介绍的每一个案例，我们建议将一系列技术分为两个不同等级，让治疗师选择时专注于基本技术或是挑战更复杂的注射技术。

注射技术——等级1 ✐

注射技术——等级2 ✐✐

老年人的嘴唇通常因水分不足，发生萎缩，失去

原有的形态，一些基本技术在几乎所有的情况下都会用到。在我们的案例中，我们会列出所有可实施的治疗方法；但实际上，由于患者经济条件的限制，并不是所有方法都具有可操作性。因此，治疗师在治疗前的沟通中可向患者提供详细的建议和最佳治疗方案，让患者有多种选择性。

本章介绍的技术可根据治疗师的偏好和治疗目的来选择。例如，只使用一种技术可塑造几种不同的唇形。

此外，使用低交联度产品恢复唇部活力，对于每个患者是可以实现的，也能扩大治疗范围。由于推荐的技术被分为两个难度级别，缺乏经验的治疗师可以专注于基本技术，而经验丰富的治疗师可以扩大其治疗范围，选择更具挑战性的方法（另见第10章，根据注射技术的难度分类）。

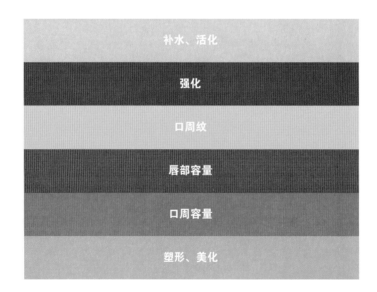

补水、活化

强化

口周纹

唇部容量

口周容量

塑形、美化

11.1　口周纹、唇萎缩

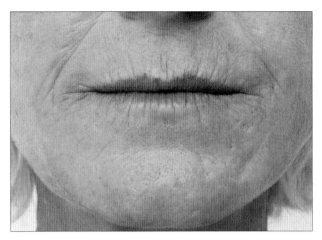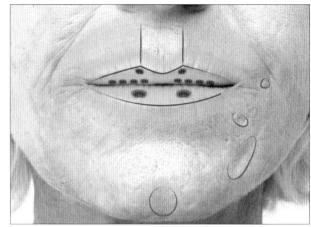

患者：50岁更年期女性，吸烟，光化性皮肤损伤，轻度萎缩，皱纹明显，嘴唇干燥。

注射方案

- 口周补水：0.5mL
- 唇部补水：0.5mL
- 轮廓加强：0.5mL
- 人中塑形：0.3mL
- 唇部轮廓美化：0.2mL
- 矫正口周纹：0.5mL
- 填充下唇：0.3mL
- 填充上唇：0.3mL
- 纠正皱纹和阴影（垂直注射）：0.4mL
- 口角提升：0.3mL

注意事项

- 治疗成功与否，需要制订详细的计划，并与患者沟通一致。尤其是治疗放射性皱纹时，通常需要多次治疗（2~3次，间隔2~3周）。
- 治疗需以患者意愿和经济能力为前提。
- 有多种注射丰唇方法（见下文）。
- 当唇部填充到满意的程度后，需要2~3周后再继续给予唇红补水。

根据治疗师的偏好和经验选择注射丰唇技术			
1级 ✏		**2级** ✏✏	
技术1	水合作用和活化嘴唇的皮肤部分 ●	技术3	唇红补水（小分子）●
技术5	焕唇术 ▲	技术4	唇红焕活（根据P. Trevedic提供的方法）（小分子）●
技术6	轮廓加强（锐针）（大分子）▲	技术7	轮廓加强（钝针）（大分子）▲
技术8	加强/重塑丘比特弓轮廓（大分子）▲	技术13	口周焕肤（焕肤技术）（小分子）●
技术9	人中注射（大分子）▲	技术14	蕨叶状注射（根据Tom van Eijk提供的方法）（大分子）▲
技术12	口周点状注射与手法塑形（小分子）●	技术23	黏膜填充（小分子）●
技术15	最小剂量四点填充注射法（小分子）●	技术38	经典口角提升（大分子）▲
技术16	微量填充（小分子）●		
技术30	颏部填充（大分子）▲		
技术31	垂直注射填充（大分子）▲		

11.2　衰老性薄唇

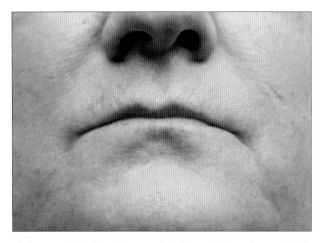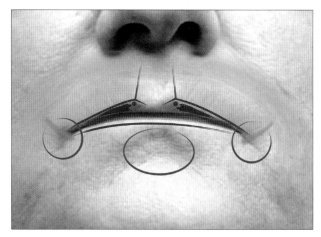

患者：55岁女性，薄唇，衰老性唇萎缩，上唇口周纹，口角纹，口角下垂，人中扁平，皮肤毛孔粗大，轮廓模糊，颏唇沟凹陷。

注射方案

- 口周活化：1.0mL
- 轮廓塑形：0.5mL
- 人中和丘比特弓塑形：0.3mL
- 上唇轮廓塑形：0.1mL
- 矫正口周纹：0.2mL
- 上下唇微量填充：0.5mL
- 填充木偶纹：0.4mL
- 填充颏唇沟：0.3mL
- 口角提升：0.1mL

注意事项

- 唇部容量填充应分多步骤注射，可随时纠正任何不平整处。
- 治疗衰老性唇部是一项挑战，因为整个口腔区域的解剖变化对唇形的影响程度有其自身的限制（见第1.4.7节）。这里的首要任务应该是焕新唇部，恢复口周活力，并纠正木偶纹。丰唇会产生口周不自然效果。

根据治疗师的偏好和经验选择唇部注射技术			
1级 🖉		**2级** 🖉🖉	
技术1	水合作用和活化嘴唇的皮肤部分 ●	技术7	轮廓加强（钝针）（大分子）▲
技术5	焕唇术 ▲	技术19	中等容量填充（小分子）●
技术6	轮廓加强（锐针）（大分子）▲	技术22	干湿唇交界处填充（小分子）●
技术8	加强/重塑丘比特弓轮廓（大分子）▲	技术24	容量填充伴唇珠加强或不伴唇珠加强（小分子）●
技术9	人中注射（大分子）▲	技术26	唇部皮肤填充（小分子）●
技术12	口周点状注射与手法塑形（小分子）●	技术35	木偶纹填充（钝针）（小/大分子）● ▲
技术29	颏唇沟填充（大分子）▲	技术38	经典口角提升（大分子）▲

11.3 既往治疗过的唇部

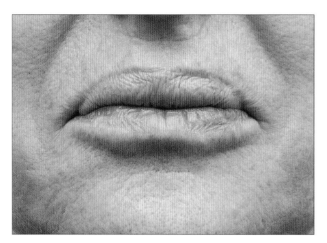 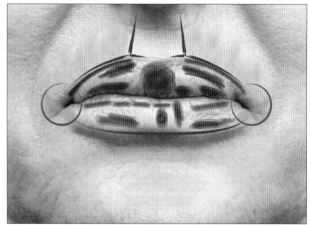

患者：38岁女性，之前接受过唇部治疗（自体脂肪组织填充），唇部柔软、不规则增厚，与上一次治疗时间间隔2年。

注射方案

- 口周补水：0.5mL
- 人中和丘比特弓塑形：0.2mL
  上唇和下唇轮廓塑形：0.5mL
- 平复口周纹：0.3mL
- 纠正缺陷：0.5mL
- 矫正下唇皱褶：0.3mL
  木偶纹填充：0.4mL
- 口角提升：0.4mL

注意事项

- 挑战在于通过填充和塑形来均匀调整唇部。
- 评估具体的治疗需求并不容易，需要进行仔细观察。
- 第一步也是最重要的一步是了解病史：患者既往治疗使用的是哪种填充材料？采取何种方法来消除不规则之处？
- 应使用低交联度、小颗粒材料来矫正容量缺陷，以确保各个过渡区均匀平滑。

根据治疗师的偏好和经验选择唇部注射技术			
1级 💉		**2级** 💉💉	
技术1	水合作用和活化嘴唇的皮肤部分 ●	技术7	轮廓加强（钝针）（大分子）▲
技术6	轮廓加强（锐针）（大分子）▲	技术26	唇部皮肤填充（小分子）●
技术9	人中注射（大分子）▲	技术35	木偶纹填充（钝针）（小分子）●
技术12	口周点状注射与手法塑形（小分子）●	技术37	口角微提升（小分子）●
技术15	最小剂量四点填充注射法（小分子）●	技术38	经典口角提升（大分子）▲
		技术43	唇部再次矫正注射（大分子）●

11.4 木偶纹、下唇薄、上唇干燥、轻度不对称

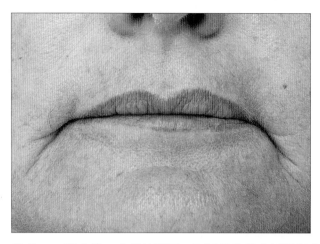 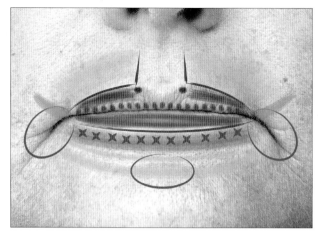

患者：45岁女性，木偶纹明显，下唇极薄且右侧逐渐变窄，上唇右侧轻度变窄，唇红显著干燥，口周皮肤毛孔粗大。

注射方案

- 口周活化：1.0mL
- 焕唇术：0.2mL
  上唇和下唇轮廓塑形：0.5mL
  人中轮廓塑形：0.3mL
- 下唇填充：0.5mL
  上唇填充（微量）：0.2mL
  纠正不对称区域：0.2mL
- 纠正口角纹：0.7mL
  矫正下唇和颏唇沟皱褶：0.3mL
- 口角提升：0.4mL

注意事项

- 明显的木偶纹很难改善。
- 预计只能轻微改善。
- 还需1～2次的治疗疗程。

根据治疗师的偏好和经验选择唇部注射技术			
1级 🖊		**2级** 🖊🖊	
技术1	水合作用和活化嘴唇的皮肤部分●	技术7	轮廓加强（钝针）（大分子）▲
技术5	焕唇术▲	技术22	干湿唇交界处填充（小分子）●
技术6	轮廓加强（锐针）（大分子）▲	技术26	唇部皮肤填充（小分子）●
技术9	人中注射（大分子）▲	技术28	唇部填充和塑形——唇部隆起注射（根据Tom van Eijk提供的方法）（大分子）▲
技术15	最小剂量四点填充注射法●	技术33	木偶纹填充Ⅱ（大分子）▲
技术16	微量填充（小分子）●	技术34	木偶纹填充（锐针）（大分子）▲
技术29	颏唇沟填充（大分子）▲	技术38	经典口角提升（大分子）▲

11.5 口周皱褶和不对称

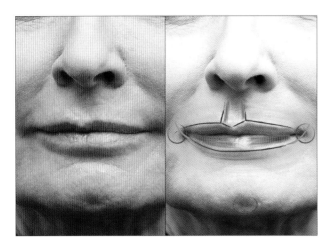 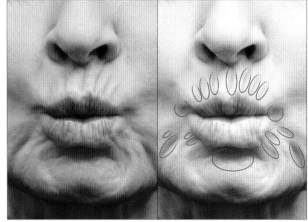

患者：60岁女性，唇部活动时口周褶皱明显，口周区下垂，皮肤干燥，唇部不对称，唇部轮廓不规则。

注射计划

- 口周补水：1.0mL
- 下唇和上唇轮廓塑形：0.6mL
  丘比特弓塑形：0.2mL
- 填充容量和纠正轻微不对称：0.7mL
- 矫正口周皱褶：1.5mL
  矫正颏唇沟：0.5mL
- 口角加强：0.2mL

注意事项
• 应在患者噘嘴状态时注射口周皱褶，直接在皱褶处进针注射。
• 明显的不均匀区域都可以通过轻轻按摩来抚平。

11

根据治疗师的偏好和经验选择唇部注射技术			
1级 🖊		**2级** 🖊🖊	
技术1	水合作用和活化嘴唇的皮肤部分 ●	技术3	唇红补水（小分子）●
技术6	轮廓加强（锐针）（大分子）▲	技术7	轮廓加强（钝针）（大分子）▲
技术8	加强/重塑丘比特弓轮廓（大分子）▲	技术26	唇部皮肤填充（小分子）●
技术9	人中注射（大分子）▲	技术28	唇部填充和塑形——唇部隆起注射（根据Tom van Eijk提供的方法）（大分子）▲
技术12	口周点状注射与手法塑形 ●	技术37	口角微提升（大分子）▲
技术17	唇部微量填充（小分子）●	技术40	口周轮廓塑形（根据Ph. Chang提供的方法）（大分子）▲
技术29	颏唇沟填充（大分子）▲	技术44	矫正不对称（小分子）●
技术31	垂直注射填充（小分子）●		

11.6　唇部不对称

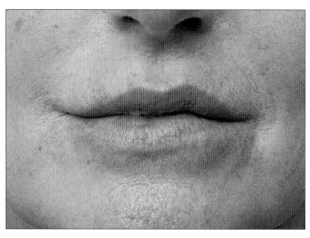 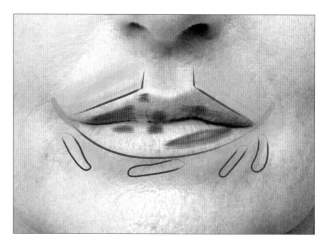

患者：38岁女性，唇部不对称，干燥，口周细纹，局部唇部轮廓不清晰，口周皱褶。

注射计划

- ■ 唇部和口周美化：1mL
- ■ 调整丘比特弓和轮廓：0.7mL
- ■ 人中轻度强化：0.1mL
- ■ 平复口周纹：0.2mL
- ■ 填充多处唇区：0.6mL
- ■ 矫正下唇皱褶：0.5mL

注意事项

- 矫正不对称并不是一项简单的工作。对于缺乏经验的治疗师来说，需要准确的分析和细致的规划来识别唇部不对称。
- 用于纠正不对称的注射方法有很多，不同的方法可以结合运用：采用支撑注射技术提升唇外侧部分的凹陷，使用钝针填充并采用技术24进行矫正，并不断进行目视检查纠正。
- 对于逐渐变窄的右上唇，应在皮肤部分注射进行轮廓重塑；对于左上唇，应在唇红内进行注射。

根据治疗师的偏好和经验选择唇部注射技术			
1级 🖊		**2级** 🖊🖊	
技术1	水合作用和活化嘴唇的皮肤部分●	技术2	口周区域补水（小分子）●
技术6	轮廓加强（锐针）（大分子）▲	技术7	轮廓加强（大分子）▲
技术9	人中注射（大分子）▲	技术19	中等容量填充（小分子）●
技术12	口周点状注射与手法塑形●	技术22	干湿唇交界处填充（小分子）●
技术31	垂直注射填充（小分子）●	技术24	容量填充伴唇珠加强或不伴唇珠加强（小分子）●
		技术26	唇部皮肤填充（小分子）●
		技术35	木偶纹填充（钝针）（小分子）●
		技术44	矫正不对称（小分子）●
		技术45	上唇填充——桥墩注射（大分子）▲

11.7　年轻而饱满的唇部美化

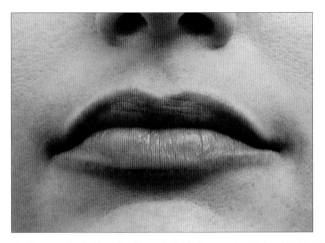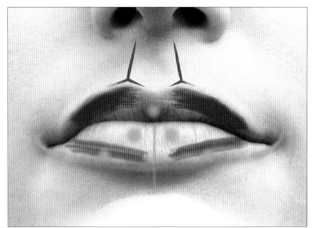

患者：25岁女性，饱满而迷人的嘴唇，想要丰唇使其显得更性感。

注射计划

突出丘比特弓的轮廓：0.05mL
轻度突出人中：0.1mL
微量填充上唇和下唇：0.6mL
口角提升：0.1mL
突出口点：0.1mL
突出唇珠：0.05mL
下唇弓扩充：0.1mL

注意事项

- 这种治疗属于"美化"范畴，患者的需求通常会被时尚潮流所影响。
- 如果患者的需求跟随时尚潮流，则需要在咨询过程中详细说明，并与患者讨论其可行性，以避免患者对治疗效果抱有不切实际的期望。

11

根据治疗师的偏好和经验选择唇部注射技术			
1级 🖊		**2级** 🖊🖊	
技术16	微量填充（小分子）●	技术10	人中与丘比特弓塑形（大分子）▲
技术25	点状注射填充（小分子）●	技术18	经典唇部填充（小分子）●
		技术19	中等容量填充（小分子）●
		技术24	容量填充伴唇珠加强或不伴唇珠加强（小分子）●
		技术26	唇部皮肤填充（小分子）●
		技术27	极致填充和塑形——综合性填充（小分子）●
		技术37	口角微提升（大分子）▲
		技术39	唇珠微填充（小分子）●
		技术41	唇部中央凹塑形（小分子）●
		技术42	下唇弓扩充（大分子）▲

11.8　轮廓不清晰的薄唇

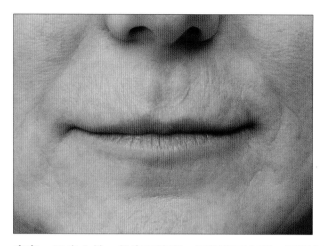 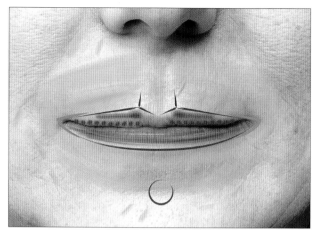

患者：32岁女性，轮廓不清晰，唇部薄而内翻，唇部布满细纹，口角轻微下垂，细小瘢痕。

注射方案

- 补水：0.3～0.5mL

- 人中轮廓塑形：0.2mL
- 丘比特弓塑形：0.1mL
- 唇部轮廓美化：0.5mL

- 改善口周皮肤纹理和瘢痕：1.0mL
- 纠正口角褶皱：0.3mL

- 下唇微量至适度填充：约0.4mL
- 微量填充上唇、干湿唇交界处：约0.2mL

- 填充颏唇沟：0.3mL

- 强化口角：0.2mL

注意事项

- 由于患者上唇和下唇都很薄，所以轮廓塑形时可以将材料注射至唇部移行区，使唇部柔和地向上突出和填充。
- 重要提示：注射治疗必须基于现有解剖条件，牙齿和下颌的位置是注射效果的决定因素。
- 填充过多可能导致"鸭嘴"样外观。

根据治疗师的偏好和经验选择唇部注射技术			
1级 🔖		**2级** 🔖🔖	
技术6	轮廓加强（大分子）▲	技术3	唇红补水（小分子）●
技术9	人中注射（大分子）▲	技术4	唇红焕活（根据P. Trevedic提供的方法）（小分子）●
技术15	最小剂量四点填充注射法（小分子）●	技术7	轮廓加强（钝针）（大分子）▲
技术29	颏唇沟填充（小分子）●	技术10	人中与丘比特弓塑形（大分子）▲
		技术14	蕨叶状注射（根据Tom van Eijk提供的方法）（大分子）▲
		技术19	中等容量填充（小分子）●
		技术22	干湿唇交界处填充（小分子针）●
		技术24	容量填充伴唇珠加强或不伴唇珠加强（小分子）●
		技术27	极致填充和塑形——综合性填充（小分子）●
		技术28	唇部填充和塑形——唇部隆起注射（根据Tom van Eijk提供的方法）（大分子）▲
		技术37	口角微提升（大分子）▲
		技术45	上唇填充——桥墩注射（小分子）●

11.9　小口和内侧唇珠突出

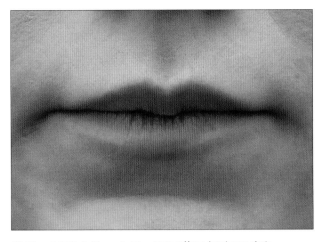
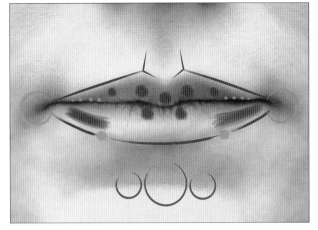

患者：25岁女性，小口，下唇薄且轻度不对称。

注射计划

- █ 唇部轮廓微调：0.3mL
- █ 下唇微量填充：0.4mL
  上唇微量填充：0.1mL
  矫正不对称（下唇）：0.05mL
- █ 提升颏唇沟：0.3mL
- █ 强化口角：0.2mL
  扩大下唇弓：0.2mL
  提升靠近嘴角的上唇部分：0.2mL

注意事项
• 这种治疗属于"美化"范畴，因为患者还很年轻。
• 所以需要做的就是补充唇红容量，强化唇部轮廓形态。

11

根据医生的偏好和经验选择唇部注射技术			
1级 💉		**2级** 💉💉	
技术6	轮廓加强（锐针）（大分子）▲	技术7	轮廓加强（钝针）（大分子）▲
技术25	点状注射填充（小分子）●	技术19	中等容量填充（小分子）●
技术29	颏唇沟填充（大分子）●	技术23	黏膜填充（小分子）●
		技术24	容量填充伴唇珠加强或不伴唇珠加强（小分子）●
		技术26	唇部皮肤填充（小分子）●
		技术37	口角微提升（大分子）▲
		技术42	下唇弓扩充（大分子）▲
		技术45	上唇填充——桥墩注射（大分子）▲

11.10　沮丧、年轻的唇部

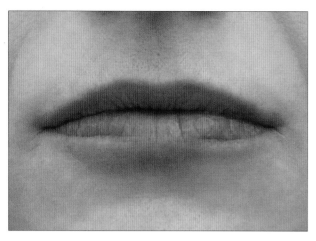 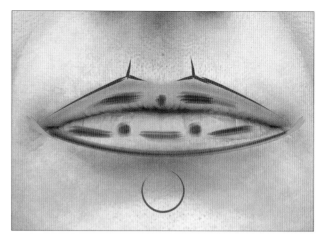

患者：35岁女性，沮丧的唇形，唇部皮肤纹理干燥，下唇缘不规则，口角下垂，人中、丘比特弓、唇部轮廓不清晰。

11

注射方案

- 唇红补水：0.4mL
- 人中轮廓最小化加强：0.05mL
- 丘比特弓轮廓最小化加强：0.05mL
- 唇部轮廓强化：0.5mL
- 下唇适度填充：0.4mL
- 上唇微量填充：0.2mL
- 提升颏唇沟：0.3mL
- 显著提升口角：0.2mL

根据治疗师的偏好和经验选择唇部注射技术			
1级 🖊		**2级** 🖊🖊	
技术6	轮廓加强（锐针）（大分子）▲	技术3	唇红补水（小分子）●
技术15	最小剂量四点填充注射法（小分子）●	技术7	轮廓加强（大分子）▲
技术25	点状注射填充（小分子）●	技术10	人中与丘比特弓塑形（大分子）▲
技术29	颏唇沟填充（大分子）▲	技术19	中等容量填充（小分子）●
		技术26	唇部皮肤填充（小分子）●
		技术34	木偶纹填充（锐针）（大分子）▲
		技术38	经典口角提升（大分子）▲

11.11 干唇

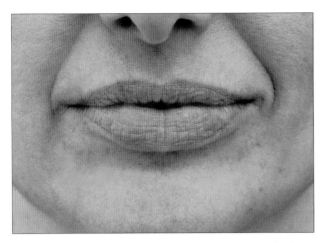 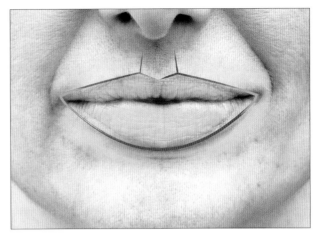

患者：45岁女性，唇形饱满但极度干燥，由于极度干燥而出现口周纹，人中和丘比特弓轮廓不清晰，颏唇沟轻度凹陷。

注射方案

口周补水：1.0mL
唇部低交联度凝胶补水：1.0mL

人中填充：1mL
丘比特弓轮廓塑形：0.1mL
唇部轮廓塑形：0.5mL

强化口角轮廓：0.1mL

注意事项

- 此治疗由于锐针多次注射导致创伤较大，可能引起严重的肿胀。
- 长期效果非常好。

11

根据治疗师的偏好和经验选择唇部注射技术			
1级 💉		**2级** 💉💉	
技术1	水合作用和活化嘴唇的皮肤部分 ●	技术2	口周区域补水（小分子）●
技术6	轮廓加强（锐针）（大分子）▲	技术3	唇红补水（小分子）●
技术9	人中注射（大分子）▲	技术4	唇红焕活（根据P. Trevedic提供的方法）（小分子）●
技术29	颏唇沟填充（小分子）●	技术7	轮廓加强（钝针）（大分子）▲
		技术37	口角微提升（大分子）▲

12 附录

参考阅读

André P, Azib N, Berros P, et al. (2012): Anatomy and Volumising Injections. Master Collection 2. Paris: E2e Medical Publishing.

Azib N (2011): Anaesthesia of the Lips prior to Filler Injection. In: Azib N, Charrier JP, Cornette de Saint Cyr B, et al.: Anatomy & Lip Enhancement. Master Collection 4. Paris: E2e Medical Publishing.

Becker-Wegerich PM (2011): Sexy Lippen. Lippenmodellierung mit der Becker-Wegerich-Technik – die sanfte Perfektionierung der individuellen Natur. Annabelle Issue 15/11:122.

Becker-Wegerich PM (2016a): Filler – Grundlagen: Lippen und Umgebung. Anatomie, Rheologie und Tipps zur Thera- pievorbereitung. Dermatologie Praxis 26(3):21–25.

Becker-Wegerich PM (2016b): Filler – Praxis: Lippen und Umgebung. Lippeninjektionstechniken und zu berücksichtigende unerwünschte Wirkungen. Dermatologie Praxis 26(4):26–30.

Benedetto AV (ed) (2018): Botulinum Toxins in Clinical Aesthetic Practice. 2 volumes. 3rd ed. Boca Raton: CRC Press.

Braun M, Braun S, van Eijk T (2010): Lip tenting: a simple technique for better lip enhancement. J Drugs Dermatol 9:559–560.

Brusco D (2019): Dentoskelettale Einflüsse auf die Ästhetik der Lippen. Unpublished manuscript.

Brusco D, Triaca A (2013): Skelettale und dentoalveoläre Maßnahmen zur Profiloptimierung. J Ästhet Chir 6:21–25.

Bunte.de Redaktion (2018): Geheimnis gelüftet – Das verrät deine Lippenform über deinen Charakter! https://www. bunte.de/beauty/geheimnis-gelueftet-das-verraet-deinelippenform-ueber-deinen-charakter.html (last accessed 15.12.2019).

Chang P (2014): Lip Augmentation Technique Virginia: Phillip Chang, MD. https://www.youtube.com/watch?v=93dQNCWjbWc (last accessed 09.08.2020).

Charrier JB (2011): Bone Support of the Lips: how adult orthognathic surgery can enhance the smile. In: Azib N, Charrier JP, Cornette de Saint Cyr B, et al.: Anatomy & Lip Enhancement. Master Collection 4. Paris: E2e Medical Publishing.

Cotofana S, Pretterklieber B, Lucius R, et al. (2017): Distribution Pattern of the Superior and Inferior Labial Arteries: Impact for Safe Upper and Lower Lip Augmentation Procedures. Plast Reconstr Surg 139:1075–1082.

Criollo-Lamilla G, DeLorenzi C, Karpova E, et al. (2017): Anatomy & Filler Complications. Master Collection 5. Paris: E2e Medical Publishing.

Criollo-Lamilla G, Garcia P, Trévidic P (2011): Lips and Botulinum Toxin. In: Azib N, Charrier JP, Cornette de Saint Cyr B, et al.: Anatomy & Lip Enhancement. Master Collection 4. Paris: E2e Medical Publishing.

DeLorenzi C (2014): Complications of injectable fillers, part 2: vascular complications. Aesthet Surg J 34:584–600.

DeLorenzi C (2017): New High Dose Pulsed Hyaluronidase Protocol for Hyaluronic Acid Filler Vascular Adverse Events. Aesthet Surg J 37:814–825.

Dmitrieva I (2011): Lip Enhancement: Modern Injection Products. In: Azib N, Charrier JP, Cornette de Saint Cyr B, et al.: Anatomy & Lip Enhancement. Master Collection 4. Paris: E2e Medical Publishing.

DocCheck Flexikon: Lippe. https://flexikon.doccheck.com/de/ Lippe (last accessed 13.12.2019).

dpa-Meldung (2016): Wenn Schönheit zur Sucht wird. Zeit Online. https://www.zeit.de/news/2016-03/09/gesellschaftwenn-schoenheit-zur-sucht-wird-09104802 (last accessed 13.12.2019).

Galderma (Ed.) (no date): Die Gesichtsanatomie. Information leaflet, 80 pp.

Goisis M, Guareschi M (2017): Anatomy and Proportions in Asian Patients. Paris: E2e Medical Publishing.

Gout U (2011): History of Lip Treatment. In: Azib N, Charrier JP, Cornette de Saint Cyr B, et al.: Anatomy & Lip Enhancement. Master Collection 4. Paris: E2e Medical Publishing.

Hesse Z (2016): Handbuch Faltenunterspritzung mit Hyaluronsäure. Datteln: MediNostik-Verlag.

Ibhler N, Penna V, Stark GB (2011): Ageing of the Lips: Photomorphometry, Magnetic Resonance Imaging and Histology. In: Azib N, Charrier JP, Cornette de Saint Cyr B, et al.: Anatomy & Lip Enhancement. Master Collection 4. Paris: E2e Medical Publishing.

Karam AM, Goldman MP (2014): Rejuvenation of the

Aging Face. A Comprehensive Approach to Treatment. London: JP Medical Ltd.

Kechichian E, El Khoury R, Helou J (2017): Less Pain, More Gain: Lip Augmentation with Insulin Syringes. Dermatol Surg 43:979–981.

Kerscher M, Bayrhammer J, Reuther T (2008): Rejuvenating influence of a stabilized hyaluronic acid-based gel of nonanimal origin on facial skin aging. Dermatol Surg 34:720–726.

Kim H-J, Seo KK, Lee H-K, Kim J (2016): Clinical Anatomy of the Face for Filler and Botulinum Toxin Injection. Singapore: Springer Science+Business Media.

Lemaire T, Garcia P (2011): Anatomy of Lips. In: Azib N, Charrier JP, Cornette de Saint Cyr B, et al.: Anatomy & Lip Enhancement. Master Collection 4. Paris: E2e Medical Publishing.

Noël X (2011): Ageing of Upper Lips: Clinical Analysis. In: Azib N, Charrier JP, Cornette de Saint Cyr B, et al.: Anatomy & Lip Enhancement. Master Collection 4. Paris: E2e Medical Publishing.

Oberhofer E (2015): "Passen diese Lippe zu Ihnen?". Interview mit Dr. P Becker-Wegerich. Der Deutsche Dermatologe 63:51.

Padey H (2011): Male Lip Enhancement Guidelines. In: Azib N, Charrier JP, Cornette de Saint Cyr B, et al.: Anatomy & Lip Enhancement. Master Collection 4. Paris: E2e Medical Publishing.

Pavicic T (2011): Complications of Lip Treatments. In: Azib N, Charrier JP, Cornette de Saint Cyr B, et al.: Anatomy & Lip Enhancement. Master Collection 4. Paris: E2e Medical Publishing.

Penna V, Stark GB, Voigt M, Mehlhorn A, Iblher N (2015): Classification of the Aging Lips: A Foundation for an Integrated Approach to Perioral Rejuvenation. Aesthetic Plast Surg 39:1–7.

Radlanski RJ, Wesker KH (2012): Das Gesicht. Bildatlas klinische Anatomie. Berlin: KVM – Der Medizinverlag.

Rajani A (2019): Watch Lip Filler Pillar Technique with Before and After-Portland Oregon. https://youtu.be/pojaM40u2pU (last accessed 13.12.2019).

Rejuvent, Medical Spa & Surgery (2017): The Secret to Natural and Beautiful Lips – with Dr. Bouzoukis. https://www.you- tube.com/watch?v=3SRk7ZZ2RIE (last accessed 15.12.2019).

Sattler G, Sommer B (2015): Bildatlas der ästhetischen Augmentationsverfahren mit Fillern. Dosierung, Lokalisation, Anwendung. 2nd Ed. Berlin: KVM – Der Medizinverlag.

Snozzi P, Van Loghem J (2018): Complication Management Following Rejuvenation Procedures with Hyaluronic Acid Fillers—an Algorithm-based Approach. Plast Reconstr Surg Glob Open 6(12):e2061.

Swift A (2017): Defining Facemaps. https://www.youtube. com/watch?v=1gILW6DCjeQ (last accessed 09.08.2020).

Swift A, Remington K (2011): BeautiPHIcation™: a global approach to facial beauty. Clin Plast Surg 38:347–377.

Thess K (2010): Körperdysmorphe Störung oder die Angst hässlich zu sein. PDP – Psychodynamische Psychotherapie 9:235–248.

Tonnard PL, Verpaele AM, Bension RH (2018): Centrofacial Rejuvenation. New York: Thieme.

van Eijk T (2007): The Fern Pattern Technique using Restylane. https://tomvaneijkkliniek.nl/fern-pattern-technique-english/ (last accessed 10.02.2020).

van Eijk T (2014): Lip Tenting Technique, Restylane Refyne. https://www.youtube.com/watch?v=ulZ0Y1yo-mA/ (last accessed 10.02.2020).

van Eijk T (2017): Lip Augmentation: Lip Tenting Technique. CosMedicList. https://www.cosmediclist.com/lip-augmentation-lip-tenting/ (last accessed 10.02.2020).

van Eijk T (2017): Lip lines injections, Fern Pattern technique. Tom van Eijk Academy. https://youtu.be/UXaMjLufBOo (last accessed 10.02.2020).

van Eijk T, Braun M (2007): A novel method to inject hyaluronic acid: the Fern Pattern Technique. J Drugs Dermatol 6:805–808.

Verner I (2011): Lip Augmentation Techniques. In: Azib N, Charrier JP, Cornette de Saint Cyr B, et al.: Anatomy & Lip Enhancement. Master Collection 4. Paris: E2e Medical Publishing.

12

视频链接

名称	页码	二维码	网址
技术1	126		http://media.kvm-verlag.de/DIE_LIPPE/T01.mp4
技术2	130		http://media.kvm-verlag.de/DIE_LIPPE/T02.mp4
技术3	134		http://media.kvm-verlag.de/DIE_LIPPE/T03.mp4
技术5	142		http://media.kvm-verlag.de/DIE_LIPPE/T05.mp4
技术6	146		http://media.kvm-verlag.de/DIE_LIPPE/T06.mp4
技术7	150		http://media.kvm-verlag.de/DIE_LIPPE/T07.mp4
技术8	154		http://media.kvm-verlag.de/DIE_LIPPE/T08.mp4
技术9	158		http://media.kvm-verlag.de/DIE_LIPPE/T09.mp4
技术10	162		http://media.kvm-verlag.de/DIE_LIPPE/T10.mp4
技术11	166		http://media.kvm-verlag.de/DIE_LIPPE/T11.mp4
技术12 点状注射	172		http://media.kvm-verlag.de/DIE_LIPPE/T12a_Punkt-technik.mp4
技术12 展平注射	173		http://media.kvm-verlag.de/DIE_LIPPE/T12b_Dehnungstechnik.mp4
技术12 挤捏注射	174		http://media.kvm-verlag.de/DIE_LIPPE/T12c_Kompressionstechnik.mp4
技术13	176		http://media.kvm-verlag.de/DIE_LIPPE/T13.mp4

12

视频链接（续）

名称	页码	二维码	网址
技术14	180		http://media.kvm−verlag.de/DIE_LIPPE/T14.mp4
技术15	184		http://media.kvm−verlag.de/DIE_LIPPE/T15.mp4
技术16	188		http://media.kvm−verlag.de/DIE_LIPPE/T16.mp4
技术17	192		http://media.kvm−verlag.de/DIE_LIPPE/T17.mp4
技术18	196		http://media.kvm−verlag.de/DIE_LIPPE/T18.mp4
技术19	200		http://media.kvm−verlag.de/DIE_LIPPE/T19.mp4
技术21	208		http://media.kvm−verlag.de/DIE_LIPPE/T21.mp4
技术22	212		http://media.kvm−verlag.de/DIE_LIPPE/T22.mp4
技术23	216		http://media.kvm−verlag.de/DIE_LIPPE/T23.mp4
技术24	220		http://media.kvm−verlag.de/DIE_LIPPE/T24.mp4
技术25	224		http://media.kvm−verlag.de/DIE_LIPPE/T25.mp4
技术26	228		http://media.kvm−verlag.de/DIE_LIPPE/T26.mp4
技术27	232		http://media.kvm−verlag.de/DIE_LIPPE/T27.mp4
技术28	236		https://www.youtube.com/watch?v=uIZ0Y1yo−mA&feature=youtu.be

12

视频链接（续）

名称	页码	二维码	网址
技术29	240		http://media.kvm–verlag.de/DIE_LIPPE/T29.mp4
技术30	244		http://media.kvm–verlag.de/DIE_LIPPE/T30.mp4
技术31	248		http://media.kvm–verlag.de/DIE_LIPPE/T31.mp4
技术32	252		http://media.kvm–verlag.de/DIE_LIPPE/T32.mp4
技术34	260		http://media.kvm–verlag.de/DIE_LIPPE/T34.mp4
技术37	272		http://media.kvm–verlag.de/DIE_LIPPE/T37.mp4
技术38	276		http://media.kvm–verlag.de/DIE_LIPPE/T38.mp4
技术39	280		http://media.kvm–verlag.de/DIE_LIPPE/T39.mp4
技术40	284		https://www.youtube.com/watch?v= 93dQNCWjbWc
技术41	288		http://media.kvm–verlag.de/DIE_LIPPE/T41.mp4
技术42	292		http://media.kvm–verlag.de/DIE_LIPPE/T42.mp4
技术43	296		http://media.kvm–verlag.de/DIE_LIPPE/T43.mp4
技术45	304		https://www.youtube.com/watch?v=pojaM40u2pU&feature=youtu.be
皮丘	78		http://media.kvm–verlag.de/DIE_LIPPE/Clip_Lidocain_Quaddel.mp4

视频链接（续）

名称	页码	二维码	网址
知意同意书	58		http://media.kvm-verlag.de/THE_LIPS/Informed_Consent_Form.pdf
患者文件表格	58		http://media.kvm-verlag.de/THE_LIPS/TEOXANE_INFORMATION_SHEET.pdf
清单—设备	95		http://media.kvm-verlag.de/THE_LIPS/Checklist_Equipment.pdf
清单—治疗过程	103		http://media.kvm-verlag.de/THE_LIPS/Checklist_Treatment_Course.pdf

网络信息

CANNULAS

TSK Laboratory Europe B.V.
www.tsklab.com

Thiébaud S.A.S.
(Thiébaud Biomedical Devices)
www.thiebaud-surgical.com

Soft Medical Aesthetics
www.sonewa.com

Needle Concept
www.needleconcept.fr

HYPODERMIC NEEDLES

www.bbraun.com
www.bd.com/en-eu/
www.micro-tech-europe.com

FILLER PRODUCTS

Allergan GmbH
www.allergan.com
www.juvederm.com

Croma-Pharma GmbH
https://at.croma.at/home-en/

Galderma
www.galderma.com
www.restylane.com

Merz Pharmaceuticals GmbH
www.belotero.com
www.merz-aesthetics.com
www.merz.com

Teoxane SA
https://www.teoxane.com/en

图片信息

Main image, front cover
© Svetography, www.shutterstock.com

Pages 41–43, 1.7 – Merz Scales
© Merz Pharmaceuticals GmbH
www.merz.com

Page 49, Fig. 2.2 – "Bee-stung lips"
© Volodymyr TVERDOKHLIB
www.shutterstock.com

Page 49, Fig. 2.3 – "Heart-shaped lips"
© www.doctorappleclinic.com

Page 94, Fig. 7.16 – Hyaluronidase
© RIEMSER Pharma GmbH
www.riemser.com

Page 119, Fig. 8.22, 8.23 – Cannulas
© TSK Laboratory Europe B.V.
www.tsklab.com

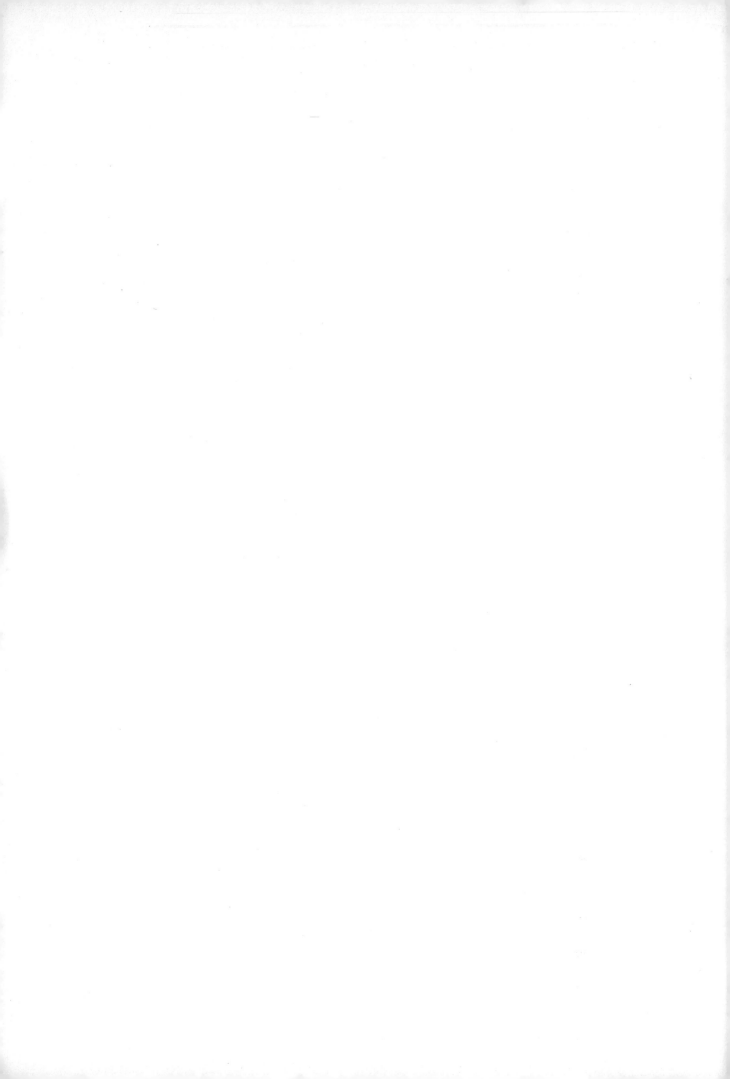